Emigration

Deportation

Jüdische Ärzte in Schöneberg | Topographie einer Vertreibung

Hrsg. Ruth Jacob, Ruth Federspiel

Ermordung

Suizid

Überlebt

HENTRICH & HENTRICH

Reihe: Frag doch! Geschichte konkret Bd. 2

„Du darfst nie vergessen, dass Du Kranke
und nicht Krankheiten behandelst."

Impressum

Begleitband zur gleichnamigen Ausstellung im Rathaus Schöneberg

Veranstalter: Projekt „Wir waren Nachbarn" WIR WAREN NACHBARN BIOGRAFIEN JÜDISCHER ZEITZEUGEN
Verantwortlich: frag doch! Verein für Begegnung und Erinnerung e.V.
c/o Rathaus Schöneberg, 10820 Berlin

Die Deutsche Nationalbibliothek verzeichnet diese Publikation in der Deutschen Nationalbibliografie; detaillierte Daten sind im Internet über https://portal.d-nb.de/ abrufbar.

Inh. Dr. Nora Pester
Wilhelmstraße 118, 10963 Berlin
info@hentrichhentrich.de
http://www.hentrichhentrich.de

Lektorat: Anja Kreienbrink
Gestaltung: Michaela Weber
Umschlag: Michaela Weber, nach einer Idee von Frederic Eyl
Druck: winterwork, Borsdorf

1. Auflage 2012

Printed in Germany
ISBN 978-3-942271-76-9

Grußwort des Schirmherrn Philip D. Murphy

Ich danke dem Verein *frag doch!* für seine anhaltenden Bemühungen, die Menschen hier in Berlin und darüber hinaus daran zu erinnern, wie Hass und Intoleranz die Nachbarn dieser Gegend zu Tätern und – tragischerweise – zu Opfern gemacht haben. Dr. Ruth Jacob hat der Dauerausstellung „Wir waren Nachbarn" mit dieser Sonderausstellung ein wichtiges, neues Element hinzugefügt: Das Schicksal Berliner Ärzte – wichtige Mitglieder jeder Gemeinschaft –, die zufällig Juden waren. Mit dieser Ausstellung erinnern wir an sie – an jene, die verstorben sind, und an jene, die fliehen und in den Vereinigten Staaten und anderen Ländern ein neues Leben aufbauen konnten. Wir dürfen ihr Schicksal niemals vergessen, genauso wie wir niemals wieder zulassen dürfen, dass Ignoranz und Hass erstarken. Aber mit jedem Tag, der verstreicht, entfernen wir uns ein Stück weiter von den Schrecken des Holocausts und des nationalsozialistischen Europas. Die Überlebenden, die Befreier, die Retter und die Zeugen sterben. Es gibt bereits Generationen, die ihre Geschichten nicht aus erster Hand hören konnten. Hier läuft die Zeit also gegen uns, und daher ist die Ausstellung auch so wichtig. Im Namen der Botschaft danke ich allen Einzelpersonen und Institutionen, die an diesen Initiativen mitarbeiten. Mein Dank gilt auch der Bezirksverwaltung Tempelhof-Schöneberg, die die Räumlichkeiten für diese Ausstellung zur Verfügung stellt.

Das Rathaus Schöneberg ist in vielerlei Hinsicht ein Symbol für die neuen Beziehungen, die sich nach dem Zweiten Weltkrieg zwischen Deutschland und den Vereinigten Staaten entwickelt haben. Hier läutet seit 1950 eine Replik der amerikanischen Liberty Bell. Damals konnte ihr Läuten buchstäblich bis tief in den sowjetischen Sektor hinein gehört werden, und es brachte auch die Herzen der Menschen in ganz Europa und der ganzen Welt zum Klingen. Es war der Klang der Freiheit. Genau an diesem Ort hat Präsident John F. Kennedy vor den Augen der Weltöffentlichkeit erklärt, dass Berlin und Deutschland Teil gemeinsamer Zielsetzungen und eines gemeinsamen Wertesystems – von Freiheit, Gerechtigkeit und Demokratie – seien.

Aber nur wenige wissen, dass der Militärrabbiner der amerikanischen Streitkräfte hier im Rathaus Schöneberg 1946 den ersten Seder im Berlin der Nachkriegszeit für die letzten noch in Berlin verbliebenen Juden abhielt. Was würden uns die Menschen, die an diesem einfachen Gottesdienst teilnahmen, heute sagen wollen? Vielleicht, dass wir noch mehr tun müssen, um sicherzustellen, dass Hass, Gewalt und Engstirnigkeit nicht einfach hingenommen werden dürfen – zu keinem Zeitpunkt und an keinem Ort auf der Welt.

Philip D. Murphy
Botschafter der Vereinigten Staaten von Amerika
in der Bundesrepublik Deutschland

Grußwort

Sehr geehrte Damen und Herren,

das Leben und Wirken der in dieser Ausstellung vorgestellten jüdischen Ärztinnen und Ärzte aus Berlin-Schöneberg steht exemplarisch für eine ganze Berufsgruppe und gleichzeitig für alle rassisch Verfolgten, deren Leben in nationalsozialistischen Vernichtungslagern endete oder die aus Deutschland vertrieben wurden. In eindrucksvoller Weise wird an den Lebensgeschichten dieser ehemaligen Schöneberger Mitbürger deutlich, was politisch inszenierte und politisch gewollte Diskriminierung und Ausgrenzung von Menschen bedeutet: Nämlich Zerstörung von Nachbarschaft durch Schweigen, Dulden, Mitläufertum bis hin zur Täterschaft der einen, Entrechtung, Verfolgung und Vertreibung der anderen.

Doch das Überleben in der Fremde war für viele jüdische Ärzte und ihre Familien nicht mit dem ersehnten Neubeginn verbunden, sondern führte bei vielen zum Gefühl lebenslanger Entwurzelung, mit dramatischen Folgen. Ein fremdes kulturelles Umfeld, finanzielle Sorgen sowie traumatische Erfahrungen und Erlebnisse verunsicherten und prägten allzu oft den Alltag. An die Ausübung des geliebten und erlernten Berufs war bei den meisten nicht zu denken, weil behördliche Vorschriften dagegen standen oder Zulassungsvorschriften dies erschwerten. Der Zwang berufsfremd zu arbeiten, um die Familie zu ernähren, trieb so manchen in Depression und tiefe Verzweiflung und ließ unübersehbare Spuren auch in der nachfolgenden Generation zurück.

Es ist den Initiatorinnen und Initiatoren dieser Ausstellung deshalb nicht genug zu danken, dass sie nun Erinnerungen und Erfahrungen dieser jüdischen Ärztinnen und Ärzte einer breiten Öffentlichkeit zugänglich machen, indem sie deren ärztliches Wirken und Arbeiten in der unmittelbaren Schöneberger Nachbarschaft mit dem weiteren Lebensweg nach der Vertreibung verknüpfen und ihnen damit eine unüberhörbare Stimme in der Gegenwart verleihen.

Ich wünsche dieser Ausstellung viele Besucher, Förderer und Unterstützer, denn sie spricht Herz und Verstand an und ist zugleich Mahnung und Erinnerung. Doch sie geht meiner Ansicht noch weit darüber hinaus, denn jeder und jede von uns muss sich danach der kritischen Frage stellen, ob er bzw. sie aus den Erfahrungen der Vergangenheit gegenüber Menschen, die bei uns vor Verfolgung und Diskriminierung Zuflucht suchen, lernen will.

Emine Demirbüken-Wegner
Staatssekretärin für Gesundheit bei der Senatsverwaltung für Gesundheit und Soziales
Berlin

Vorwort

Geschichte ist dazu da, dass man aus ihr lernt. Deutschland und die deutsche Ärzteschaft hat sehr viel zu lernen. Die Jahre 1933–1945 sind sicher das dunkelste Kapitel in der Geschichte Deutschlands. Ideologie, Hass, Vertreibung und Mord waren die prägenden Leitmotive dieser Zeit.

Die systematische Vertreibung und Vernichtung der Angehörigen des jüdischen Glaubens und der nach „rassischen" Kriterien als Juden definierten Deutschen ist eine Wunde und ein Stigma, das nie verheilen wird. Und das ist auch gut so. Diese Wunde hilft uns, Fragen zu stellen. Beispielsweise, warum ausgerechnet Vertreter eines Berufsstandes, der zutiefst auf Humanismus, Menschenliebe und individuellen Freiheiten in der Berufsausübung beruht, sich in so hohem Maße einer Ideologie und einem Apparat angeschlossen haben, der genau das Gegenteil von diesen Idealen praktizierte. Die Rolle deutscher Ärzte im Dritten Reich ist in höchstem Maße unrühmlich. Warum sie diese Rolle angenommen haben, ist noch nicht beantwortet. Dies muss nachgeholt werden, um Wiederholungen – egal aus welchem Anlass – zu vermeiden.

Über das Dritte Reich und seine Auswirkungen ist an vielen Stellen bereits berichtet, ausgestellt, diskutiert und debattiert worden. Ich bin froh, dass sich die Ärztekammer Berlin bereits in den 1980er Jahren mit der Verantwortlichkeit deutscher Ärzte im Dritten Reich befasst hat und sich dieser Verantwortung auch weiterhin stellt.

Die Ausstellung „Jüdische Ärzte in Schöneberg – Topographie einer Vertreibung" ist etwas Neues. Sie beschreibt nämlich nicht in großem Stile politische Hinter- oder Abgründe, sie beschreibt nicht das Versagen von Menschen, Bevölkerungsgruppen, Gesellschaften oder politischen Schichten, sondern sie beschreibt das Leben als erlebtes und gelebtes Leben in Form von Biografien. Sie beschreibt still und einfühlsam, was geschah: Es wurden Menschen, die Nachbarn, Freunde, Kollegen oder einfach Mitmenschen waren, von heute auf morgen stigmatisiert, geächtet, gedemütigt, gekränkt, ausgestoßen, verjagt und ermordet. Die menschliche Tragweite einer solchen Tragödie vermag man sich heutzutage nicht mehr vorzustellen. In dieser Ausstellung gelingt das. Frei von Pathos und mit viel Einfühlungsvermögen haben es Frau Dr. Ruth Jacob und Frau Dr. Ruth Federspiel möglich gemacht, die Vergangenheit lebendig werden zu lassen. Der Betrachter nimmt die Geschichten in sich auf, denkt darüber nach und weiß, dass man dies nie wiederholt sehen möchte. Durch den Blick auf das menschliche Schicksal wird der Weg zurück zur Menschlichkeit ermöglicht. Menschlichkeit ist das wichtige Gegengift gegen Ideologie und Arroganz. Damit ist die Ausstellung ein wesentlicher Beitrag nicht nur zur geschichtlichen Aufklärung, sondern auch zur Versöhnung und Rückbesinnung auf das Menschliche. Dafür sei nicht nur den Macherinnen dieser Ausstellung, sondern auch allen Sponsoren und Unterstützern herzlich gedankt.

Das Krankenhaus, dem viele Ärztinnen und Ärzte – wie auch ich – ihre medizinische Bildung verdanken, nämlich das Krankenhaus Moabit, hatte zu Beginn des zwanzigsten Jahrhunderts eine starke jüdische Tradition mit herausragenden jüdischen Ärzten und Wissenschaftlern, darunter der Neurologe Kurt Goldstein, der Internist Georg Klemperer, der Chirurg Max Marcus. Eine „arische" Krankenschwester charakterisierte die Zeit mit folgenden Worten: „Der arische Arzt herrscht über die Krankheit, der jüdische Arzt dient dem kranken Menschen". Mit diesem zweiten Credo übe ich gerne mein Amt aus.

Mit herzlichem Dank!

Dr. med. Günther Jonitz, Präsident der Ärztekammer Berlin

Von New York zurück nach Schöneberg – Gedanken einer Ärztin zur Geschichte

Ruth Jacob

Unzählige Begegnungen mit jüdischen Emigranten, die meine Eltern besuchten oder mich in ihr Zuhause in die USA oder nach Israel einluden, haben mich nicht losgelassen. Warum haben Millionen meiner Landsleute diese kinderfreundlichen und warmherzigen Menschen, die in patent klingendem Berlinerisch von der Scala, ihrer Tanzstunde bei Keller und von Wertheim am Leipziger Platz erzählten, hier nicht mehr gewollt? Sie, denen ich sofort anmerkte, wie sehr sie sich einst in meiner Heimatstadt zu Hause gefühlt hatten; sie, die von Leberwurst und Gänseschmalz schwärmten und natürlich von weißem Spargel, den es in Manhattan partout nicht zu kaufen gab.

Nun bin ich als Ärztin ein geschichtswissenschaftlicher Laie. Genau genommen entspricht also das Konzept der Ausstellung „Jüdische Ärzte in Schöneberg – Topographie einer Vertreibung" und das des Begleitbuches der Sicht einer Ärztin auf eine Krankengeschichte, in diesem Fall auf eine kranke Geschichte.

Die historische Expertise kommt von der „Nachbarin" Ruth Federspiel. Sieben Jahre hat die promovierte Historikerin die Ausstellung „Wir waren Nachbarn" wissenschaftlich geleitet und mit in das Rathaus Schöneberg begleitet. Mit ihrem unablässigen Engagement im Förderverein *frag doch!* hat sie dazu beigetragen, dieses biografische Erinnerungsprojekt im Rathaus zu verankern, wo im einladenden Ausstellungssaal seit 2010 ganzjährig Platz genommen werden darf. Umso mehr freut es mich, dass sie und der Verein *frag doch!* sich auf dieses „arzthistorische", von gewollter Subjektivität getragene Erinnerungsprojekt eingelassen haben und wir diesen Band als Ruth'sches Doppelgespann herausgeben.

Unsere biografischen Quellen sind die Erinnerungen der Kinder und Enkelkinder der verfolgten Ärzte. Nur selten blieb uns allein das Archiv. Auch bei den anderen Autoren dieses Buches waren es oft persönliche Begebenheiten und Zufälle, die ihnen die jeweilige Lebensgeschichte zugetragen haben. Für mich waren es die inzwischen Jahrzehnte währenden Freundschaften mit jüdischen Emigranten in New York und Israel, die mich zu diesem Forschungsprojekt bewogen haben. Ihnen verdanke ich die sehr persönlichen Einblicke in die Leben, die alle in ein „Davor" und „Danach" geteilt wurden.

Für uns Deutsche hört gedanklich die Zeit des Nationalsozialismus 1945 auf. Professor Dr. Joseph Lachmann starb 1961 in Israel, seine Frau 1973. „Sie haben beide ihr ganzes Leben lang versucht, ihre eigene Geschichte zu verstehen", schreibt der israelische Historiker David de Vries über seine Großeltern.

Wie war es ihnen ergangen, als ihnen Berlin zur Bedrohung wurde und sie ihre Altbauetage in der Motzstraße gegen eine arabische Windmühle in Jerusalem eintauschen mussten? Als der 31-jährige Assistent des berühmten Charité-Professors Ferdinand Sauerbruch, Dr. Harry Bettauer, seinen Traum, Chirurg zu werden, 1934 an den Nagel hängen musste, wie fasste er später in New York Fuß? Wovon lebte er, als die zehn Mark, die Emigranten mitnehmen durften, aufgebraucht waren? Um die berufliche und persönliche Dimension der Verfolgung meiner ärztlichen Kollegen zu erforschen, habe ich mich als Gastwissenschaftlerin am Institut für Geschichte der Medizin der Charité im Sommer 2008 auf den Weg nach New York gemacht. In den Archiven des Leo Baeck Instituts, der New York Academy of Medicine, am Mount Sinai, am Montifiore Hospital und anderen Kliniken habe ich die Spur der ehemaligen Berliner Ärzte aufgenommen. Kontakte zu ihren Nachfahren sind mir auch einfach durch

Freunde und Familie „zugefallen". New York ist manchmal eine erstaunlich kleine Stadt und voll von Hilfsbereitschaft.

Von 543 Berliner Ärzten wird vermutet, dass sie – als Juden verfolgt – in die USA ausgewandert sind, viele kamen aus Schöneberg. Aus dem Wunsch, ihre Lebensgeschichten wieder dahin zurückzutragen, wo sie einst begonnen haben, entstand dieses Ausstellungsprojekt und in dessen Folge das vorliegende Buch. Das allerbeste Zuhause hat dieses Erinnerungsprojekt bei den „Nachbarn" gefunden. Mit einem den Bayerischen Platz komplett einnehmenden weißen Tisch, der zum Lesen in den Biografien der vertriebenen und ermordeten jüdischen Nachbarn einlud, hat Katharina Kaiser, bis 2011 Leiterin des Kunstamtes Tempelhof-Schöneberg, die Bewohner und Passanten mit der Vertreibung jüdischen Lebens aus dem Bayerischen Viertel konfrontiert. Das war im Sommer 1999 und 2000 und wurde zum Beginn der Ausstellung „Wir waren Nachbarn". Heute kommen sechs Tage in der Woche Besuchergruppen aus aller Welt und viele Schulklassen in das Rathaus Schöneberg, um sich auf die verblassten Spuren des jüdischen Lebens im Bayerischen Viertel zu begeben. Genau in diesen lokalen historischen Kontext sollten auch die von mir aus New York zurückgebrachten Lebensgeschichten jüdischer Ärzte gestellt werden. Daraus entstand der Themenschwerpunkt „Verfolgte Ärzte" als Teil der Ausstellung „Wir waren Nachbarn" im Ausstellungsjahr 2012.

Mein eigener Blick richtete sich nach der Rückkehr aus New York auch wieder stärker auf den Bezirk, in dem ich mich als Ärztin gerade niedergelassen hatte und den ich schon 20 Jahre meine Heimat nannte. Eine Schöneberger Adresse nach der anderen war mir bei der Mitarbeit an dem von Rebecca Schwoch herausgegebenen Buch „Berliner jüdische Kassenärzte und ihr Schicksal im Nationalsozialismus. Ein Gedenkbuch" begegnet. Auf dieses in achtjähriger Arbeit entstandene Werk wird im Folgenden mit „Gedenkbuch" verwiesen. Als es Ende 2009 erschien, stand fest, dass nach September 1938 von 3600 Kassenärzten in Berlin mindestens 2018 nicht mehr als Ärzte arbeiten durften.

Ich stellte mir vor, wie es wäre, wenn bis zum Jahre 2017 60 Prozent aller jetzt niedergelassenen Ärzte die Approbation aberkannt würde und diese innerhalb von wenigen Jahren „verschwinden" würden. Um dieses unvorstellbare Ereignis für das Schöneberg der 1930er Jahre topographisch darzustellen, war es notwendig, die Adressen der im Bezirk ansässigen jüdischen Ärzte aus dem Gedenkbuch für Gesamtberlin herauszufiltern. Rebecca Schwoch bin ich zu großem Dank verpflichtet, denn ihre Forschungen sind die Basis der neuen Datenbank über die jüdischen Schöneberger Ärzte. Jede Adresse ist gleichbedeutend mit einem fehlenden Arzt. Jedes Loch in dem Stadtplan, der in der Ausstellung zu sehen sein wird, steht für eine von den Deutschen verfolgte Familie. Diese schmerzhaften Lücken zu zeigen, und die gewaltsam entstandenen Leerstellen mit den Lebensgeschichten von zwölf Ärzten zu füllen, ist die Grundidee dieser Ausstellung. Hier kreuzen sich New York, Schöneberg und Jerusalem. Die Wege gehen aber von Schöneberg auch in die Sammellager, Folterkeller, Konzentrationslager, sie enden mit Suizid, Verschleppung und Ermordung. Die zwölf Biografien sind lediglich Fallbeispiele, die stellvertretend für die Schicksale der 363 Schöneberger Ärzte stehen, deren Kinder und Enkel uns heute fehlen.

Wir blicken auf eine „kranke" Geschichte, auf ein Deutschland, das unsere Nachbarn zu „Leidtragenden" gemacht hat. „Opfer", der an dieser Stelle häufig gebrauchte Begriff, beschreibt den Menschen als einen „zum Erdulden Verurteilten", als jemanden, der unser Mitleid verdient. Vor den verfolgten Ärzten, die, anders als es die sprachlichen Passivisierung „Opfer" suggeriert, auch unter schlimmsten Bedingungen ihre Patienten versorgten, empfinde ich den größten Respekt.

Ihr „Trotzdem Ja zum Leben sagen" – das Credo des Nervenarztes Viktor Frankl, der Theresienstadt und Auschwitz überlebt hat –, zeigen die hier vorgestellten Biografien. Sie sind Zeugnisse dafür, wie jüdische Ärzte trotz aller Entrechtungen und tiefen Demütigungen ihr Leben weiterhin gestaltet haben und alles taten, um ihre Würde zu wahren. Sogar das schlimme Schicksal von Dr. Simons zeigt, wie er, wenn auch mit nachlassendem Erfolg und in spürbar wachsender Not, gehandelt und nicht nur erduldet hat.

Das Zugehörigkeitsgefühl zum Judentum ist in den hier vorliegenden zwölf Biografien sehr unterschiedlich. Es reicht vom glühenden Zionisten Dr. Lachmann bis zu Dr. Wolff, der mit seinem quasi erwachsenen Sohn nie über den jüdischen Familienhintergrund spricht, auch nicht, als sie deshalb Praxis, Wohnung, Schule aufgeben müssen. Lachmann, Wolff und die andern jüdischen Kollegen waren vor allem eins: deutsche Ärzte. „Jüdische Ärzte" suggeriert also eine Entität, die erst durch die rassistische Verfolgung geschaffen wurde. Wenn wir diese beschreiben wollen, haben wir keine andere (Wort-) Wahl, sollten aber ein Bewusstsein dafür entwickeln, dass wir die ausgrenzende Teilung in jüdische und nicht-jüdische Ärzte sprachlich fortführen. Umgekehrt fällt im allgemeinen sprachlichen Umgang eine gewisse Scheu auf, von einem „Juden" zu sprechen. Das Adjektiv ist umso präsenter: „jüdischer Filmemacher", „jüdischer Künstler" – diese zusätzliche Beschreibung hat heute fast den Hauch eines Prädikats. Wer spricht von protestantischen Rechtsanwälten und katholischen Pianisten?

Beobachten und: Zuhören

Die ärztliche Methodik verbindet den objektiven Befund mit dem subjektiven Erleben der Anamnese. Dr. Alfred Bruck, ein moderner Fürsorge- und Schularzt der 1930er Jahre, hätte zudem nach den Umweltbedingungen gefragt, um daraus Überlegungen zur Ätiologie (Ursache und Entstehungsgeschichte), Prognose und Therapie abzuleiten.

Dieser Struktur folgend gliedern sich die Ausstellung und das Begleitbuch in vier Abschnitte. Der fünfte Abschnitt „Therapie" bleibt ausgespart. Er beschränkt sich, wie selbst in der Medizin des 21. Jahrhunderts nicht ungewöhnlich, auf ein Fragezeichen. Ein Fragezeichen, das sich vor allem an Sie richtet.

Das erste Kapitel umreißt die äußeren Umstände und die faktischen Lebensbedingungen der jüdischen Ärzte im Deutschen Reich bis 1945. Hier wird die Nachbarschaft vorgestellt. Der Überblick über Eingriffe in die Ausübung des Arztberufes und in das persönliche Leben jüdischer Ärzte wird mit einer Rückschau auf die Rolle der jüdischen Ärzte in der Entwicklung der Medizin in Berlin abgeschlossen. Die Biografien liefern uns die Anamnese. Sie schildern die Verfolgung und Vertreibung aus teilweise sehr persönlichen Quellen. Diesen und den verschiedenen Autoren entsprechend variieren diese zwölf Lebensberichte in Ausführlichkeit, Stil und Form. In ihrer Zusammenstellung folgen sie den häufigsten Schicksalswegen jüdischer Ärzte nach 1933: Emigration, Deportation, Ermordung, Suizid.

Im Kapitel „Topographie der Vertreibung" folgt die Befunderhebung. Es sind die aus dem Stadtplan ausradierten Arztpraxen. Wie eine Schrotschussverletzung im Röntgenbild zeigen uns die „Löcher" im Stadtplan die Verletzungen eines einst zumindest an der Oberfläche intakten Gewebes.

Das letzte Kapitel kümmert sich um das Heute und die Zukunft, also um die Prognose. Sie ist elementarer Bestandteil dieses Erinnerungsprojektes. Sie ergibt sich aus dem in Ausstellung und Buch gewählten, subjektiven und stellenweise ärztlichen Zugang zur Vergangenheit. Und die ist vor allem eines: nicht verstehbar.

David De Vries, der Enkel des Schöneberger HNO-Arztes Lachmann, spricht von „the unintelligibility": Wie sehr diese „Unverstehbarkeit" und natürlich die Verfolgung die Familien jüdischer Ärzte selbst heute noch beschäftigt, davon zeugen die „Stimmen aus der neuen Welt". So habe ich die Kommentare und Antworten der Nachfahren versuchsweise genannt. Die Nachfahren von sechs der hier vorgestellten Ärzte reflektieren ihre Geschichte und ihre heutige Beziehung zu Berlin.

Ausstellung und Buch werden die Verfolgung von über 2500 Ärzten in Berlin nicht „verstehbar" machen, eher im Gegenteil. Es geht in diesem Projekt im guten ärztlichen Sinne um das Zuhören und um ein Hinsehen. Reines Zuhören ist die einfachste Form der Empathie.

Literatur zu den Beiträgen S. 30 ff. und S. 47 ff.:

Bolk, Reinhard: Das Krankenhaus Am Urban. Medizingeschichtliche Untersuchung eines Krankenhauses der Stadt Berlin von seiner Gründung (1887) bis zum Ende des Zweiten Weltkrieges (1945). Berlin, Bonn 1983.

Hahn, Judith / Schwoch, Rebecca: Anpassung und Ausschaltung. Die Berliner Kassenärztliche Vereinigung im Nationalsozialismus. Berlin, Teetz 2009.

Kümmel, Werner Friedrich: „Die Ausschaltung" – Wie die Nationalsozialisten die jüdischen und politisch mißliebigen Ärzte aus dem Beruf verdrängten. In: Medizin im „Dritten Reich". II. Auflage. Köln 1993, 70–77.

Leibfried, Stephan / Tennstedt, Florian: Berufsverbote und Sozialpolitik 1933. Die Auswirkungen der nationalsozialistischen Machtergreifung auf die Krankenkassenverwaltung und die Kassenärzte. Analyse. Materialien zu Angriff und Selbsthilfe. Erinnerungen (= Arbeitspapiere des Forschungsschwerpunktes Reproduktionsrisiken, soziale Bewegungen und Sozialpolitik, Nr. 2, Universität Bremen), Bremen 1981.

Pross, Christian / Winau, Rolf (Hg.): nicht mißhandeln. Das Krankenhaus Moabit. 1920–1933: Ein Zentrum jüdischer Ärzte in Berlin, 1933–1945: Verfolgung – Widerstand – Zerstörung. Berlin 1984.

Pross, Christian / Aly, Götz: Der Wert des Menschen, Medizin in Deutschland 1918 bis 1945. (Hrsg. von der Ärztekammer Berlin in Zusammenarbeit mit der Bundesärztekammer), Berlin 1989.

Scholz, Albrecht / Heidel, Caris-Petra (Hg.): Emigrantenschicksale. Frankfurt a. M. 2004.

Schwoch, Rebecca: Jüdische Kassenärzte rund um die Neue Synagoge. Berlin 2006 (Jüdische Miniaturen 54).

Schwoch, Rebecca (Hg.): Berliner jüdische Kassenärzte und ihr Schicksal im Nationalsozialismus. Ein Gedenkbuch. Berlin, Teetz 2009.

Segal, Lilli : Vom Widerspruch zum Widerstand – Erinnerungen einer Tochter aus Gutem Hause. Berlin 1986.

Soweit nicht anders angegeben, sind die Quellen persönlichen Dokumenten aus Familienbesitz entnommen.

Leben im Bayerischen Viertel

Ruth Federspiel

Wohnort

Das im nordwestlichen Teil Schönebergs gelegene Bayerische Viertel ist zu Beginn des 20. Jahrhunderts erbaut worden. Schon seit 1898 hatte die Berlinische Bodengesellschaft dafür auf eigene Kosten Straßen, Plätze und Versorgungseinrichtungen auf zuvor landwirtschaftlich genutzten Grundstücken angelegt. Der Bebauungsplan des neu entstehenden Viertels sah Häuser mit vornehmen Fassaden und großzügig geschnittenen Wohnungen sowie reizvolle Platzanlagen vor. Als der Erste Weltkrieg begann, war das Viertel fertiggestellt und auch die U-Bahn-Linie zwischen Nollendorfplatz und Innsbrucker Platz in Betrieb genommen. Planer und Erbauer des Viertels war Salomon Haberland, der dabei von seinem Sohn Georg (1857–1933) unterstützt wurde.

Bayerisches Viertel wurde es genannt, weil viele Straßen die Namen bayerischer Städte erhalten hatten und sich der Baustil an fränkischen Städten orientierte. Eindrucksvoll zeigen dies alte Abbildungen der 1906 nach dem Bauherrn des Viertels benannten Haberlandstraße.

Häuserfassaden und vor allem auch die Giebel waren dem Mittelalter und der Renaissance nachempfunden.

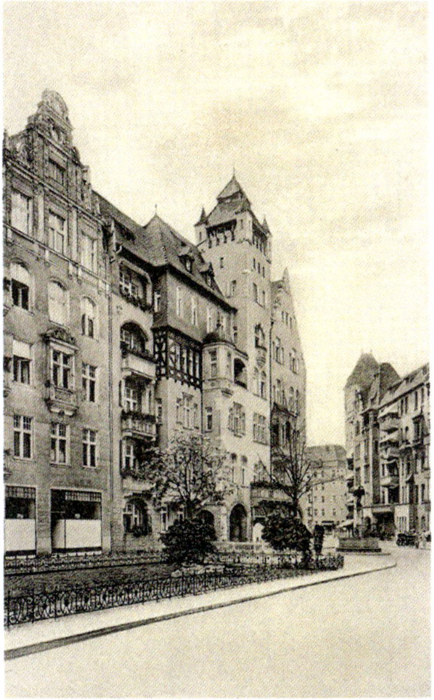

Abb. 1: Ansicht Haberlandstraße um 1909.

Im Jahr 1918 bezog Albert Einstein eine Wohnung im Haus Haberlandstraße 5; hierher kehrte der Wissenschaftler von einer Auslandsreise nicht wieder zurück, nachdem er von der nationalsozialistischen Machtübernahme erfahren hatte. Das Ehepaar Ernst und Käte Alexander hatte im Haus Haberlandstraße 12 eine der großzügig geschnittenen Wohnungen gemietet; hier wuchs die 1924 geborene Tochter Meta heran, sie sollte später eine bekannte Medizinerin werden. Auch Julius Freund wohnte mit seiner Frau und zwei Kindern in der Haberlandstraße 7. Die 1908 geborene Tochter Gisela, seit den 1930er Jahren als Gisèle Freund fotografische Chronistin des Exils, konnte sich gut an den über den Bayerischen Platz spazierenden, den Kindern Bonbons schenkenden Albert Einstein erinnern.

Das Zentrum des Viertels war der von Fritz Enke entworfene Bayerische Platz, den die Berlinische Bodengesellschaft im Jahre 1908 an die Stadt Schöneberg übergeben hatte. Der Bayerische Platz hatte eine eigene U-Bahn-Station auf der Linie zwischen Nollendorfplatz und Innsbrucker Platz. Das Bayerische Viertel war so direkt an das Berliner Verkehrsnetz angeschlossen, was das Wohnen dort noch attraktiver machte. Zu dieser Zeit war die Einwohnerzahl Schönebergs bereits auf 172.000 gestiegen, auch der Anteil jüdischer Bewohner hatte zugenommen. Denn das Bayerische Viertel gehörte mit Teilen von Charlottenburg und Wilmersdorf zum Neuen Westen Berlins, die neue bevorzugte Wohngegend für aus der Innenstadt abwandernde Familien. Hier war die Bevölkerung weitgehend bürgerlich, die jüdischen Familien lebten meist seit mehreren Generationen in Deutschland, waren akkulturiert und integriert und sahen sich als deutsche Staatsbürger jüdischen Glaubens. Es waren überwiegend Familien von mittleren und leitenden Angestellten, Ärzten, Rechtsanwälten und Kaufleuten, die dort lebten und die liberale Atmosphäre des Viertels und die fortschrittlichen Schulen für die Erziehung ihrer Kinder schätzten. Auch Schriftsteller, Künstler und Wissenschaftler wählten dieses Viertel immer häufiger als Wohnort. So lebte Anfang der 1920er Jahre Egon Erwin Kisch hier, Carl Zuckmayer bezog später eine Wohnung in der heutigen Fritz-Elsas-Straße, Erich Fromm eröffnete 1930 seine psychoanalytische Praxis am Bayerischen Platz 1, nicht weit entfernt vom Buchladen des Schriftstellers und Buchhändlers Benedict Lachmann, der sein Geschäft mit angeschlossener Leihbücherei dort 1919 eröffnet hatte.

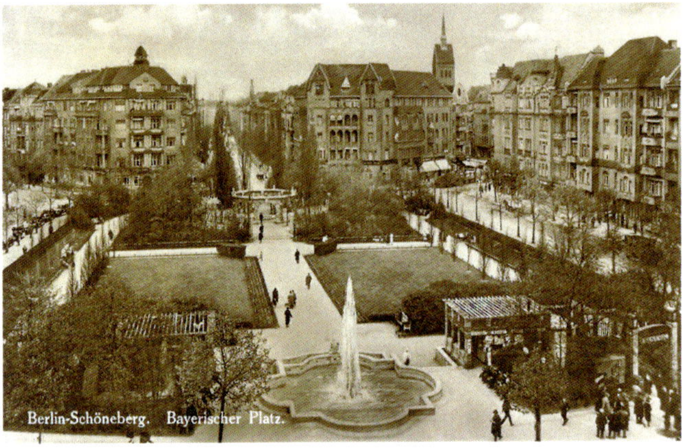

Abb. 2: Der Bayerische Platz Mitte der 1920er Jahre, rechts im Bild ist der U-Bahn-Eingang zu erkennen, im Hintergrund der Turm der Kirche Zum Heilsbronnen.

Religiöses Leben

Im Bayerischen Viertel gab es mehrere Synagogen, die die verschiedenen religiösen Strömungen innerhalb der Jüdischen Gemeinde widerspiegelten. In der 1910 erbauten Synagoge in der Münchener Straße 37 wurde ebenso wie in der schon seit 1906 bestehenden Synagoge in der Passauer Straße 2 der Gottesdienst nach orthodoxem Ritus, ohne Orgel abgehalten. Die Synagoge in der Münchener Straße war das Zentrum der jüdischen Bevölkerung, die den traditionellen Gottesdienst besuchte, die Speisegesetze befolgte und die Feiertage traditionell beging. Von 1911 bis zu seiner Emigration im Jahr 1935 leitete Gemeinderabbiner Arthur Levy die Synagoge, die 448 Sitzplätze für Männer und getrennt von diesen 388 Sitzplätze für Frauen hatte. Zur Synagogengemeinde gehörte auch ein Unterrichtsraum, ein Kinderhort und eine Zweigstelle der Schöneberger Gemeindebibliothek. Im Keller des Gebäudes befand sich ab 1924 eine Mittelstandsküche, die dreimal wöchentlich Notleidende ohne Ansehen ihrer Glaubenszugehörigkeit mit Essen versorgte. Wegen der traditionellen Ausrichtung des Gottesdienstes schrumpfte die Mitgliederzahl der Gemeinde bis Mitte der 1920er Jahre auf 250.

Die Reformgemeinde hatte ihre Synagoge seit 1898 in der Lützowstraße 16. In der Prinzregentenstraße 69–70 wurde 1930 eine große neue Reformsynagoge eingeweiht, hier wurde der Gottesdienst mit Orgelspiel, deutschen Predigten und Gebeten gehalten und es wurden auch Mädchen eingesegnet. Langjähriger Rabbiner war hier Dr. Manfred Swarsensky, er konnte in die USA emigrieren. Sein Andenken lebt in vielen Erinnerungen von Zeitzeugen an ihre Jugendjahre in Schöneberg fort.

Es gab auch einige Lebensmittelgeschäfte, Gaststätten und Metzgereien, die koschere Nahrungsmittel und Mahlzeiten anboten. Diese Geschäfte waren entweder mit einem Davidstern gekennzeichnet oder trugen den Vermerk „Unter Aufsicht des Rabbinats".

Zu Beginn des Jahres 1933 lebten die meisten der 16.261 jüdischen Einwohner Schönebergs (7,4 Prozent) im Bayerischen Viertel und der daran angrenzenden Nachbarschaft. Das Zusammenleben mit den Nachbarn schien unbelastet.

Erste Risse

Nach dem Machtantritt Hitlers am 30. Januar 1933 veränderte sich die politische, soziale und wirtschaftliche Situation der Juden in Deutschland und damit auch im Bayerischen Viertel.

Erstes sichtbares Zeichen der Ausgrenzung und des Angriffs auf die Existenzgrundlage des jüdischen Teils der deutschen Bevölkerung waren die am sogenannten Boykott-Tag, am 1. April 1933, von der SA und SS organisierten Boykottmaßnahmen gegen jüdische Geschäfte, Ärzte und Rechtsanwälte in Berlin und anderen deutschen Städten. Rund um den Bayerischen Platz und in der Grunewaldstraße standen nun SA-Männer mit ihren diskriminierenden Schildern „Deutsche kauft nicht bei Juden". Im Bayerischen Viertel gehörten zahlreiche Geschäftsinhaber dieser Religion an, was ihren Kunden bis 1933 oft nicht bekannt oder für sie nicht von Interesse war. Das gleiche galt für jüdische Ärzte und Zahnärzte, deren Verfolgung, für die Öffentlichkeit nicht so deutlich sichtbar, ebenfalls mit dem 1. April 1933 einsetzte.

Schnell folgten weitere, einschneidende Maßnahmen zur Ausgrenzung der jüdischen Bevölkerung: Am 7. April 1933 das „Gesetz zur Wiederherstellung des Berufsbeamtentums", das politische Gegner und jüdische Beamte und Angestellte aus dem Staatsdienst ausschloss. Dieses Gesetz hatte auch für das Schulwesen weitreichende Folgen, da zahlreiche jüdische Lehrkräfte ihre Anstellung an Schulen und Hochschulen verloren. Sie kamen häufig in neu gegründeten oder auch in bereits bestehenden jüdischen Schulen unter, da diese mit sprunghaft wachsenden Schülerzahlen zurechtkommen mussten. Ein Beispiel hierfür war die Privatschule von Luise Zickel in der Kufsteiner Straße, die ein paar Jahre später sogar neue Räume anmietete, um die Schüler unterbringen zu können. Das war unter anderem eine Folge des „Gesetzes gegen die Überfüllung deutscher Schulen und Hochschulen" vom 25. April 1933, das die Zulassung von Juden an weiterführenden Schulen, Hochschulen und Universitäten drastisch einschränkte.

Drei Tage zuvor, am 22. April, hatte eine andere Verordnung den jüdischen Kassenärzten die Zulassung zur Behandlung ihrer arischen Kassenpatienten entzogen. Ausnahmen gab es nur für Frontkämpfer, die sich allerdings selbst darum bemühen mussten; ein oft mühsames und zeitraubendes Unterfangen. Am 2. Juni folgte ein entsprechender Erlass für jüdische Zahnärzte und Zahntechniker. Das „Schriftleitergesetz" vom 4. Oktober 1933 schloss jüdische Journalisten und Schriftsteller aus dem Pressewesen und dem Literaturbetrieb aus. Viele Juden, die im Ersten Weltkrieg gekämpft hatten, waren davon überzeugt, dass der NS-Staat ihnen als sogenannten Frontkämpfern nichts antun würde. In den ersten Jahren der Naziherrschaft sah es aufgrund der Ausnahmeregelungen für diese Menschen auch noch so aus, doch schließlich unterlagen auch sie den immer härter werdenden Bedingungen und blieben weder von den Zwangsmaßnahmen noch von der Deportation verschont.

In den kommenden Jahren wurde die Kluft zwischen jüdischer und nicht-jüdischer Bevölkerung durch Gesetze und Verordnungen immer tiefer. Im März 1935 wurde jüdischen Schriftstellern jede schriftstellerische oder literarische Tätigkeit verboten. Im Mai 1935, zwei Monate nach Wiedereinführung der Wehrpflicht, wurden Juden vom Wehrdienst ausgeschlossen.

Das „Reichsbürgergesetz" vom 15. September 1935, gemeinhin unter dem Namen Nürnberger Gesetze nach dem Ort seiner Verkündigung bekannt, setzte die Diskriminierung der jüdischen Deutschen endgültig fest, da Reichsbürger nur solche „deutschen oder artverwandten Blutes" sein konnten. Juden wurde damit der Status als Reichsbürger entzogen, sie waren nur noch Staatsangehörige. Damit waren Juden zu Bürgern zweiter Klasse geworden. Das „Gesetz zum Schutze des deutschen Blutes und der deutschen Ehre" verbot Eheschließungen zwischen Juden und Nicht-Juden genauso wie außereheliche Beziehungen; letztere wurden als „Rassenschande" strafrechtlich verfolgt. Jüdische Haushalte durften nicht länger weibliche „arische" Hausangestellte unter 45 Jahren beschäftigen, ebenso war ihnen das Hissen der Nationalflagge verboten.

Schon am 14. November 1935 legte die erste Verordnung zum „Reichsbürgergesetz" die Aberkennung des Wahlrechts von Juden fest, sprach ihnen die Fähigkeit zur Bekleidung öffentlicher Ämter ab und regelte die Entlassung aller noch im Amte befindlichen jüdischen Beamten einschließlich der Frontkämpfer. In den kommenden Jahren folgten noch zwölf weitere Verordnungen zum „Reichsbürgergesetz", die einzig dem Zweck dienten, Juden aller Rechte und ihres Besitzes zu berauben. Besonders perfide war die im November 1941 erlassene 11. Verordnung, die den im Ausland lebenden Juden die Staatsbürgerschaft aberkannte; damit verbunden war zugleich der Verlust aller noch im Deutschen Reich verbliebenen Besitztümer. Diese 11. Verordnung bot schließlich auch die Grundlage, den in die Ghettos und Vernichtungslager Deportierten legalisiert ihren letzten Besitz zu rauben.

Schulbesuch

In den Jahren vor 1933 schickten fast nur orthodox oder zionistisch eingestellte Familien ihre Kinder auf jüdische Schulen. Die Mehrzahl der jüdischen Kinder in Schöneberg besuchte staatliche Schulen, wie die 14. Gemeindeschule in der Berchtesgadener Straße 10–11, heute Löcknitz Grundschule. Mitte der 1920er Jahre richtete die 14. Gemeindeschule wegen der hohen Anzahl jüdischer Schüler eigene jüdische Klassen ein. Im Jahr 1926 waren dort von 124 Schulanfängern 63 jüdisch. Den Religionsunterricht erteilte ein Rabbiner von der benachbarten Synagoge in der Münchener Straße. Im April 1933 erschien in der 14. Gemeindeschule ein neuer, junger Musiklehrer in SA-Uniform und ließ die acht- bis neunjährigen Kinder Nazi-Lieder singen, ein schockierendes Erlebnis, wie sich Meta Alexander später erinnerte. Eine andere Schule mit einem hohen Anteil jüdischer Kinder war die katholische Volksschule. Kinder, die aus sogenannten Mischehen oder säkularisierten Haushalten kamen, waren sich ihres Jüdisch-Seins oft gar nicht bewusst, sie erfuhren davon häufig erst durch die Nürnberger Gesetze oder den Ausschluss von Sportveranstaltungen.

Nach der Grundschulzeit wechselten die Jungen meist auf das 1903 erbaute Werner-Siemens-Realgymnasium in der Hohenstaufenstraße oder das Hohenzollern-Gymnasium in der Martin-Luther-Straße. Die Mädchen besuchten häufig das Rückert Lyceum – zumindest bis 1935, denn im September des Jahres veränderten die Nürnberger Gesetze die Situation an den weiterführenden Schulen einschneidend. Schon seit 1933 waren jüdische Schüler immer häufiger von den weiterführenden staatlichen Schulen ausgeschlossen worden, doch nun sollte die „Rassentrennung" an öffentlichen Schulen durchgesetzt werden. In der Realität ließ sich das allerdings nur an den weiterführenden Schulen durchsetzen, da auch für jüdische Kinder weiterhin die Schulpflicht galt.

Das politische Klima und die alltägliche Diskriminierung führten allerdings dazu, dass viele Eltern ihre Kinder freiwillig auf jüdische Privatschulen schickten. Die Einführung der Rassenkunde als Unterrichtsfach 1935 beschleunigte diese Entwicklung noch. Die Schule von Luise Zickel konnte in dieser Zeit kaum alle Schüler unterbringen, da die Oberschule für Mädchen um Klassen für Jungen erweitert worden war. Bald schon mietete Luise Zickel für den Sekundarzweig ein eigenes Gebäude im nahegelegenen Ortsteil Friedenau an. Kleinere neue Schulen wurden gegründet, so 1935 die Höhere Privatschule für Knaben und Mädchen von Dr. Alfred Adler. Im benachbarten Wilmersdorf lagen weitere jüdische Privatschulen und auch die 4. Volksschule der Jüdischen Gemeinde, die der Synagoge in der Prinzregentenstraße 69–70 angegliedert war. Die Schule war direkt an die Synagoge angebaut, daher brannte sie in der Reichspogromnacht ebenso wie die Synagoge und konnte nicht länger genutzt werden. Wenige Tage nach der Reichspogromnacht wurde den jüdischen Schülern der Besuch sämtlicher öffentlicher Schulen verboten.

Schon seit März 1936 erhielten kinderreiche jüdische Familien keine staatlichen Beihilfen mehr. Da der Besuch der privaten Schulen Geld kostete, wurde das für viele Familien, die ohnehin mit den eingeschränkten beruflichen Möglichkeiten und den damit verbundenen finanziellen Bedrängnissen zu kämpfen hatten, zu einer weiteren Belastung.

Verdrängung und Stigmatisierung

Von 1938 an durften Juden keinen Einzelhandel und kein Handwerk mehr betreiben, die Betriebe mussten an nicht-jüdische Besitzer verkauft werden. Eine Verordnung des Beauftragten für den Vierjahresplan, Hermann Göring, vom April 1938 verpflichtete alle Juden, ihr Vermögen, sofern es 5.000 Reichsmark überstieg, anzugeben. Die entsprechenden Formulare mussten auf den zuständigen Polizeirevieren eingereicht werden. Am 17. August 1938 legte eine weitere Verordnung fest, dass Juden ab dem 1. Januar 1939 zu ihrem eigentlichen Namen die Zwangsvornamen „Israel" bzw. „Sara" führen mussten, sofern sie nicht typisch jüdische Vornamen trugen wie z.B. Abraham oder Recha; die „arischen" Deutschen sollten nicht länger Verwechslungen ausgesetzt sein. Der Rechtsexperte des Reichsinnenministeriums für Staatsangehörigkeitsfragen, Dr. Hans Globke (1898–1973), hat hier federführend mitgewirkt, aber nicht nur hier. Schon 1936 hatte er zusammen mit Wilhelm Stuckart den juristischen Kommentar zu den Nürnberger Gesetzen verfasst. In den 1930er Jahren wohnt er in der Haberlandstraße des Bayerischen Viertels, bald darauf in der Treuchtlinger Straße 7. Ministerialrat Globke ist jedoch nicht umgezogen, die Straße wurde 1938 umbenannt, sie sollte nicht länger an die mit der Entstehung des Viertels so eng verbundene jüdische Familie Haberland erinnern. Nun bekam sie ihres ypsilonförmigen Verlaufs wegen zwei Namensteile: Die ehemaligen Hausnummern 5–9 wurden zur Nördlinger Straße 1–5 und 2–8. Aus der Haberlandstraße 1–4 und 10–18 wurde die Treuchtlinger Straße 1–7 und 4–10. Familie Alexander wohnte nun in der Treuchtlinger Straße 3.

Es sollte bis 1996 dauern, ehe der Name Haberland wieder zum Bayerischen Viertel gehörte und die Nördlinger Straße zurückbenannt wurde. Es ist der Teil der Haberlandstraße, in dem einst Einstein wohnte. Das Haus wurde, wie so viele andere in diesem Stadtteil, im Krieg zerstört. Heute erinnert ein Gedenkstein an die Stelle, an der es einst stand, zahlreiche Touristen bleiben hier stehen. Hans Globke lebte zu dieser Zeit nicht mehr, von 1950 bis 1963 war er als Staatssekretär von Konrad Adenauer und Chef des Bundeskanzleramts wegen seiner „braunen" Vergangenheit eine der am heftigsten umstrittenen politischen Personen der Bundesrepublik.

Der 9. November 1938

In der Nacht vom 9. auf den 10. November 1938, als Reichspogromnacht oder auch Reichskristallnacht bekannt geworden, brannten auch in Schöneberg die Synagogen und es kam zu wilden Plünderungen. Die Geschäfte von jüdischen Besitzern wurden zerstört, besonders um den Bayerischen Platz herum, in der Hauptstraße und der Grunewaldstraße. Jüdische Männer wurden verhaftet und in Konzentrationslager verschleppt, manch einer wurde gewarnt und versteckte sich, so auch der Kinderarzt Albert Falk und der Gynäkologe Bruno Wolff.

Die Synagoge in der Passauer Straße wurde vollkommen zerstört, die anderen Synagogen zum Teil schwer beschädigt. Unversehrt blieb in dieser Nacht wegen ihrer Hinterhauslage nur die Synagoge in der Münchener Straße. Diese Synagoge war in den Jahren der NS-Herrschaft zu einem Zentrum jüdischer Selbsthilfe geworden. Neben Mahlzeiten wurden dort Kleidung und andere Bedarfsmittel an immer mehr Bedürftige ausgegeben. Hier war ein Ort des Trostes und des Gedankenaustauschs, denn bis November 1942 wurden hier Gottesdienste gehalten. Doch musste die Synagoge Münchener Straße auch als Sammelstelle für Elektrogeräte, Radioapparate, Fahrräder und andere Gegenstände dienen, die Juden ab September 1939 nach und nach abliefern mussten. Im Juni 1943 ging das Gebäude in den Besitz der Gestapo über, noch im selben Jahr wurde es bei einem Bombenangriff teilweise zerstört.

Die Reichspogromnacht war für viele Juden ein entscheidendes Signal zur Auswanderung. Die Menschen versuchten irgendeinen Weg zu finden, um „raus" zu kommen, ganz besonders dann, wenn ein männlicher Angehöriger in ein KZ verschleppt worden war und nur unter der Bedingung der schnellen Ausreise freigelassen wurde. Die Lehrer an den jüdischen Schulen kümmerten sich intensiv darum, ihre Schüler mit Kindertransporten in England und anderen europäischen Ländern in Sicherheit zu bringen.

Weitere Erlasse verschärften die Situation. Die als „Sühneleistung" für die Schäden der Pogromnacht geforderte „Judenvermögensabgabe" griff noch einmal drastisch auf die finanziellen Ressourcen zu, forderte sie von der jüdischen Bevölkerung doch die Zahlung von einer Milliarde Reichsmark. Die Summe sollte durch die Zahlung von 20 Prozent des im April 1938 angemeldeten Vermögens erbracht werden. Da die Zielsumme nicht ganz erreicht wurde, wurde im Oktober 1939 eine weitere Rate der Abgabe von fünf Prozent eingetrieben.

Noch vor Beginn des Zweiten Weltkrieges hatte das „Gesetz über die Mietverhältnisse mit Juden" vom 30. April 1939 den Kündigungsschutz für Wohnraum außer Kraft gesetzt. In Berlin stand dieses Gesetz in direktem Zusammenhang mit den von Albert Speer entworfenen Neugestaltungsplänen für die Reichshauptstadt. Jüdischen Mietern konnte von ihren „arischen" Vermietern nun fristlos gekündigt werden; neue Unterkunft sollten die Wohnungssuchenden vorrangig in Häusern finden, die noch im Besitz eines jüdischen Eigentümers waren. Diese waren verpflichtet, andere Juden als Mieter aufzunehmen und mussten ihre Häuser registrieren lassen. Da weniger Wohnungen in Häusern jüdischer Eigentümer zur Verfügung standen als benötigt, kam es immer häufiger zur Unterbringung mehrerer wohnungslos gewordener Menschen, auch mehrerer Familien in der Wohnung eines jüdischen Hauptmieter, der nun wechselnde Untermieter aufnehmen musste.

Eine Anzeige bei der NSDAP oder beim Wohnungsamt von anderen Mitbewohnern genügte nach der Aufhebung des Mieterschutzes, um jüdische Mieter aus ihren Wohnungen zu vertreiben. Dies widerfuhr auch den Eltern von Meta Alexander, die wegen einer solchen Denunziation ihre Wohnung verlassen mussten. Möbel und Teppiche mussten nun weit unter Wert verkauft werden, weil niemand mehr angemessene Preise für jüdische Wohnungseinrichtungen zahlte, die seit der Reichspogromnacht und der damit einsetzenden Emigrationswelle in zunehmender Menge angeboten wurden. Seitenweise Anzeigen aus damaligen Tageszeitungen bezeugen das noch heute. Familie Alexander zog in zwei möblierte Zimmer bei der jüdischen Familie Edel nur ein paar Häuser weiter in die Treuchtlinger Straße 7. Im selben Haus wohnte auch Hans Globke.

Hilfe

Die immer schwieriger werdenden Lebensbedingungen und die verzweifelten Versuche der jüdischen Bewohner des Bayerischen Viertels forderten die jüdischen Hilfsorganisationen bis aufs Äußerste. Die 1885 in Berlin eingerichtete Loge B'nai B'rith engagierte sich traditionell im Bereich der Wohlfahrtspflege und unterstützte kulturelle Angebote mit allen noch zur Verfügung stehenden Kräften. Ihren Sitz hatte sie in unmittelbarer Nähe zum Bayerischen Viertel, in der Kleiststraße 9–10. Von 1925 bis zu ihrer Auflösung am 20. April 1938 war Rabbiner Leo Baeck Präsident der Loge. Leo Baeck wohnte seit den 1930er Jahren mit seiner Frau Natalie Am Volkspark 15, gleich hinter dem Rudolph-Wilde-Park ganz in der Nähe des Rathauses Schöneberg. Das Haus der Loge in der Kleiststraße wurde gleich nach ihrer Auflösung von der Gestapo enteignet und in Besitz genommen. Ab 1941 nutzte die Reichsanstalt für Film und Bild in der Wissenschaft das Gebäude, ab 1943 wurde es nach Entwürfen des Büros Speer neu gestaltet.

Der seit 1901 existierende Hilfsverein der Juden in Deutschland hatte sich zur Zeit seiner Gründung vor allem um die Unterstützung von osteuropäischen Juden bei der Suche nach einem Auswanderungsland gekümmert, indem er Kontakte zu Schwesterorganisationen in den USA, England und Frankreich pflegte. Nach der Machtübernahme der Nationalsozialisten verlagerte sich der Schwerpunkt der Arbeit, da nun immer mehr deutsche Juden die Unterstützung des Hilfsvereins bei ihren Auswanderungsbemühungen in Anspruch nehmen mussten. Der Hilfsverein stand mit Ausnahme der Palästina-Einwanderer allen Emigranten zur Seite. Für die Auswanderer nach Palästina war das Palästina-Amt der Jewish-Agency zuständig. Im Oktober 1939 wurde der Hilfsverein zwangsweise aufgelöst, einige Teile in die Reichsvereinigung der Juden in Deutschland eingegliedert.

Deportationen

Am 18. Oktober 1941, wenige Tage vor dem Erlass des generellen Auswanderungsverbots, brachte der erste Zug vom Bahnhof Grunewald 1.013 Menschen in das Ghetto von Lodz (Litzmannstadt), die Deportationen aus Berlin hatten begonnen. Schon seit dem 15. September musste der Judenstern getragen werden. Aus dem Bayerischen Viertel wurden nun immer häufiger Menschen abtransportiert, oft am Tage und den Blicken ihrer Nachbarn nicht entzogen. Auf dem Wohnungsmarkt zog dies eine heute kaum vorstellbare Umwälzung nach sich, denn in die frei werdenden Zimmer soeben deportierter Mieter wurden neue, aus ihren einstigen Wohnungen ausgewiesene Mieter eingewiesen. War eine Wohnung komplett „entmietet", wurde sie versiegelt und dem Angebot für wohnungssuchende „Arier" zugeschlagen. Bei den besonders begehrten großen Wohnungen im Bayerischen Viertel war die Nachfrage groß. Nachdem das Ehepaar Edel im Januar 1942 aus seiner Wohnung in der Treuchtlinger Straße 7 (einst Haberlandstraße 10) zur Deportation abgeholt worden war, wurde auch diese Wohnung versiegelt und vermutlich alsbald an einen verdienten NS-Funktionär abgegeben. Nun hatten die Alexanders, die im unsicheren Schutz einer „Mischehe" lebten, keine Bleibe mehr. Sie mussten noch einmal umziehen, dieses Mal an den Bayerischen Platz 4, hier erlebten sie das Kriegsende und die Befreiung. Die über 6.000 aus Schöneberg und vor allem aus dem Bayerischen Viertel deportierten Menschen kamen nie mehr zurück. Von den rechtzeitig in die Emigration entkommenen ehemaligen Bewohnern kehrte kaum einer in die alte Heimat zurück. Die Lücken, die sie alle hinterlassen haben, können nur anhand der verschiedenen biografischen Erzählungen überlebender Kinder oder Verwandter erahnt werden.

In den 1980er Jahren setzte die bis heute andauernde Suche nach den verschütteten Spuren der ehemaligen Bewohner des Bayerischen Viertels ein. Seit 1993 erinnern die 80 Tafeln des Denkmals der Künstler Renata Stih und Frieder Schnock „Orte der Erinnerung. Mahnen und Gedenken im Bayerischen Viertel" an die 1933 beginnende Ausgrenzung und Entrechtung der Juden. Zahlreiche Stolpersteine in den Straßen sind stille Zeichen der Erinnerung an die große Zahl der Deportierten. Die Ausstellung „Wir waren Nachbarn" im Rathaus Schöneberg, am Rande des Bayerischen Viertels, holt mit ihrer vielstimmigen Erzählung der ehemaligen Nachbarn diese zurück an den Ort, von dem sie einst vertrieben wurden.

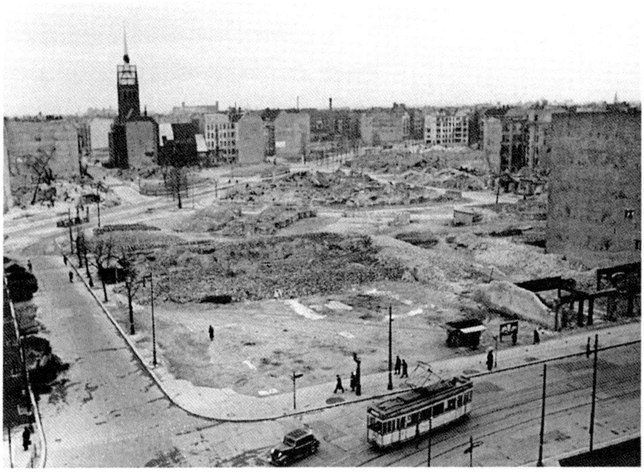

Abb. 3: Der von Kriegstrümmern geräumte, kahle Bayerische Platz 1949. Ansicht von Süden, im Hintergrund der bombengeschädigte Turm der Kirche Zum Heilsbronnen.

Literatur:

Benz, Wolfgang: Die Juden in Deutschland 1933–1945. Leben unter nationalsozialistischer Herrschaft, 3. durchges. Aufl. München 1993.

Biografische Alben von Meta Alexander und Gisèle Freund in der Ausstellung „Wir waren Nachbarn" im Rathaus Schöneberg.

Federspiel, Ruth, Entrechtung und wirtschaftliche Ausplünderung der jüdischen Bevölkerung durch Verwaltungshandeln. In: Gedenk- und Bildungsstätte Haus der Wannsee-Konferenz / Haus am Kleistpark (Hg.): Verfolgung und Verwaltung. Die Rolle der Finanzverwaltung bei der wirtschaftlichen Ausplünderung der jüdischen Bevölkerung in Berlin. Dokumentation einer Ausstellung. Berlin 2003, S. 19–27.

Kunstamt Schöneberg / Schöneberg Museum in Zusammenarbeit mit der Gedenkstätte Haus der Wannsee-Konferenz (Hg.): Orte des Erinnerns, Bd. 2, Jüdisches Alltagsleben im Bayerischen Viertel. Berlin[2] 1999.

Wir waren Nachbarn. Biografien jüdischer Zeitzeugen. Eine Ausstellung in der Berliner Erinnerungslandschaft. Teetz 2008 (= Frag doch! Geschichte konkret 1).

Abbildungsnachweis: Museen Tempelhof-Schöneberg von Berlin, Inv. Nr. S3 / 23 (1), Bay 26 (2), Bay 92 (3).

Vom jüdischen Deutschen zum „fremdrassigen Element" – Zur Verfolgung jüdischer Ärzte im Nationalsozialismus

Rebecca Schwoch

Am 29. Juni 1933 schickte die Berliner Kassenärztliche Vereinigung ein Einschreiben an den Allgemeinpraktiker Dr. Hans Adolf Bujakowski (1897–1964), Bergstr. 46 in Neukölln, in dem ihm die „Einstellung" der kassenärztlichen Tätigkeit mitgeteilt wurde: Der Aufenthalt bei einem Landsturm, so heißt es dort, könne nicht als „Fronttätigkeit" angesehen werden. Dr. Bujakowski legte Beschwerde ein. Das Reichsarbeitsministerium wies die Beschwerde allerdings folgendermaßen ab: „Ihrer Beschwerde vom 30. Juni 1933 gegen die Entscheidung der kassenärztlichen Vereinigung in Berlin vom 29. Juni 1933 habe ich nicht stattgeben können." Es ging ein erneutes Einschreiben an Dr. Bujakowskis Adresse: „Sehr geehrter Herr Kollege! Hierdurch teilen wir Ihnen höflichst mit, dass Sie den vom Reichsarbeitsministerium lt. Verordnung über die Zulassung von Ärzten bei den Krankenkassen vom 22. April 1933 gestellten Bedingungen [...] nicht genügen, dass daher mit dem 30. Juni ds. Js. Ihre Zulassung erloschen ist und Sie Ihre kassenärztliche Tätigkeit mit diesem Tage einzustellen haben."

Ärztliche Standesorganisationen waren es, die – in Zusammenarbeit mit den Ministerien– jüdischen, aber auch politisch links organisierten Ärzten per Gesetz die Kassenzulassung entzogen. Wie konnte es zu dieser legalisierten Entrechtung, zu diesem unwürdigen – auch standesunwürdigen – Verhalten kommen?

Entwicklungen im 19. Jahrhundert

Ein Blick zurück in das 19. Jahrhundert zeigt, dass die bis dahin rechtlich wie wirtschaftlich diskriminierten Juden in Preußen ihre soziale Stellung zum einen durch die einsetzende Industrialisierung und zum anderen durch das preußische Gleichstellungsedikt von 1812 deutlich verbessern konnten; dieses Gleichstellungsedikt brachte ihnen die bürgerliche Niederlassungs- und Gewerbefreiheit. Dort hieß es: „Die in Unsern Staaten jetzt wohnhaften, mit General-Privilegien, Naturalisations-Patenten, Schutzbriefen und Konzessionen versehenen Juden und deren Familien sind für Einländer und Preußische Staatsbürger zu achten. [...] Sie können daher akademische Lehr- und Schul-, auch Gemeindeämter, zu welchen sie sich geschickt gemacht haben, verwalten." Mit dieser gesetzlich fixierten Gleichstellung, die jedoch nur für das kleine preußische Staatsgebiet von 1812 und damit nur für eine kleine Zahl von Juden galt, erhielten Juden das Recht der Freizügigkeit, der Freiheit der Berufswahl, der Eheschließung und des Grunderwerbs – das alles bei der Annahme von „fest bestimmten Familien-Namen" und dem Gebrauch der deutschen bzw. lateinischen Sprache. Auch in allen Pflichten wurden sie den christlichen Bürgern gleichgestellt. Wesentliche Einschränkungen bestanden jedoch weiter: So durften sie weder den Offiziersrang einnehmen noch öffentliche Staatsämter bekleiden. Ab 1822 war Juden die Habilitationsmöglichkeit per königlicher Kabinettsordre verboten und damit der Zugang zu höheren akademischen Universitätsstellen unmöglich gemacht. Die Gleichstellung der jüdischen Minorität war somit von Anfang an nur eine partielle; die hoffnungsvoll begonnene Emanzipationsphase stagnierte. Das Feld beherrschten zunehmend deutschtümelnde Fanatiker, deren Vision ein „judenreines" Deutschland war.

Als 1817 Teilnehmer des Burschenschaftstreffens auf der Wartburg auch die Schrift „Germanomanie" des jüdischen Publizisten und Verlegers Saul Ascher (1767–1822) verbrannten, verarbeitete Heinrich Heine (1797–1856) dieses Ereignis in seiner Tragödie „Almansor" mit den visionären Zeilen: „Das war ein Vorspiel nur, dort, wo man Bücher verbrennt, verbrennt man auch am Ende Menschen." Heine war es auch, der den Taufzettel als das Eintrittsbillet in die deutsche Gesellschaft bezeichnete. Diesen karrierefördernden, unfreiwilligen Übertritt zur herrschenden christlichen Religion beschritten nicht wenige jüdische Akademiker, was zeitweilig einen gewissen Vorteil, etwa bei der Erlangung eines öffentlichen Amtes, brachte. Doch traten immer radikalere Antisemiten auf, die meinten, „das Jüdische" sei eine „Race" und daher durch die Taufe nicht zu beeinflussen. Die antijüdischen Vorurteile setzten sich fort und wurden am Ende des 19. und in der ersten Hälfte des 20. Jahrhunderts mit biologischen und rassischen Theorien vermischt, mit denen sie nicht nur eine moderne wissenschaftliche Legitimierung, sondern auch eine besonders militante und schlagkräftige Ausrichtung erhielten. Ein Großteil des deutschen Bildungsbürgertums, und damit auch der Ärzteschaft, zeigte einen Antisemitismus, der „integraler Bestandteil ihres elitären Selbstverständnisses"[1] war.

Dies alles zeigt, dass die rechtliche Gleichstellung der Juden keine wirkliche soziale Integration nach sich gezogen hat. Im deutschen Kaiserreich hatte sich ein gesellschaftlicher Antisemitismus bisher nicht gekannten Ausmaßes entwickelt. Obgleich um 1900 der Anteil der jüdischen Bevölkerung bei nur gut 1 Prozent lag, ein Studium für jüdische Studenten aber meistens einen sozialen Aufstieg aus kleinbürgerlichen Verhältnissen bedeutete, ist in dem Antisemitismus auch eine Haltung zu vermuten, die sich genau gegen ein soziales „Aufsteigertum" richtete. Deutsche Juden wurden zunehmend der „wirtschaftlichen Übervorteilung und kulturellen Überfremdung des deutschen Volkes"[2] beschuldigt.

Der Arztberuf war ein häufig erwählter Beruf für jüdische Deutsche. Von öffentlichen Ämtern blieben sie jedoch nach wie vor meist ausgeschlossen; das Amt des Ordinarius z.B. blieb für sie die absolute Ausnahme. Die meisten jüdischen Ärzte dürften seit der Einführung der gesetzlichen Krankenversicherung 1883 deshalb als Kassenärzte gearbeitet haben. Und dennoch bildeten sie in der Gesamtärzteschaft nur eine Minderheit, auch wenn sie prozentual neben den Anwälten die größte Gruppe unter den jüdischen Akademikern darstellten. Aufgrund der zunehmenden Diskriminierung entschieden sich im 19. und frühen 20. Jahrhundert die meisten jüdischen Studenten von vornherein für das Medizinstudium: In Preußen wählten im Jahre 1888 nur 27 Prozent aller Studenten das Medizinstudium, aber fast 60 Prozent aller jüdischen Studenten studierten Medizin. Das führte dazu, dass Juden unter den Medizinstudenten an einigen Universitäten stark hervortraten. In Berlin und Breslau stellten sie beispielsweise ein Drittel der Medizinstudenten. Der Arztberuf versprach ihnen Selbständigkeit, Unabhängigkeit, Status und relative Freiheit von beruflicher Diskriminierung. „Arzt zu sein bedeutete für jeden Kaufmannssohn aber vor allem den Aufstieg ins Bildungsbürgertum."[3] Eine akademische Karriere blieb jedoch zu jeder Zeit eine Ausnahme. Die Zahl der jüdischen Ordinarien lag im ersten Drittel des 20. Jahrhunderts bei gerade einmal 1,7 Prozent. All dies bildete den Nährboden für viele nicht-jüdische Kollegen, ihre Vorurteile gegenüber einer deutschen Minderheit zu festigen.

1933 Gleichschaltung und Ausschaltung

Ab 1933 war die organisierte Ärzteschaft im Verband der Ärzte Deutschlands (seit dem Tod seines Gründers Hartmannbund genannt) sowie im Deutschen Ärztevereinsbund auch für die Ausschaltung missliebiger Ärzte verantwortlich: „Rassisch minderwertige" und politisch links

1 *Schmiedebach 2003, S. 16.*
2 *Richarz 1989, S. 12.*
3 *Ebd.*

organisierte Ärzte wurden aus ihren Stellen katapultiert. Die organisierte Ärzteschaft war es auch, die bereits im März 1933 im *Deutschen Ärzteblatt* bzw. im April in den *Ärztlichen Mitteilungen* sogenannte Huldigungstelegramme veröffentlichte. Darin übermittelte sie „das freudige Bekenntnis des deutschen Ärztestandes zum hingebenden Dienste für unser Vaterland und die Gesundheit des Volkes". In einem „Gruß an den Kanzler" wurde Adolf Hitler nicht nur die „freudige Bereitwilligkeit" zur „selbstlosen Mitarbeit am Neuaufbau von Staat und Volk" versichert, die Ärzteschaft zeigte sich auch bereit, „im Sinne des neuen Geistes von Staat und Volk den Geist und die Formen ihrer Organisation den neuen Forderungen anzupassen, die heute an uns gestellt werden". Proteste dagegen dürfte es kaum gegeben haben. Im Gegenteil: Diese Entwicklung setzte bei vielen Ärzten und Standesvertretern Emotionen frei, die nun öffentlich und ohne Hemmungen formuliert wurden. So ist in der Zeitschrift des NS-Deutschen Ärztebundes, *Ziel und Weg*, im März 1933 zu lesen, dass Juden in der Leitung des Ärztestandes „genau so wenig Platz" hätten, „wie die veralteten und verkalkten Vertreter einer parlamentarisch-demokratischen Vergangenheit".

Die Gleichschaltung der deutschen Ärzteschaft war rasch vollzogen. Die Demokratie war „endgültig zu Grabe getragen", wie Karl Haedenkamp (1889–1955), langjähriger Standesfunktionär in hoher Stellung nicht nur während des Nationalsozialismus, bereits 1933 selbstgefällig meinte. Nun begann man damit, die ehemals rechtliche Gleichstellung der Juden wieder rückgängig zu machen. Das „fremdrassige Element" werde aus dem Dienste an der Sozialversicherung ausgeschaltet, der ärztlichen Jugend werde der Weg zu Arbeit und Brot freigemacht, so sahen es Haedenkamp und Co.[4] Das „Gesetz zur Wiederherstellung des Berufsbeamtentums" vom April 1933 ermächtigte die Behörden, politisch missliebige Beamte oder Angestellte, aber auch solche „nichtarischer Abstammung" in den Ruhestand zu versetzen bzw. aus dem Staatsdienst zu entlassen. Juden wurden damit auf ihre „rassische Abstammung" reduziert, denn als „nichtarisch" galt, wer mindestens einen jüdischen Eltern- oder Großelternteil hatte. NS-konforme Vertreter des Ärztestandes wie Julius Hadrich (1891–1983) beispielsweise konnten nun befriedigt feststellen, dass die Reichsregierung mit diesem Gesetz „wie in vielen anderen Punkten, die liberalistische Linie deutscher Kultur- und Schulpolitik verlassen (habe). Das Laissez-faire, Laissez-aller ist vorüber. Die Dinge werden jetzt zurechtgerückt. Hart für manchen, notwendig für das Ganze. [...] Man wird es uns nachfühlen können, wenn wir angesichts dieses Gesetzes eine tiefe Befriedigung empfinden"[5].

Vielen ärztlichen Standesvertretern ging dieses sogenannte Berufsbeamtengesetz jedoch nicht weit genug, schaltete es doch nicht alle unliebsamen Störenfriede innerhalb der Ärzteschaft aus. So kündigte Reichsärzteführer Gerhard Wagner (1888–1939) schon bald an, dass „in Zukunft keine jüdischen Ärzte mehr zur kassenärztlichen Tätigkeit zugelassen werden"[6]. Und tatsächlich war es den Nationalsozialisten mit der ersten „Verordnung über die Zulassung von Ärzten zur Tätigkeit bei den Krankenkassen" vom April 1933 gelungen, Bestimmungen des Berufsbeamtengesetzes auch auf Kassenärzte auszuweiten. Hier hieß es nämlich, dass die Tätigkeit von Kassenärzten „nichtarischer Abstammung und von Kassenärzten, die sich im kommunistischen Sinne betätigt haben", beendet würde. Beschwerden gegen den Entzug einer Kassenzulassung von Seiten der jüdischen Ärzte konnten an den Vorstand des Hartmannbundes gerichtet werden; letztinstanzlich entschied das Reichsarbeitsministerium. Das bedeutet, die betroffenen Ärzte konnten in Revision gehen, um die lebenswichtige und

4 *Haedenkamp, S. 424.*
5 *Hadrich, S. 401.*
6 *Zitiert nach: Rüther, S. 148.*

bedeutungsvolle Zulassung zur Berufsausübung behalten zu dürfen. Möglich war dies, wenn die betroffenen Ärzte nachweisen konnten, dass sie bereits vor 1914 niedergelassen waren, während des Ersten Weltkrieges als Soldaten an der Front gekämpft oder in einem Seuchenlazarett gedient hatten. Eine Revision war übrigens nicht für politisch Verfolgte möglich. Aber auch bei Juden wurde nicht jede Frontkämpfer-Tätigkeit als solche anerkannt, wie das Beispiel des Dr. Bujakowski gezeigt hat; diese Anerkennung einer Fronttätigkeit scheint im Übrigen vor allem in Berlin recht willkürlich gehandhabt worden zu sein.

Solche Ausnahmeregelungen respektive Revisionsmöglichkeiten für jüdische Ärzte hatten mit Großzügigkeit oder gar Mitgefühl jedoch nichts zu tun: Die Angst vor einer medizinischen Unterversorgung war zu groß, gleichermaßen aber auch berechtigt. Die Zahl der jüdischen Kassenärzte vor allem in größeren Städten und ganz besonders in Berlin war bedeutend: Von schätzungsweise 3.600 Berliner Kassenärzten galten 1933 mehr als 2.000 als jüdisch, also gut 60 Prozent. Bei einer sofortigen Ausschaltung aller jüdischen (Kassen-)Ärzte wäre die medizinische Versorgung in vielen Gegenden nicht aufrechtzuerhalten gewesen. So erließen die Nationalsozialisten eine Flut von Rundschreiben, Erlassen, An- und Verordnungen oder Gesetzen, die nach und nach erschienen und die finanzielle sowie bald auch überlebenswichtige Existenzsicherung der Betroffenen immer mehr gefährdete. Allein an gesetzlichen Maßnahmen, die die Kassenzulassung betrafen, wurden zwischen 1933 und 1937 sieben Verordnungen erlassen.

Abgesehen von alltäglichen Boykottmaßnahmen, Verhaftungsaktionen oder Misshandlungen schnürten weitere gesetzliche Maßnahmen die Schlinge immer enger. Hier seien nur einige erwähnt: Ab August 1933 konnten Mietverträge vorzeitig gekündigt werden; ab November 1933 durften jüdische Ärzte keine ärztlichen Fortbildungskurse mehr besuchen und wurden vom ärztlichen Bereitschaftsdienst ausgeschlossen; von 1935 an durften in den Räumen der Krankenkassen und der Ersatzkassen Listen ausgehängt werden, in denen alle zugelassenen Ärzte unterschiedslos aufgeführt waren, diese Verzeichnisse erhielten den Zusatz: „Über die Rassezugehörigkeit der Kassenärzte erteilt auf Befragen der Schalterbeamte Auskunft"; die sogenannten Nürnberger Gesetze vom September 1935 führten eine Klassifizierung von „Volljuden", „Halbjuden", „Vierteljuden" ein, alle Juden wurden gesetzlich zu Bürgern zweiter Klasse degradiert; die Reichsärzteordnung, im April 1936 in Kraft getreten, schrieb unter anderem fest, dass nun nur noch solche Ärzte zur Behandlung und Gesundheitsführung „deutscher" Menschen neu zuzulassen seien, die in „rassischer" Beziehung den nationalsozialistischen Anforderungen genügten.

Bis zu diesem Zeitpunkt war eine unbekannte Zahl an Juden, auch jüdischen Ärzten, in die Emigration getrieben worden. Viele aber blieben. So erinnerte sich die Tochter des Allgemeinpraktikers Dr. Hans Benjamin Peiser (1884–1944) aus der Landsberger Str. 99, Helga Margot: „Mein Vater wollte ziemlich bald nach Hitlers Machtergreifung auswandern, aber die Familie meiner Mutter war so dagegen, dass er sich überreden liess zu bleiben. Als Frontkämpfer im 1. Weltkrieg hatte er noch eine ganze Zeit Vorteile. Als mein Vater die Auswanderung betreiben wollte, klappte es einfach nicht mehr." Die Familie Peiser wurde im Oktober 1942 nach Theresienstadt deportiert, von dort nach Auschwitz. Nur Tochter Helga Margot überlebte Theresienstadt, Auschwitz, Mauthausen und ein Lager bei Lenzing in Österreich. 1948 emigrierte sie nach São Paulo; auf meine Post antwortet sie schon längere Zeit nicht mehr; wenn sie denn noch leben sollte, ist sie 2012 88 Jahre alt.

Die letzte Stufe

Im Sommer 1938 galt die „Ausschaltung" der jüdischen Ärzte als beendet, sodass Reichsärzteführer Gerhard Wagner befriedigt feststellen konnte: „Diesen jüdischen Verbrechern ist jetzt das Handwerk gelegt."[7] Wagner bezog sich auf die 4. Verordnung zum Reichsbürgergesetz vom 25. Juli 1938, deren §1 bestimmte: „Bestallungen (Approbationen) jüdischer Ärzte erlöschen am 30. September 1938." Jüdischen Ärzten war damit gesetzlich verboten, „die Heilkunde auszuüben". Die ärztliche Approbation wurde de facto ohnehin schon nicht mehr an Juden erteilt, nun aber war es Gesetz: „Die Bestallung als Arzt kann einem Juden nicht erteilt werden", so hieß es im §4. Trotz Approbationsentzuges für alle jüdischen Ärzte mussten die Nationalsozialisten auch hier wieder eine Ausnahmeregelung einbauen, da noch Juden im Deutschen Reich lebten, die medizinisch versorgt werden mussten, nicht-jüdischen Ärzten dieses aber schon längst verboten war, was den meisten unter ihnen sicher auch recht gewesen sein dürfte. Diese Ausnahmeregelung lag in Händen der Reichsärztekammer und des Reichsinnenministeriums. Die eine machte einen Vorschlag, das andere gestattete widerruflich die Ausübung des ärztlichen Berufes für jemanden, der sich nicht mehr Arzt nennen durfte, sondern nur noch „Krankenbehandler", „Judenbehandler" oder einfach nur „Behandler". Mit einer solchen Genehmigung durften jüdische Ärzte nur noch Familienangehörige sowie jüdische Patienten behandeln. Erhielten sie keine Genehmigung, so war die „Ausübung der Heilkunde" für jüdische Ärzte verboten. Ende 1938 waren wahrscheinlich noch 285 jüdische Ärzte als „Krankenbehandler" zugelassen. Nach den diskriminierenden und vernichtenden Sonderregelungen waren sie von den rund 8.000 bis 9.000 jüdischen Ärzten, die zu Beginn des Jahres 1933 im Deutschen Reich tätig gewesen waren, übrig geblieben.

Die wirtschaftliche und soziale Schädigung im Nationalsozialismus durch ärztliche Standespolitiker geschah systematisch, mit Hilfe der Ministerialbürokratie; damit wurden Ärzte, die als politische Gegner des Regimes oder als jüdisch galten, „von Staats wegen" aus dem Berufsleben gedrängt. Als Mittel diente ein weites Spektrum an Maßnahmen, das von der Durchführung immer neuer gesetzlicher Maßnahmen bis hin zur Anwendung körperlicher Gewalt reichte. Die Ausschaltung der politisch verfolgten Ärzte galt 1934 bereits weitgehend als abgeschlossen. Die Entrechtung der jüdischen Ärzte gipfelte 1938 im Entzug der Approbation. NS-Ärztevertreter taten alles, um ihren jüdischen und politisch links organisierten Kollegen ein Leben in Deutschland unmöglich zu machen. Sie trugen maßgeblich zur Vernichtung der beruflichen Existenz von Ärzten bei, stürzten sie mit deren Familien in wirtschaftliche Not und zwangen sie in die Emigration. Jene Ärzte, die nicht emigrieren wollten oder konnten, wurden in der Mehrzahl ab Oktober 1941 deportiert und bis auf wenige Ausnahmen ermordet.

Literatur:

Hadrich, Julius, Neuer Staat und Hochschulüberfüllung. In: Ärztliche Mitteilungen 34 (1933), S. 399–401.

Haedenkamp, Karl, Änderungen des Zulassungsrechts. In: Deutsches Ärzteblatt 63 (1933), S. 423–424.

Hahn, Judith / Schwoch, Rebecca: Anpassung und Ausschaltung. Die Berliner Kassenärztliche Vereinigung im Nationalsozialismus. Berlin, Teetz 2009.

7 Wagner, S. 123.

Leibfried, Stephan / Tennstedt, Florian: Berufsverbote und Sozialpolitik 1933. Die Auswirkungen der nationalsozialistischen Machtergreifung auf die Krankenkassenverwaltung und die Kassenärzte. (= Arbeitspapiere des Forschungsschwerpunktes Reproduktionsrisiken, soziale Bewegungen und Sozialpolitik, Nr. 2, Universität Bremen) Bremen 1981.

Richarz, Monika: Bürger auf Widerruf. Lebenszeugnisse deutscher Juden 1780–1945. München 1989.

Rüther, Martin, Ärztliches Standeswesen im Nationalsozialismus 1933–1945. In: Jütte, Robert (Hg.): Geschichte der deutschen Ärzteschaft. Organisierte Berufs- und Gesundheitspolitik im 19. und 20. Jahrhundert. Köln 1997, S. 143–193.

Schmiedebach, Heinz-Peter, Jüdische Ärzte in Berlin. Wissenschaft und ärztliche Praxis im Spannungsfeld zwischen Emanzipation und Antisemitismus (Teil I + II). In: Berliner Ärzteblatt 116 (2003), S. 14–17 und 69–72.

Schwoch, Rebecca: Ärztliche Standespolitik im Nationalsozialismus. Julius Hadrich und Karl Haedenkamp als Beispiele. Husum 2001.

Schwoch, Rebecca: Jüdische Kassenärzte rund um die Neue Synagoge. Berlin 2006 (Jüdische Miniaturen 54).

Schwoch, Rebecca (Hg.): Berliner jüdische Kassenärzte und ihr Schicksal im Nationalsozialismus. Ein Gedenkbuch. Berlin, Teetz 2009.

Wagner, Gerhard: Rasse und Volksgesundheit. In: Der Parteitag Großdeutschland vom 5. bis 12. September 1938. Offizieller Bericht über den Verlauf des Reichsparteitages mit sämtlichen Kongressreden. München 1938, S. 122-133.

Die Entlassung der jüdischen Ärztinnen und Ärzte aus dem kommunalen Gesundheitswesen in Berlin-Schöneberg

Susanne Doetz / Christoph Kopke

„Keine jüdischen Wohlfahrtsärzte mehr", „Weitere Säuberung der Berliner Krankenhäuser" – so und ähnlich titelten Berliner Tageszeitungen im Frühjahr 1933. Jüdische Ärztinnen und Ärzte sahen sich bereits unmittelbar nach der Machtübergabe an die NSDAP einer besonders massiven antisemitischen Hetzkampagne ausgesetzt. Aus den kommunalen Krankenhäusern und den Einrichtungen des städtischen Gesundheitswesens wurden sie überwiegend bereits im Verlauf des Jahres 1933 entlassen – teilweise unter Androhung und Einsatz exzessiver Gewalt.

Die kommunale Gesundheitsfürsorge hatte sich in Berlin seit dem Beginn des 20. Jahrhunderts in Abgrenzung zur städtischen Armenpflege entwickelt. Im Gegensatz zur Armenfürsorge ging ihre Inanspruchnahme nicht mit dem Verlust des politischen Wahlrechts einher. In Folge dieses Demokratisierungsprozesses betraf ihre Tätigkeit einen wesentlich größeren Bevölkerungsanteil.

Gerade in den westlichen Vororten Berlins engagierten sich Verfechter einer kommunalen Gesundheitspflege. Ein maßgeblicher Protagonist war der Schöneberger Sozialmediziner Johannes Rabnow (1855–1933), der die Entwicklung eines umfassenden Gesundheitswesens entscheidend vorantrieb. Er gründete 1904 den Verein zur Bekämpfung der Tuberkulose und leitete die Tuberkulosefürsorgestelle in Schöneberg. In diesem Zusammenhang setzte er sich einerseits für die Verbesserung der Lebens- und Hygienebedingungen ein, wie z.B. die Verbesserung der Wohnverhältnisse – die Überbelegung von Wohnungen war damals sehr verbreitet – und optimierte andererseits die Erfassung der Tuberkulosekranken und das Zusammenwirken verschiedener Behörden in der Tuberkulosebekämpfung. In den folgenden Jahren etablierte sich darüber hinaus die Fürsorge für Säuglinge, Schulkinder und Jugendliche. 1910 wurde Rabnow zum Gesundheitsdezernenten der Stadt Schöneberg gewählt und zehn Jahre später – nach der Bildung Groß-Berlins – Stadtmedizinalrat von Berlin und damit Leiter des Hauptgesundheitsamtes. In dieser Funktion, die er bis zu seiner Pensionierung im Jahre 1924 inne hatte, übertrug er das Schöneberger Modell auf Groß-Berlin. In der Weimarer Republik wurde das kommunale Gesundheitswesen erheblich ausgeweitet. Jeder der zwanzig Berliner Verwaltungsbezirke erhielt ein eigenes Gesundheitsamt unter Leitung eines hauptamtlichen Stadtarztes. Neben den Stadtärzten waren auch Schul-, Fürsorge-, Wohlfahrtsärzte und -ärztinnen im ambulanten Bereich des städtischen Gesundheitswesens tätig. Wohlfahrtsärzte unterhielten in der Regel eine eigene Praxis, behandelten aber neben Kassen- und Privatpatienten auch sogenannte Wohlfahrtskranke, das heißt sozial schwache Patienten, die keiner Krankenversicherung angehörten. Das Fürsorgewesen differenzierte sich weiter aus. So gab es Fürsorgestellen für Säuglinge, Schwangere, Geschlechtskranke, Tuberkulöse, „Krüppel", „Psychopathen", Alkoholkranke und „Giftsüchtige", womit Menschen gemeint waren, die von Morphin abhängig waren. Zum stationären Bereich des kommunalen Gesundheitswesens zählten die städtischen Krankenhäuser. Politisch standen die Kommunalärzte und -ärztinnen häufig den Parteien der politischen Linke nahe. Viele waren im Verein Sozialistischer Ärzte engagiert, dem in Berlin eine bedeutendere Rolle zukam als in anderen Städten. Reichsweit zählte er zum Ende des Jahres 1932 ca. 850 Mitglieder, wovon etwa die Hälfte in Berlin lebte. In diesem Verein organisierten sich Sozialdemokraten, Kommunisten und unabhängige

Sozialisten, ein großer Teil seiner Mitglieder war jüdischer Herkunft. Der Verein vertrat sozialhygienische Konzepte, die die Bedeutung sozialer Faktoren bei der Entstehung von Krankheiten betonten. Seine Mitglieder sahen ihre Aufgabe vor allem in der Krankheitsprävention. Sie setzten sich unter anderem für bessere Wohnverhältnisse ein, kämpften gegen den Alkoholkonsum und für die Reform des Paragrafen 218. Nur eine Minderheit der in ihrer Mehrheit nationalkonservativ eingestellten damaligen Ärzteschaft zählte zu den Mitgliedern des Vereins.

Eine weitere Besonderheit Berlins war der vergleichsweise hohe Anteil an jüdischen Ärztinnen und Ärzten: Ungefähr 16 Prozent aller Mediziner im Deutschen Reich gehörten der jüdischen Konfession an, in Berlin zählte schätzungsweise die Hälfte aller Ärztinnen und Ärzte hierzu. Bezogen auf das städtische Gesundheitswesen existieren unterschiedliche Angaben. Während der zum Staatskommissar des Gesundheitswesens in Berlin ernannte SS-Sturmbannführer Wilhelm Klein (1887–1948) in diesem Zusammenhang von 458 jüdischen Ärzten sprach, was einem Anteil von rund 45 Prozent gleichkäme, war in einem Artikel der NS-Zeitung *Der Angriff* von 518 jüdischen Ärzten die Rede. Wir konnten bislang 436 Ärztinnen und Ärzte ermitteln[1], die aus „rassischen" und / oder politischen Gründen aus dem Berliner städtischen Gesundheitswesen ausgeschlossen wurden, wobei die meisten der aus politischen Gründen Entlassenen gleichzeitig Juden waren oder im nationalsozialistischen Sinne als „nicht-arisch" galten.

Die Entlassungen fanden auf der Grundlage des Gesetzes zur Wiederherstellung des Berufsbeamtentums statt. Es war am 7. April 1933 in Kraft getreten und betraf keineswegs – wie der Name suggeriert – nur Beamte. Vielmehr mussten darüber hinaus auch alle in kommunalen oder staatlichen Einrichtungen tätigen Angestellten und Arbeiter ihre „arische" Abstammung und „politische Zuverlässigkeit" nachweisen. In Berlin fanden erste Entlassungen aus politischen bzw. „rassischen" Gründen bereits im März statt – also vor dem Inkrafttreten des Gesetzes. Im Zuge der Verhaftungen nach dem Reichstagsbrand stürmten SA-Gruppen Bezirksämter, Krankenhäuser und Privatwohnungen und verhafteten dort auch Ärzte. Am 10. März besetzten SA-Truppen das Bezirksamt Kreuzberg, einen Tag später drangen sie in das Urban-Krankenhaus ein. Solche Aktionen setzten sich in den folgenden Wochen und Monaten fort. Neben den bereits vielfach dokumentierten Verhaftungen im Urban-Krankenhaus und im Krankenhaus Moabit liegen uns auch Berichte über Razzien, Erstürmungen und demonstrative „Besuche" oder ähnliche Vorgänge aus dem damals noch städtischen Rudolf-Virchow-Krankenhaus, dem Kaiser-und-Kaiserin-Friedrich-Kinderkrankenhaus im Berliner Wedding, dem in Horst-Wessel-Krankenhaus umbenannten Krankenhaus am Friedrichshain und der Heil- und Pflegeanstalt Buch vor.

Die „Säuberungen" leitete der bereits erwähnte Wilhelm Klein. Der vormalige Wiesbadener Kreisarzt und NS-Ärztebundfunktionär war 1933 zum Staatskommissar des Gesundheitswesens der Stadt Berlin bestellt worden und betrieb die „Säuberungen" mit großem Eifer. Klein bekam später Schwierigkeiten wegen der „nicht rein arischen Abstammung" seiner Ehefrau und entging nur knapp dem Parteiausschluss.

Die zahlreichen Entlassungen rissen Lücken in das kommunale Gesundheitswesen, die die Aufrechterhaltung der laufenden Geschäfte gefährdeten. Dieser Zwiespalt führte stellenweise zu Konflikten innerhalb des nationalsozialistischen Herrschaftsapparates. Dies lässt sich am Beispiel der Entlassung des Stadtarztes Bruno Gettkant (geb. 1877) illustrieren. Gettkant war seit 1921 besoldeter Stadtrat und Leiter des Gesundheitsamtes in Schöneberg. Nach Ablauf

1 *Stand: Juli 2012.*

seiner Wahlzeit wurde er ab März 1933 als Stadtarzt auf Privatdienstvertrag beschäftigt. Gettkant galt nach NS-Definition als „Arier", war politisch jedoch nicht erwünscht. Hinsichtlich seiner Entlassung kam es zu Auseinandersetzungen zwischen Stadtmedizinalrat Klein und dem Schöneberger Bezirksbürgermeister Oswald Schulz, der gleichfalls Mitglied der NSDAP war. Während Schulz für eine Weiterbeschäftigung Gettkants eintrat, lehnte Klein dies entschieden ab. Er hielt Gettkant für politisch unzuverlässig und forderte ausdrücklich einen nationalsozialistischen Stadtarzt. In einem Brief an den Berliner Oberbürgermeister Heinrich Sahm schrieb er: „Die Beibehaltung des Stadtarztes Dr. Gettkant oder gar seine Übernahme als Bezirksamtsmitglied ist ausserordentlich bedenklich. [...] Ich halte Dr. Gettkant vom nationalsozialistischen Standpunkt und vom Standpunkt der Stadtverwaltung aus nicht für tragbar. Sollte dennoch seine Belassung aus finanziellen Gründen zur Zeit nicht zu umgehen sein, so könnte dieser Zustand nur als vorübergehend angesehen werden.

Dr. G. ist keineswegs politisch zuverlässig. In dem Falle, des Dr. Hartlieb – Schöneberg – der verwundete S.A.-Leute im Krankenhaus beschimpft hat, ist Dr. Gettkant nicht für dessen Entfernung eingetreten, sondern er hat ihn gehalten. Derartige, gegen den Nationalsozialismus arbeitende Aerzte haben im Gesundheitswesen keinen Platz."[2]

Letztendlich blieb Gettkant bis 1935 auf Privatdienstvertrag beschäftigt. Der in Kleins Brief erwähnte Dr. Hartlieb, Assistenzarzt am Auguste-Viktoria-Krankenhaus (AVK), wurde in das städtische Krankenhaus Wilmersdorf versetzt. Während Gettkant nach seiner endgültigen Entlassung aus dem kommunalen Gesundheitswesen als Praktischer Arzt in Schöneberg arbeitete, war dieser Ausweg für jüdische Ärzte und Ärztinnen nur begrenzt möglich und spätestens mit dem Entzug der Approbation 1938 nahezu unmöglich.

Bei dem 1906 eröffneten AVK handelte es sich um das einzige städtische Krankenhaus in Berlin-Schöneberg. Hier arbeiteten im Vergleich zu anderen kommunalen Krankenhäusern in Berlin nur wenige jüdische Ärzte. Soweit es sich ermitteln ließ, waren zum Zeitpunkt der nationalsozialistischen Machtübernahme zwei jüdische und ein von den Nazis als jüdisch definierter Arzt am AVK tätig. Dies entspräche einem Anteil von ca. zehn Prozent an der gesamten Ärzteschaft des Krankenhauses. Zum Vergleich: Am Virchow-Klinikum betrug dieser Anteil ca. 50 Prozent, am Krankenhaus Moabit ca. 70 und am Kaiser-und-Kaiserin-Friedrich-Kinderkrankenhaus ca. 80 Prozent. Dies lässt die Frage aufkommen, ob am AVK bereits vor der nationalsozialistischen Machtübernahme eine Personalpolitik betrieben wurde, bei der Juden bei Einstellungen kaum Berücksichtigung erfuhren oder judenfeindliche Einstellungen unter den dortigen Mitarbeitern so weit verbreitet waren, dass dies eine abschreckende Wirkung auf potentielle jüdische Bewerber und Bewerberinnen ausübte.

Der Nicht-Jude und Chefarzt der Chirurgischen Abteilung, Otto Carl Wilhelm Nordmann (1876–1946), verließ jedenfalls 1933 das AVK „freiwillig unter dem Druck der Verhältnisse"[3], da ihm verschiedene nationalsozialistische Assistenten große Schwierigkeiten bereitet hätten. Er wechselte an das evangelische Martin-Luther-Krankenhaus, wo er die Leitung der Chirurgischen Abteilung übernehmen konnte.

Diese Wahlfreiheit besaßen die drei „nicht-arischen" Ärzte nicht. Der Leiter der II. Inneren Abteilung Paul Siegmund Fleischmann (1879–1957), der protestantischer Konfession war, wurde 1934 auf der Grundlage des Gesetzes zur Wiederherstellung des Berufsbeamtentums entlassen. Da er als „Frontkämpfer" nicht nach dem sogenannten Arierparagraphen entlas-

2 *Klein an Sahm, 13.10.1933, Landesarchiv Berlin, A Rep. 003-03, Nr. 235, Bl. 8.*

3 *Schreiben des Senators für Inneres vom 26.10.1952, zitiert nach: Schmiedebach / Schwoch 2011, S. 133.*

sen werden konnte, erfolgte sein Ausschluss unter dem Vorwand der „Vereinfachung der Verwaltung". Er emigrierte nach England. Um dort wieder als Arzt tätig sein zu können, musste er noch einmal verschiedene medizinische Examina ablegen. Der Assistenzarzt Hans-Egon Hildesheimer (1901–1933) konnte nicht mehr entlassen werden, da er bereits Anfang Februar 1933 im Alter von 31 Jahren starb. Die näheren Todesumstände sind nicht bekannt.

Fritz Hirschfeld (1894–1965), der seit 1928 die Augenabteilung des AVK leitete, wurde 1934 aus dieser Stellung entlassen. Als „Frontkämpfer" im Ersten Weltkrieg konnte er sich erfolgreich gegen den Entzug seiner Kassenzulassung zur Wehr setzen. Diese verlor er jedoch mit dem generellen Approbationsentzug 1938. Fortan durfte er nur noch als „Krankenbehandler" für jüdische Patienten tätig sein. Seit 1936 war Hirschfeld Chefarzt der Augenabteilung im Jüdischen Krankenhaus, wo er die NS-Zeit überlebte. Mitte Juli 1946 verhaftet, erhob die sowjetische Besatzungsbehörde gegen ihn den Vorwurf, als Arzt in einem KZ an der Deportation von mehreren hundert jüdischen Kranken beteiligt gewesen zu sein. Hirschfeld wurde ohne Urteilsspruch zunächst in der Haftanstalt Hohenschönhausen und danach im sowjetischen Speziallager in Sachsenhausen inhaftiert. Im Zuge der berüchtigten Waldheimer Prozesse erfolgte seine Verurteilung zu 20 Jahren Zuchthaus. 1952 wurde die Strafe auf fünf Jahre reduziert. Nach seiner Haftentlassung aus dem Zuchthaus Brandenburg siedelte Hirschfeld nach West-Berlin über, wo er erneut eine Augenarztpraxis eröffnete.

Die Schul-, Fürsorge- und Wohlfahrtsärzte konnten sowohl neben- als auch hauptamtlich tätig sein. Das macht es für uns heute schwierig, sie alle zu ermitteln. Eine von den Entlassungen Betroffene war die 1878 geborene Gertrud Neuländer. Sie hatte von 1911 bis 1917 Medizin in Freiburg und Berlin studiert. Anfang 1918 erfolgte die ärztliche Approbation, im Dezember desselben Jahres promovierte sie mit einer Arbeit zur Krebsforschung. Danach wirkte sie als niedergelassene Ärztin und Schulärztin in Schöneberg. Als Jüdin wurde sie 1933 entlassen. Am 6. Januar 1937 starb Gertrud Neuländer in Berlin. Eigentlich wissen wir kaum mehr über ihr Leben, vor allem die Jahre nach 1933 liegen im Dunkeln und die Todesursache ist unbekannt.

Zusammenfassend lässt sich sagen, dass 1933 im kommunalen Gesundheitswesen Schönebergs offenbar weit weniger Ärztinnen und Ärzte von der politisch und rassistisch motivierten Entlassungswelle erfasst wurden, als in manchen anderen Berliner Bezirken. Vor allem in den Hochburgen der Arbeiterbewegung, in Neukölln, Wedding und Kreuzberg, waren in den Jahren der Weimarer Republik viele fortschrittliche und sozial engagierte Mediziner im kommunalen Gesundheitswesen tätig gewesen. Auch scheint die Möglichkeit für jüdische Ärzte, überhaupt eine städtische Anstellung zu erhalten, in anderen Bezirken wesentlich besser gewesen zu sein.

Die verfolgten Ärztinnen und Ärzte des kommunalen Gesundheitswesens Schöneberg werden in unserem Gedenkbuch porträtiert und so wenigstens vor dem Vergessen bewahrt.

Literatur:

Doetz, Susanne / Kopke, Christoph: Verfolgte Ärzte und Ärztinnen des Berliner kommunalen Gesundheitswesens. Ein Gedenkbuch. Berlin 2013 [in Vorbereitung].

Dokumentation: Ärztinnen im Kaiserreich. Freie Universität Berlin, Institut für Geschichte der Medizin, UKBF, Charité: http://web.fu-berlin.de/aeik/ (30.6.2012)

Kaminsky, Anna, Fritz Hirschfeld (1894–1965). In: Jäckel, Hartmut / Simon, Hermann (Hg.): Berliner Juden 1941. Namen und Schicksale. Das letzte Amtliche Fernsprechbuch der Reichspostdirektion. Teetz 2007, S. 142–143.

Roßberg, Siri, Johannes Rabnow und das „Modell Schöneberg" – ein kommunales Gesundheitswesen zwischen Sozialreform und Bevölkerungspolitik 1900–1914. In: Hüntelmann, Axel C. / Vossen, Johannes / Czech, Herwig (Hg.): Gesundheit und Staat. Studien zur Geschichte der Gesundheitsämter in Deutschland, 1870–1950. Husum 2006, S. 125–136.

Schmiedebach, Heinz-Peter / Schwoch, Rebecca, Prof. Dr. med. Otto Carl Wilhelm Nordmann (1876–1946). In: Sachs, Michael / Schmiedebach, Heinz-Peter / Schwoch, Rebecca: Deutsche Gesellschaft für Chirurgie 1933–1945. Die Präsidenten, hg. im Auftrag der Deutschen Gesellschaft für Chirurgie. Heidelberg 2011, S. 131–149.

Schwoch, Rebecca (Hg.): Berliner jüdische Kassenärzte und ihr Schicksal im Nationalsozialismus. Ein Gedenkbuch. Berlin, Teetz 2009.

Stürzbecher, Manfred, Die Entwicklung des öffentlichen Gesundheitsdienstes im 20. Jahrhundert am Beispiel Berlins. In: Das Öffentliche Gesundheitswesen 34 (1972), S. 653–659.

Walter, Franz: Sozialistische Akademiker- und Intellektuellenorganisationen in der Weimarer Republik. Bonn 1990.

Ärzte zwischen Demütigung, Emigrationswunsch und Patientenbindung

Ruth Jacob

Die beiden vorherigen Aufsätze fassen die gesetzlichen Maßnahmen gegen Ärzte jüdischer Herkunft im Nationalsozialismus zusammen. Die folgenden Seiten sollen einen Eindruck vermitteln, wie die Mediziner selbst ihre berufliche und private Entrechtung erlebt haben. Dankenswerterweise haben uns ihre Familien Briefe und Dokumente sowie Auszüge aus den Entschädigungsakten zur Verfügung gestellt. Berichte von Zeitzeugen fließen ebenfalls ein. Bruno Wolffs Sohn Fritz war 1933 13 Jahre alt. Bis er 1939 nach England flüchtete, hatte er täglich mit ansehen müssen, wie aus seinem lebensfrohen Vater ein gebrochener Mann wurde. Diese persönlichen Zeugnisse erlittener Demütigungen liefern eine Art kollektive Anamnese. Chronologisch beschreibt dieser Abschnitt die Erfahrung von Exklusion, wirtschaftlichem Niedergang, Verleumdung, physischer Bedrohung und Gewalt. Die Demütigungen im Beruf stehen hier im Mittelpunkt. Bestimmt wurde das Lebensgefühl aber vor allem auch von den vielen Verordnungen und Gesetzen, die alle der über 160.000 Juden in Berlin trafen.

Die antisemitischen Drangsalierungen begannen beruflich und privat längst vor 1933. Zahlreiche Positionen in ärztlichen Verbänden waren inzwischen von Nationalsozialisten besetzt. Die Ärzteschaft war die am frühsten und prozentual am stärksten in der NSDAP organisierte Berufsgruppe. Entsprechend litten jüdische Ärzte auch bei ihren Aufgaben in Fachgesellschaften und in der Berufspolitik schon früh unter Anfeindungen. „In der Ärztekammer und im Ärztebund musste ich mich oft in öffentlicher Sitzung mit den Nationalsozialisten auseinandersetzen, ich lehnte es immer wieder ab, mit ihnen in Kommissionen zu arbeiten, da ich ja nach ihrer Ansicht ‚inferior' war", erinnert sich Dr. Joseph Lachmann (s. Biografie Lachmann) am 10. Februar 1953 und berichtet weiter: „Dieser Umstand bedeutete für mich Gefahr und ich entging der Verhaftung, die nach der Machtergreifung viele meiner prominenten Kollegen betraf, nur dadurch, daß ich von hohen Funktionären der Partei, die meine Patienten waren, rechtzeitig gewarnt wurde, sodass ich aus meiner Wohnung verschwinden konnte".

Dem offiziellen Ausschluss aus Standesorganisationen, Fortbildungsvereinen oder Fachverbänden, deren gewählte Mitglieder oder amtierende Vertreter sie waren, gingen nicht selten auch physische Angriffe voraus. Die Witwe von Dr. Bruno Wolff erzählt nach dem Krieg: „Er (Wolff) hatte an einer Tagung bzw. Zusammenkunft im ärztlichen Südwestverein, dem er angehörte, teilgenommen. Hierbei wurden die jüdischen Ärzte gezwungen, sich abseits von den übrigen Ärzten aufzustellen. Sie mussten dann im Gänsemarsch das Versammlungslokal verlassen, wobei jeder von ihnen, darunter auch mein Mann, einen Fußtritt erhielt. Wie ich mich erinnere, war dies 1933."

Ab dem 1. Januar 1934 wurde es durch die „Neuordnung der ärztlichen Standespresse" für Juden praktisch unmöglich, wissenschaftlich zu publizieren. Trotz langer Arbeitszeiten, die eine sonntägliche Sprechstunde einschlossen, hatten Dr. Lachmann und Dr. Peltesohn regelmäßig in medizinischen Journalen veröffentlicht. Peltesohn war Referent für verschiedene Fachzeitschriften, etwa für die *Medizinische Klinik,* und Herausgeber. 80 Artikel hatte er bis 1933 publiziert. In den folgenden zehn Jahren seines Daseins in Berlin wird keine Zeile mehr von ihm erscheinen.

Der Ausschluss aus Standespolitik, Fachpresse und medizinischen Fachgesellschaften beendete die Teilhabe jüdischer Ärzte innerhalb der organisierten Ärzteschaft.

Gesellschaftliche Exklusion und Gewalt

Am 11. März 1933 hatte ein SA-Kommando über 40 jüdische Ärzte des Krankenhauses Am Urban verhaftet oder vertrieben, auch den chirurgischen Chefarzt Prof. Schück und seinen Oberarzt Erich Simenauer (s. Biografie Simenauer). Unabhängige Quellen belegen, dass zahlreiche nicht-jüdische Ärzte die SA dabei unterstützten, ihre Klinik „judenrein" zu machen. Die verhafteten jüdischen Ärzte wurden anschließend fast ausnahmslos im SA-Gefängnis in der General-Pape-Straße gefoltert. Der internistische Chefarzt Hermann Zondek entkommt. Erschüttert erinnert er sich an den Anblick seines Assistenzarztes Leo Wislicki, der ihn tags darauf mit „blutunterlaufenem Gesicht" am Bahnhof verabschiedet. Zondek emigriert nach Palästina und baut dort mit Dr. Lachmann und anderen Berliner Ärzten das Mount Scopus Hospital, heute Hadassah University Hospital, auf.

Ein Leben im Zustand ständiger Bedrohung hatte begonnen. Das wurde für alle Juden am Sonnabend, den 1. April 1933, dem Boykott-Tag, deutlich spürbar. Bereits im Vorfeld müssen die Bedrohungen so massiv gewesen sein, dass Dr. Lachmann nach „telefonischen Warnungsrufen" seine Familie unter dem Schutz eines „arischen Patienten" ins Ausland bringen lässt. Wie auch von anderen Ärzten bekannt, berichtet der Sohn des ehemaligen Schöneberger Kinderarztes Oskar Wolfsberg, dass sie vor den befürchteten Schikanen und Verhaftungen aus Deutschland geflüchtet waren.

Vor sämtlichen jüdischen Geschäften, Arzt- und Anwaltspraxen, Kliniken und Apotheken hatte die NSDAP ihre Mitglieder verpflichtet, zur Einschüchterung Wachen aufzustellen. Wie im Fall der Frauenklinik, die Dr. Wolff mit seinem chirurgischen Kollegen Arthur Schlesinger führte, unterstützte häufig das nicht-jüdische Personal den Boykott. Dr. Schlesinger war Ohrenzeuge geworden, wie die Küchenbelegschaft „tüchtige SA-Wachen" anforderte. Schlesinger nahm sich am Morgen des Boykott-Tags das Leben. In seinem zuvor angefertigten Testament hatte er festgelegt, dass das Küchenpersonal der Klinik nicht bei seinem Begräbnis anwesend sein solle. Bei seinem Klinikmitinhaber Wolff „drangen um 7:00 Uhr früh Zollbeamte mit Gestapobegleitung in unsere Wohnung ein", schreibt Ella Wolff nach dem Krieg. Sie „besetzten sämtliche Ausgänge und die Telefonapparate und durchsuchten die gesamte Wohnung, um angeblich Devisen und ausländische Wertpapiere bei uns zu beschlagnahmen. Mein Mann [...] war überall bekannt, als guter aufrechter Deutscher. Er war durch diese Diskriminierung tief beeindruckt, vollkommen zerstört und besorgt."

Wirtschaftliche Verdrängung

Die Demütigungen und Ausgrenzungen sind die psychische Dimension der Verfolgung. Die materiellen Auswirkungen ihrer Ausgrenzung bekamen die jüdischen Ärzte und ihre Familien ebenfalls recht schnell zu spüren. Zunehmende wirtschaftliche Sorgen in Folge der die Berufsausübung einschränkenden Gesetze bestimmten ihren Alltag. Selbst auf die finanzielle Lage Einfluss zu nehmen, war kaum mehr möglich. Auch die privaten Krankenkassen schlossen ab dem 1. April 1934 allein in Berlin 1.140 Ärzte von der Rechnungserstattung aus. Bis dahin war 1.144 Kassenärzten überwiegend aus „rassischen" Gründen die Zulassung entzogen worden. Etwa 40 Prozent der Ärzte, die mit ihrem Widerspruch keinen Erfolg hatten, mussten ihre Praxis schließen. Der Verkauf einer jüdischen Kassenarztpraxis brachte schon 1933 keinen angemessenen Erlös. Der HNO-Arzt Dr. Joseph Lachmann vermerkt 20 Jahre später bitter: „Ich übergab meine Kassensprechstunde mit Poliklinik in der Turmstraße 61 einem arischen Kollegen Herrn Dr. Joseph Griesbeck, der für das Instrumentarium laut Vertrag RM 2500,- zahlen sollte, von denen ich niemals einen Pfennig erhalten habe [...]. Die Klinik (Privatklinik von Dr. Lachmann und Prof. A. Kuttner, Anm. R. J.) in der Kalkreuthstr. habe ich entschädigungslos, und ohne einen Nachfolger zu finden, aufgegeben und verlassen." Für seine Praxis in der Motzstraße 60 fand er einen Nachfolger: „Herrn Dr. Goldschmidt-Osmund [...] musste ich [...] die Ausstattung meines Bestrahlungszimmers [...] mit einem Teil des Instrumentariums überlassen [...], habe aber niemals ein Entgelt erhalten." Dieses war als fünfjährige Beteiligung mit „20 % an den Praxiseinnahmen" vorgesehen. Die Vergütung für die Ende 1932 und im I. Quartal 1933 behandelten Kassenpatienten stand bei Dr. Lachmanns Auswanderung im August 1933 noch aus. Von den 30.000 RM bei der „ärztlichen Verrechnungsstelle" beim Groß-Berliner Ärztebund eingereichten Forderungen, klagt er 1956, habe er „bis zum Jahre 1938 jedoch nur ein Drittel [...] überwiesen erhalten".

Privatkliniken waren im Berlin der Weimarer Republik ein wesentlicher Bestandteil der allgemeinen medizinischen Versorgung. Viele waren von jüdischen Ärzten gegründet worden. Ein Zusammenschluss mit Kollegen bot Juden die Chance, sich jenseits der sie benachteiligenden öffentlichen Einrichtungen zu profilieren: als gute Ärzte und als innovative Wissenschaftler. Dem Frauenarzt Dr. Bruno Wolff eilte bereits als Oberarzt der Privatklinik von Prof. Alfred Dührssen der Ruf eines hervorragenden Operateurs voraus. 1912 wurde er selbst Mitinhaber einer privaten chirurgischen Klinik am Anhalter Bahnhof. In den folgenden 20 Jahren brachte er, zusammen mit dem Chirurgen Arthur Schlesinger, die stets überbelegte 60-Betten-Klinik auf den modernsten Stand.

1932 meldete eine der damals so zahlreichen Berliner Zeitungen: „Ihr 25-jähriges Jubiläum begeht die Klinik für Chirurgie und Frauenheilkunde von Dr. Arthur Schlesinger und Dr. Bruno Wolff in der Stresemannstraße 57. Beide Ärzte haben sich einen großen Patientenkreis erworben und ihrer Klinik einen geachteten Namen verschafft." 1936 ging die Klinik in Konkurs.

Die am 1. April 1933 vor ihrem Eingang aufgestellten SA-Wachen waren der Auftakt des wirtschaftlichen Niederganges gewesen. Dr. Wolffs Witwe, Ella Wolff, erinnert sich: „Christliche Patienten, insbesondere Beamte durften sich nicht mehr von jüdischen Ärzten behandeln lassen. Durch die NS-Maßnahmen ging die Praxis meines Mannes schlagartig zurück. Insbesondere aber entzogen die Krankenkassen, von denen mein Mann viele Patienten in seine geburtshilfliche gynäkologische Klinik zugewiesen bekam, diese Patienten, weil die ‚rein jüdischen Kliniken' im ‚nationalen' Interesse nicht mehr belegt werden durften. Wir waren daher gezwungen die Klinik zu verkleinern, später mussten wir dieselbe ganz schließen. Das Inventar wurde verschleudert. Damit war für meinen Mann ein wesentlicher Teil seines Lebenswerkes vernichtet." Wolffs Versuch die Klinik durch eine „arische" Verwaltung zu retten, war durch deren ruinöse Betriebsführung gescheitert.

Dies ist ein Beispiel, wie die nationalsozialistischen Verordnungen zur ärztlichen Berufsausübung auf die Ausschaltung der wirtschaftlichen Konkurrenz zielten. Der Rückgang oder Konkurs von Praxen und Kliniken kam den übrigen Ärzten in der Stadt unmittelbar zugute. Die Honorare von Dr. Wolff und Dr. Lachmann verdienten nun andere. Das wirtschaftliche Interesse an der Ausschaltung jüdischer Ärzte und deren Konsequenzen im Einzelnen bedürften einer ähnlich umfassenden Untersuchung, wie sie Christoph Kreutzmüller für die Arisierung in Handel und Gewerbe vorgelegt hat.

Exklusion im persönlichen Bereich

So wie die medizinischen Verbände, schlossen sehr schnell auch die Sportvereine und andere gesellschaftliche Einrichtungen ihre jüdischen Mitglieder aus. Nach der Reichspogromnacht war dann auch ein Besuch von Theater, Oper und Kino legal nicht mehr denkbar. Jüdische

Künstler setzten ihrem sofortigen Ausschluss aus dem kulturellen Leben den „Kulturbund Deutscher Juden" entgegen. Bereits im Oktober 1933 nahmen sie in Berlin unter Leitung des Neurologen Dr. med. Kurt Singer, Spezialist für Musikererkrankungen, Dirigent und Musikwissenschaftler (s. Exemplarische Biografien), ihr Programm auf.

Die eigene berufliche und private Ausgrenzung setzte sich bei den Kindern fort. Zwar war es Kindern ehemaliger jüdischer Frontkämpfer, wie Prof. Fleischmanns Tochter Ursula und Fritz (Frederick) Wolff, noch bis 1938 erlaubt, die höhere Schule zu besuchen. Wenn die Klasse zum Schwimmunterricht ins Stadtbad Schöneberg ging, mussten sie allerdings ab Sommer 1935 draußen bleiben. Von diesem Zeitpunkt an war Juden der Zutritt zu allen anderen Erholungseinrichtungen und Kurorten verboten. Die Grenzen wurden für sie geschlossen, denn seit dem 11. September 1935 erteilte die Staatsmacht ihren jüdischen Bürgern nur noch Inlandspässe.

Die Verdienste von Dr. Peltesohn für sein Vaterland ermöglichten der Tochter Edith, ihr 1932 begonnenes Medizinstudium an der Friederich-Wilhelms-Universität fortzusetzen. Die Universitäten stigmatisierten in Abstufungen. Wer, wie Edith Peltesohn, schon vor 1933 immatrikuliert war, wurde durch einen breiten, gelb straffierten Stempel auf dem Umschlag und auf der Innenseite des Studienbuches kenntlich gemacht. 1934, als ihr Kommilitone Arthur Grischmann mit seinem noch neutralen Heidelberger Studienbuch an die Universität in Berlin wechselte, musste dieser seinen Professoren ab nun das neue Studienbuch für Juden zur Unterschrift vorlegen. Hier war jeder Seite ein kräftiger gelber Schrägbalken eingedruckt. Leipzig, wo sich die beiden Studenten 1936 immatrikulierten, beschränkte sich auf die übliche Kennzeichnung. „Der Inhaber ist Nicht-Mitglied der deutschen Studentenschaft" steht dort auf dem ersten Blatt des Studiennachweises.

Siegfried Peltesohns Tochter erhält trotz eines guten Staatsexamens keine deutsche Approbation. Auch die Zulassung zur Promotion wird ihr als Jüdin 1937 verweigert.

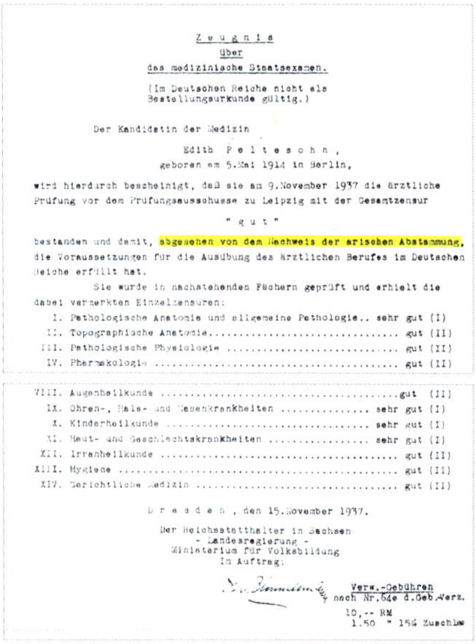

Zeugnis
über
das medizinische Staatsexamen.

(Im Deutschen Reiche nicht als Bestellungsurkunde gültig.)

Der Kandidatin der Medizin

Edith Peltesohn,
geboren am 5. Mai 1914 in Berlin,

wird hierdurch bescheinigt, daß sie am 9. November 1937 die ärztliche Prüfung vor dem Prüfungsausschusse zu Leipzig mit der Gesamtzensur

"gut"

bestanden und damit, abgesehen von dem Nachweis der arischen Abstammung, die Voraussetzungen für die Ausübung des ärztlichen Berufes im Deutschen Reiche erfüllt hat.

Sie wurde in nachstehenden Fächern geprüft und erhielt die dabei vermerkten Einzelzensuren:

I. Pathologische Anatomie und allgemeine Pathologie .. sehr gut (I)
II. Topographische Anatomie ... gut (II)
III. Pathologische Physiologie ... gut (II)
IV. Pharmakologie ... gut (II)

VIII. Augenheilkunde ... gut (II)
IX. Ohren-, Hals- und Nasenkrankheiten ... sehr gut (I)
X. Kinderheilkunde ... sehr gut (I)
XI. Haut- und Geschlechtskrankheiten ... sehr gut (I)
XII. Irrenheilkunde ... gut (II)
XIII. Hygiene ... gut (II)
XIV. Gerichtliche Medizin ... gut (II)

Dresden, den 15. November 1937.

Der Reichsstatthalter in Sachsen
- Landesregierung -
Ministerium für Volksbildung
Im Auftrag:

Verw.-Gebühren
nach Nr. 64e d. Geb. Verz.
10,-- RM
1.50 " 15% Zuschl.

Abb. 1: Medizinisches Staatsexamen: Erklärt Edith Peltesohn „abgesehen vom dem Nachweis der ‚arischen' Abstammung" zum Arztberuf befähigt.

Verleumdung

Bernhard Samter, der Ehemann von Dr. Peltesohns früh verstorbener Tochter Gertrud, ist eines der vielen Beispiele für diejenigen Ärzte, die sich mit verleumderischen Anzeigen auseinandersetzen mussten. Der junge praktische Arzt Samter war der illegalen Abtreibung bezichtigt worden. Ein Patient hatte ihn gewarnt, sodass er aus Angst vor Verhaftung zu Fuß über die Grenze in die Tschechoslowakei flüchtete. Von dort aus gelang ihm die Emigration in die USA. Solche Unterstellungen waren den Nazis ein probates Mittel, um sich politisch zu profilieren. Enttäuschte Patienten oder persönliche Feinde nutzten Anzeigen bei der Polizei, um persönlich Rache zu nehmen. Dr. med. Bernhard Samter wurde nach seiner Flucht aus Deutschland zudem die Promotion aberkannt. 1998 erklärte die Humboldt Universität diesen „menschenverachtenden" Akt posthum für nichtig.

Auch Dr. Lachmann wurde verleumdet. Er hatte sich geweigert, einer langjährigen Patientin eine begünstigende Bescheinigung für die Rente auszustellen. Ab Februar 1933 war ihm vom unzufriedenen Sohn dieser Patientin mehrfach aufgelauert worden. Aus Angst, dass dieser seine Drohungen wahr machen würde, flüchtete Lachmann aus seinem Ambulatorium, „ohne etwas mitzunehmen. Ich kehrte nie wieder zurück", berichtete Lachmann später dem Entschädigungsamt. Jüdische Ärzte wurden bezichtigt, Behandlungsfehler oder kriminelle Akte begangen zu haben. Die Verleumdungen waren häufig gezielt und folgten nationalsozialistischen Klischees. Bakteriologen wurden mutwillige Ansteckungen unterstellt, Gynäkologen Sexualdelikte oder Abtreibungen. Die Anzeigen kamen auch von ärztlichen Kollegen oder wurden von dem eigenen medizinischen Personal lanciert. Einer der größten Schläge, die der deutschnational gesinnte Frauenarzt Bruno Wolff erlebte, war die Verleumdung durch seine langjährige Hebamme Nanna Conti. Die Mutter des Reichsärzteführers war zur Vorsitzenden der „Reichsfachschaft deutscher Hebammen" aufgestiegen. Auch Wolff tauchte, um dem Gefängnis zu entgehen, bis zu dem Gerichtsverfahren in der Tschechoslowakei unter. Das war etwa 1935. Wolff hatte Glück und bekam einen fairen Prozess. Sein 91-jähriger Sohn erzürnt sich noch heute über die große Rechtlosigkeit: „Mein Vater fragte den Richter, was denn nun gegen die falsche Anzeige getan würde. ‚Nichts! Bedenken Sie doch, mit wem Sie es zu tun haben', antwortete der Vorsitzende, der wohl kein Nazirichter war, meinem Vater." Die meisten Ärzte konnten, da es kaum noch unabhängige Richter gab, kaum auf eine faire Ermittlung oder eine neutrale Rechtsprechung hoffen.

Emigrationswunsch

In allen Berichten fällt auf, dass den Bösartigkeiten überall auch Wohlwollen gegenüberstand. Patienten bemühten sich ihrem Arzt zu helfen. Lachmann, Wolff und Samter waren im Laufe der Nazi-Zeit mehrfach von Patienten geschützt worden und nur durch Warnungen von Parteimitgliedern einer sicheren Verhaftung entgangen. Auch Parteimitglieder der NSDAP bis hin zu hohen Funktionären blieben ihrem jüdischen Arzt häufig treu. Sie sahen ihn nicht als den Juden, den sie außerhalb ihrer Praxisbesuche verfolgten. Das antijüdische Feindbild wurde auch von offenen oder latenten Antisemiten nicht automatisch auf das persönliche Umfeld übertragen. Fernab jeder politischen Gesinnung blieben die Beziehungen zwischen Ärzten und ihren Patienten so lange stabil. Sofern sie es sich leisten konnten, bezahlten Patienten gegebenenfalls ihren von den Kassenleistungen ausgeschlossenen jüdischen Arzt aus eigener Tasche. Das Vertrauen in einen Arzt ist ein sehr hohes Gut. Es ist so unmittelbar mit der Sorge um die eigene Gesundheit – oder die der Familie – verwoben, dass es über politische Überzeugungen und rassische Vorurteile erhaben ist. Das „sich gut aufgehoben Fühlen" deckt das Grundbedürfnis des Menschen nach Bindung. Auch Jahrzehnte später erinnern sich viele ältere Berliner freudig an ihren „jüdischen Kinderarzt". Dass die Patienten zu ihnen hielten, bestärkte viele jüdische Ärzte ihrerseits in ihrer Verbundenheit zu ihren überwiegend nichtjüdischen Patienten. Die erlebte Solidarität stärkte häufig den eigenen Glauben, „dass es so schlimm nicht kommen könne".

Besonders niedergelassene Ärzte, die ihre Patienten und deren gesamte Familie über Jahrzehnte kannten, fühlten sich diesen sehr verbunden und auch verpflichtet. Wie schwierig Dr. Peltesohn die Abwägung fällt, ob man seine Patienten verlassen darf, um die eigene Rettung zu suchen, beschreibt ein Briefwechsel mit seiner Tochter in New York. Er berichtet hier von einer Unterhaltung mit seinem eigenen Internisten Alfred Frank, der seine Patienten nicht verlassen wollte. Dr. Frank überlebt den Holocaust nicht. Dr. Peltesohn und seine Frau entschließen sich 1939 zur Emigration. Nur fehlt ihnen das sogenannte Affidavit. Ohne dass jemand im Aufnahmeland für ihren Lebensunterhalt bürgt, stellen die Länder, die überhaupt noch Juden aufnehmen, kein Einreisevisum aus. Zum einzigen Fluchtpunkt werden die landwirtschaftlichen Siedlungsangebote der Dominikanischen Republik und das visumsfreie Shanghai. Von Peltesohns Ringen um ein Affidavit erzählt ein weiterer Brief nach New York. Den zahlreichen Dankesäußerungen nach zu urteilen, müht sich die Tochter Edith, wie und wo sie nur kann, um einen Bürgen für die Eltern. Erste Hoffnungen, von einem ehemaligen Bekannten und Kollegen ein Affidavit zu bekommen, zerschlagen sich. Auf den schließlich im März 1940 telegrafisch gemeldeten Erfolg hin heißt es: „Unser Dank gebührt in gleicher Weise Euch, Ihr guten Kinder, wie dem hochherzigen Dr. Leo Mayer, dem wir unseren tief gefühlten Dank immer wieder zu sagen bitten." Mit der daraufhin für sich und seine Frau erworbenen Schiffspassage vom Abfahrtshafen Lissabon keimten wieder Hoffnungen auf, dass trotz des Kriegs doch noch eine Auswanderung möglich sei. Diese zerbrachen endgültig, als durch geänderte Visabestimmungen die nötigen Transitvisa nicht mehr zu erhalten waren. So blieb Dr. Peltesohn nichts anderes übrig, genauso wie seine drei Geschwister, die alle nicht überlebt haben, in Berlin auszuharren. Auch wenn das endgültige Auswanderungsverbot für Juden erst im Oktober 1941 verabschiedet wurde, war es mit Kriegsbeginn am 1. September 1939 sehr schwer geworden, Deutschland zu verlassen.

Der Entschluss zur Emigration konnte für alle Juden – spätestens nach 1935, als ihnen keine allgemeingültigen Reisepässe mehr ausgestellt wurden – immer nur eine Absichtserklärung sein. Ob ihnen die Ausreise gelang, war, wie oben beschrieben, höchst ungewiss. Für viele Juden war darüber hinaus die Frage, ob sie ihre angestammte Heimat verlassen sollten, häufig ein quälender, langwieriger Entscheidungsprozess. Dessen genaue Analyse zeigt besonders gut, wie sehr eine Betrachtung der „verfolgten jüdischen Ärzte" als Entität, einer letztendlich von den Nationalsozialisten geschaffenen Verallgemeinerung, in die Irre führt. Es war einerseits das „Sein", also die individuellen Lebensumstände, das den Wunsch nach Auswanderung bestimmte. Andererseits spielte das „Bewusstsein", also die Identität als Deutscher, Zionist, Sozialist, Katholik etc., eine entscheidende Rolle, ob jüdische Ärzte ihre Emigration zu einem frühen oder späteren Zeitpunkt oder auch nie forcierten.

Die Einflussgrößen bei der, ohnehin nur begrenzt gestaltbaren, Zukunftsplanung waren die individuellen Verhältnisse: Alter, Familienanbindung in Deutschland bzw. im Ausland, schulpflichtige Kinder, finanzielle Möglichkeiten. Für Dr. Bettauer, der damals Anfang 30 war, bedeutete die Machtübernahme der Nationalsozialisten das Ende seiner Facharztausbildung und das Ende seiner ärztlichen Tätigkeit in Deutschland überhaupt. Mit einem Affidavit von seinem großen Bruder in New York war seine Auswanderung kaum eine Frage. Sein Schicksal unterscheidet sich von dem der älteren, etablierten Ärzte, die meist auch eine Familie zu ernähren hatten. Viele von ihnen konnten ihre Kassenzulassung nach einem erfolgreichen Widerspruch zunächst beibehalten. Das scheinbar gnädigere Schicksal lud zur Hoffnung ein, glaubten doch auch viele jüdische Ärzte, dass „es" bald vorüberginge. Ein Umstand, der nicht nur die Doktoren Wolff, Buschke und Peltesohn bewogen haben mag, in der Heimat, trotz Rassegesetzen und immer neuer, demütigender Erlasse, auf bessere Zeiten zu hoffen.

In ihrer Konsequenz verallgemeinerbar sind politische und religiöse Einstellungen: Der überzeugte Zionist Dr. Lachmann hatte sich nicht nur aufgrund seiner besonderen Exposition als Standespolitiker schon im Frühjahr 1933 zur Einwanderung nach Palästina entschlossen. Andere zionistisch eingestellte Kassenärzte, wie der schon oben erwähnte Dr. Wolfsberg, taten es ihm gleich. Ihre Entscheidung war so klar wie ihr Ziel: Ein freies Leben in einem jüdischen Staat.

Zu den frühen Emigranten gehören auch diejenigen, deren Existenzgrundlage mit unerwarteter Radikalität vernichtet worden war. Bei den Kassenärzten waren es meistens die Jüngeren, Ungebundenen, die nicht die zum Bleiben einladenden Privilegien der ehemaligen Frontkämpfer zu erwarten hatten. Auch Simenauer und Prof. Zondek aus dem Krankenhaus Am Urban hatten wie viele ihrer angestellten Kollegen schon 1933 in Deutschland keine Zukunft mehr. Vielen wurde dieser zeitige Eingriff in ihren Lebensentwurf zur rettenden Entscheidungshilfe, ihr Vaterland so rasch wie möglich zu verlassen.

Ein Gegenbeispiel zu den Zionisten ist der konservative Katholik Dr. Wolff, der nie ein Jude sein wollte. Dem eingefleischten Patrioten kamen Auswanderungspläne erst in den Sinn, als er 1939 Beruf und Vermögen gänzlich verloren hatte. Auch politisch weniger konservativ gesinnte Ärzte, die wie Professor Buschke und Sanitätsrat Dr. Opfer 1933 schon ihr 60. Lebensjahr überschritten hatten, zögerten oft zu lange mit der Ausreise.

Stellen wir uns vor, wie es für uns wäre, unsere Arztpraxen oder einen anderen Beruf aufgeben zu müssen. In der unbekannten neuen Welt, deren Sprache wir nicht beherrschen, wären wir mittellos und ohne Beruf; wir müssten unsere Examina ein weiteres Mal ablegen. Die mit Mühe eingerichtete Wohnung, vielleicht auch die alten Eltern, vertraute Freunde und die Speisen unserer Kindheit müssten wir für immer zurücklassen. So mag es auch Prof. Fleischmann, dem internistischen Chefarzt des Auguste-Viktoria-Krankenhauses ergangen sein, der in England erst wieder Geld verdienen durfte, nachdem er mit 56 Jahren erneut das vollständige medizinische Staatsexamen abgelegt hatte. Doch Fleischmann hatte schulpflichtige Kinder, ein zusätzliches Motiv: Die Demütigung der eigenen Kinder und die Einschränkung ihrer Bildungschancen war für viele Verfolgte ein weiteres Zeichen zum Aufbruch.

Dabei herrschte in Berlin noch eine insgesamt liberale Atmosphäre oder zumindest täuschte die Anonymität der Großstadt ihren jüdischen Einwohnern eine gewisse Sicherheit vor. Dazu bemerkte das Ehepaar Peltesohn im Mai 1939: „Wir sehen die Lage für uns nicht so pessimistisch; es ist eben immer wieder der Unterschied zwischen Berlin und der Provinz." Dort, gemeint ist Rathenau, Heimat des Schwiegersohnes Arthur Grischmann, hält dessen Vater „ein längeres Hierbleiben für unmöglich".

Kurz darauf schon schreiben Alice und Siegfried Peltesohn: „Daß unser Fortgehen überhaupt notwendig, daran zweifeln wir jetzt auch schon nicht mehr. Dass aber unsere Auswanderung beschleunigt werden muss, darüber möchte ich mich im Augenblick noch nicht abschließend äußern." Ein Affidavit ist nicht in Aussicht, und es quält sie die Frage nach einer würdigen Existenz in Übersee: „Was wir, selbst wenn es uns gelänge, beide zu euch zu kommen, in New York beginnen sollten. All die älteren Leute, die ihr dort sprecht, haben sicher noch Geld mitgebracht oder bekommen irgendwelche geldliche Unterstützung oder sind bei alteingesessenen Verwandten unterkommen. Für uns gibt es doch wohl keine Institution, die eine Unterstützung zahlt, wie zum Beispiel für ehemalige Universitätsprofessoren oder Rabbiner wie Galliner [...]. Es ist doch vollkommen ausgeschlossen, dass wir euch irgendwie in Anspruch nehmen," schreibt Dr. Peltesohn – der für sich bezweifelt, mit Mitte 60 noch „drüben" das Examen machen zu können – am 28. Juni 1939.

Wirtschaftliche Zerstörung

Die Ärzte, die bis zum Entzug ihrer Approbation ihre Praxis hatten weiterführen können, unterlagen betrieblichen Einschränkungen. Ab 1935 mussten sie weibliche Angestellte unter 45 Jahren zur Verhinderung von „Rassenschande" entlassen. Sie wurden gezwungen, Praxis- und Wohnräume abzugeben, oder wurden spätestens ab 1938 zwangsgeräumt. Die Zahl der jüdischen Ärzte in Berlin hatte sich bis Juli 1938 um mehr als die Hälfte, auf unter 1.000, reduziert. Im Oktober 1938 verzeichnete die Jüdische Gemeinde 400 Namen, vermutlich jene Ärzte, die nach Entzug ihrer Approbation eine Zulassung als „Krankenbehandler" beantragten. Diese wird, wenn überhaupt, meist erst Monate später erteilt. Dr. Buschke, Dr. Opfer und Dr. Peltesohn dürfen ab 1939 auf Widerruf als „Krankenbehandler" arbeiten. Peltesohn konnte seinen Beruf „Nur zur Behandlung von Juden" ab August 1939 ausüben. Bis dahin hatte er über zehn Monate keine Einkünfte gehabt.

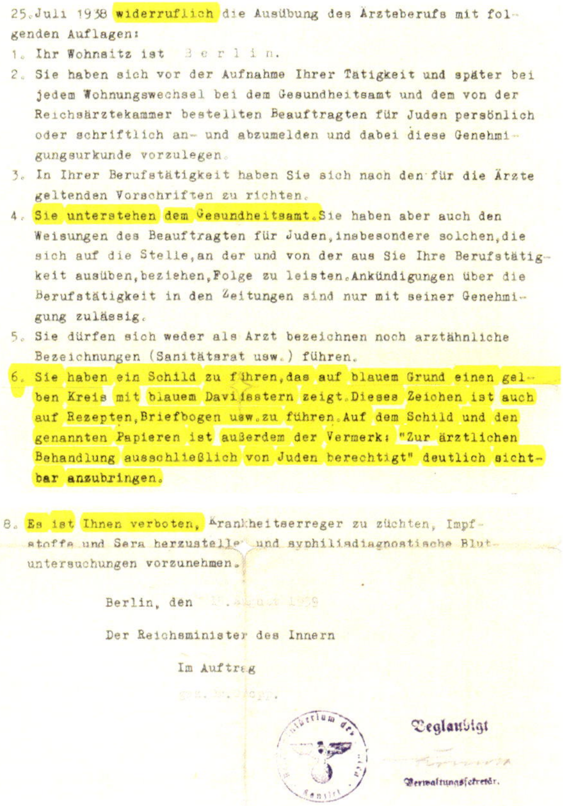

25. Juli 1938 widerruflich die Ausübung des Ärzteberufs mit folgenden Auflagen:

1. Ihr Wohnsitz ist Berlin.
2. Sie haben sich vor der Aufnahme Ihrer Tätigkeit und später bei jedem Wohnungswechsel bei dem Gesundheitsamt und dem von der Reichsärztekammer bestellten Beauftragten für Juden persönlich oder schriftlich an- und abzumelden und dabei diese Genehmigungsurkunde vorzulegen.
3. In Ihrer Berufstätigkeit haben Sie sich nach den für die Ärzte geltenden Vorschriften zu richten.
4. Sie unterstehen dem Gesundheitsamt. Sie haben aber auch den Weisungen des Beauftragten für Juden, insbesondere solchen, die sich auf die Stelie, an der und von der aus Sie Ihre Berufstätigkeit ausüben, beziehen, Folge zu leisten. Ankündigungen über die Berufstätigkeit in den Zeitungen sind nur mit seiner Genehmigung zulässig.
5. Sie dürfen sich weder als Arzt bezeichnen noch arztähnliche Bezeichnungen (Sanitätsrat usw.) führen.
6. Sie haben ein Schild zu führen, das auf blauem Grund einen gelben Kreis mit blauem Davilsstern zeigt. Dieses Zeichen ist auch auf Rezepten, Briefbogen usw. zu führen. Auf dem Schild und den genannten Papieren ist außerdem der Vermerk: "Zur ärztlichen Behandlung ausschließlich von Juden berechtigt" deutlich sichtbar anzubringen.

8. Es ist Ihnen verboten, Krankheitserreger zu züchten, Impfstoffe und Sera herzustelle und syphilisdiagnostische Blutuntersuchungen vorzunehmen.

Berlin, den 15. August 1939

Der Reichsminister des Innern

Im Auftrag

gez. Dr. [illegible]

Beglaubigt

Verwaltungssekretär.

Abb. 2: Gestattung vom 15.8.1939 für Dr. Siegfried Peltesohn, auf Widerruf und dem Gesundheitsamt unterstellt, Juden zu behandeln

Die fachlich und rechtlich stark eingeschränkte Berufsausübung als weisungsgebundener „Krankenbehandler" (s. Abb. 2) bringt nur noch wenig Geld ein. Private Kassen hatten bis 1940 alle jüdischen Versicherten, also auch alle Selbstständigen, ausgeschlossen; Selbstzahler waren verarmt oder längst außer Landes. Für die eigene Emigration war es nun zu spät.

1938 hatte sich die wirtschaftliche Lage für Juden noch mehr verschärft. Für die Sicherung der „Reichsfluchtsteuer" wurden auf der Bank lagernde Wertpapiere beschlagnahmt. Bruno Wolffs Witwe Ella berichtet: „Der Sommer und Herbst 1938 brachten die vollkommene Anmeldung von Hab und Gut, wie Silber, Juwelen, Teppiche et cetera, somit aller Wertgegenstände. Im Dezember 1938 erfolgte dann die Veranlagung zur Judenvermögensabgabe (49.250 Reichsmark) und somit wieder neue Aufregung für meinen Mann und mich. Nun konnten wir weder über die Papiere für die Reichsfluchtsteuer noch über die Papiere für die Judenvermögensabgabe verfügen. Fast alles war auf der Bank gesperrt und so ging der größte Teil unseres seit dem Ersten Weltkrieg wieder erworbenen Vermögens verloren, unser Grundbesitz wurde veräußert, die NSDAP bekam stets einen Beitrag für jeden Hausverkauf, der Erlös aber kam auf unser Sperrkonto, und zwar erst nach unserer Auswanderung."

Von den Ängsten wegen der Razzien, die in der Zeit der Reichspogromnacht zunahmen, erzählt Ella Wolff: „Mein Mann und mein Sohn mussten sich bei Freunden mehrere Male in der Woche auch Nachts verstecken. Jedes Mal hatte mein Mann bei dieser Gelegenheit einen schweren Herzanfall. Er konnte ohne Medikamente überhaupt nicht mehr ausgehen."

Der Frauenarzt, nun selbst Patient, darf jetzt ausschließlich jüdische Ärzte aufsuchen. Seit dem 28. September 1938 ist die Krankenpflege nur noch in jüdischen Anstalten erlaubt. Das kollegiale Miteinander, das jahrzehntelang auch die gegenseitige, in der Regel honorarfreie Behandlung einschloss, ist jetzt größtenteils beendet. Auch als Patienten sind die jüdischen Ärzte nun ausgegrenzt. Ausnahmen bestätigen die Regel. Prof. Otto Nordmann behandelt und operiert seinen Kollegen Siegfried Peltesohn im Frühjahr 1940 im Martin-Luther-Krankenhaus.

In den gut fünf Jahren zwischen der nationalsozialistischen Machtübernahme und der Reichspogromnacht im November 1938 hatten sich die Hiergebliebenen, jeder auf seine Art und Weise, angepasst. Sie hatten gelernt, im Alltag mit der Entrechtung zu leben. Eine Vorstellung, was ihnen ihre deutschen Mitbürger noch auferlegen würden, konnten sie kaum haben. Mit den Verhaftungen Tausender jüdischer Männer am 9. und 10. November 1938 und deren Verschleppung in Konzentrationslager verschärfte sich das Klima drastisch. Ab dem 15. November 1938 waren Juden von öffentlichen Schulen ausgeschlossen. Das Jahr 1939 begann mit der Einführung der Zwangsnamen „Sara" und „Israel". Mit dem Zweiten Weltkrieg wurde für Juden eine Ausgangssperre im Winter ab 20 Uhr, im Sommer ab 21 Uhr verhängt. Sie mussten ihre Radiogeräte abgeben. Ein Jahr später wurden Juden die Telefonverträge gekündigt, und es trat eine neue Einkaufsverordnung in Kraft, die die Einkaufszeiten und die Wahl des Geschäftes beschränkte. Dr. Peltesohn, inzwischen als „Krankenbehandler" zugelassen, erhielt auf Antrag die hier abgebildete Sondergenehmigung.

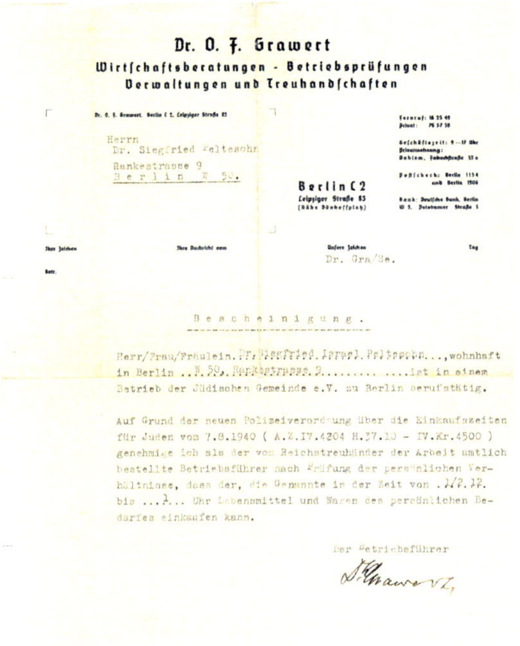

Dr. O. F. Grawert
Wirtschaftsberatungen - Betriebsprüfungen
Verwaltungen und Treuhandschaften

Dr. O. F. Grawert, Berlin C 2, Leipziger Straße 83

Herrn
Dr. Siegfried Peltesohn
Rankestrasse 9
B e r l i n W 50.

Berlin C 2
Leipziger Straße 83
(Nähe Dönhoffplatz)

Fernruf: 16 25 49
Privat: 76 57 58
Geschäftszeit: 9–17 Uhr
Privatwohnung:
Dahlem, Fabeckstraße 53 a
Postscheck: Berlin 1154
und Berlin 1906
Bank: Deutsche Bank, Berlin
W 8, Potsdamer Straße 1

Ihre Zeichen | Ihre Nachricht vom | Unsere Zeichen Dr. Gra/Se. | Tag

Betr.

B e s c h e i n i g u n g .

Herr/Frau/Fräulein. Dr. Siegfried Israel Peltesohn..., wohnhaft in Berlin ..W.50, Rankestrasse 9........ ....ist in einem Betrieb der Jüdischen Gemeinde e.V. zu Berlin berufstätig.

Auf Grund der neuen Polizeiverordnung über die Einkaufszeiten für Juden vom 7.8.1940 (A.Z.IV.4204 H.37.10 - IV.Kr.4500) genehmige ich als der vom Reichstreuhänder der Arbeit amtlich bestellte Betriebsführer nach Prüfung der persönlichen Verhältnisse, dass der, die Genannte in der Zeit von .1/2.12. bis ...1... Uhr Lebensmittel und Waren des persönlichen Bedarfes einkaufen kann.

Der Betriebsführer

Das ist ein erhebliches Privileg. Sind doch inzwischen viele Lebensmittel rationiert und nur auf „Marken" zu bekommen. Vor den Geschäften bilden sich abends zu den Einkaufszeiten für Juden lange Schlangen ermüdeter Menschen, die ab dem 15. September 1941 den „Judenstern" an ihre Kleidung nähen müssen.

80 gerahmte Bilder an den Laternen im Bayerischen Viertel dokumentieren heute einige der detaillierten juristischen Maßnahmen, die die jüdischen Mitbürger ihrer Grundrechte beraubten. Sie verraten nichts darüber, wie ihre Nachbarn und Kollegen es geschehen lassen konnten, dass die reiche Vielfalt jüdischen Lebens in einer dunklen Gasse mündete, bis schließlich das Ehepaar Buschke in der Motzstraße und mehr als 6.000 Juden aus Schöneberg oft vor den Augen der Anwohner die Möbelwagen zu den Sammellagern besteigen mussten.

Abb. 3: Genehmigung für Dr. Peltesohn, von 11.30 bis 13.00 Uhr – außerhalb der für Juden festgelegten Zeiten – einzukaufen.

Literatur: wie Seite 10

Der Beitrag jüdischer Ärzte zum Aufstieg der Neurologie in Berlin bis 1933

Bernd Holdorff

Mit dem preußischen Emanzipationsedikt von 1812, der partiellen Rücknahme der rechtlichen Gleichstellung der jüdischen Bürger im Jahre 1822 und der juristischen Besserstellung nach der Reichsgründung 1871 hätte es eine wirkliche Gleichberechtigung geben können, wenn nicht ihre Realisierung durch die Widerstände in Gesellschaft und Administration – parallel zu einem anwachsenden konfessionellen und politischen Antisemitismus – behindert worden wäre. Dennoch – und vielleicht wegen dieser Ablehnung – fühlten sich jüdische Deutsche zu wissenschaftlichen Spitzenleistungen aufgerufen, bevorzugten freie Berufe wie den des Arztes, in denen sie sich gut entfalten konnten und die ein hohes Ansehen genossen.

Die sich gerade in dieser Phase konstituierende Neurologie – synonym Nervenheilkunde oder auch Nervenpathologie – ist hier ein Beispiel für die Entwicklung neuer Fachgebiete, in welche die jüdischen Ärzte drängten bzw. die sie für sich als Nische entdeckten. In Berlin setzte sehr früh eine eigene neurologische Bewegung außerhalb der Universität ein, die von vorwiegend jüdischen Wissenschaftlern und Ärzten mit nervenärztlichen Praxen und Polikliniken, später – vor allem in der Weimarer Republik – auch mit selbständigen neurologischen Kliniken begründet wurde.

„Elektrische Wurzel" der Neurologie

Mit der Entdeckung der tierischen Elektrizität am Ende des 18. Jahrhunderts durch Galvani und Volta und der zunehmenden Erforschung biologischer Vorgänge wurden elektrische Apparate zur Diagnose und Therapie von Nervenkrankheiten eingeführt, vor allem um die Mitte des 19. Jahrhunderts von Duchenne de Boulogne in Frankreich mit Faraday'schem Strom sowie von Wilhelm Erb in Leipzig bzw. Heidelberg und Moritz Benedikt in Österreich. Durch die intensive Ausdehnung dieser Methoden auf neurologische Erkrankungen überwiegend des Muskel- und peripheren Nervensystems konnte sich eine neurophysiologische Methodik und damit eine spezielle „elektrische Wurzel" der Neurologie herausbilden. In diese neurologische Vätergeneration lässt sich auch Robert Remak (1815–1865) einreihen. Durch ihn wurde die Galvanotherapie in die Behandlung neurologischer Krankheiten eingeführt, die über Jahrzehnte als nervenärztliche Untersuchungsmethodik praktiziert wurde. Als Entdecker anderer grundlegender Befunde auf histologischem Gebiet hätte ihm die akademische Anerkennung an der Berliner Universität zugestanden. Die Habilitation und Ernennung zum Extraordinarius gelang ihm als erstem Juden, aber erst beim 3. Anlauf 1847, ohne bezahlte Universitätsstelle, sodass er sich auf bescheidene Einkünfte in privatärztlicher Praxis beschränken musste. Er scheiterte mehrfach in den Jahren 1846 bis 1856, leitende Tätigkeiten in der Prosektur, im pathologisch-anatomischen Unterricht, in der klinisch-mikroskopischen Diagnostik und auf dem Lehrstuhl für pathologische Anatomie zu erhalten. Die klinische Anwendung der Galvanotherapie an der Universitätsklinik wurde ihm mehrfach verweigert, zuletzt durch die Gutachten von Romberg und vor allem Virchow. Finanziell verarmt starb er 1865. In einer ewigen Außenseiterposition als nicht getaufter Jude waren ihm akademische Ehren nur zögernd verliehen, die Ämter dagegen verweigert worden; sein Mentor Alexander von Humboldt sprach von einem „ministeriellen Judenhaß". Robert Remak gilt inzwischen zu Recht als einer der Väter der klinischen Neurologie.

Die Epoche gegen Ende des 19. Jahrhunderts weist eine Vielzahl jüdischer Kollegen auf, die außerhalb der Psychiatrisch-Neurologischen Universitätsklinik in privatärztlichen Praxen oder Polikliniken mit der Elektrodiagnostik und -therapie von Nervenkrankheiten tätig waren und auch Studentenkollegs abhielten.

Das *Medicinische Berlin* nannte 1892 folgende fünf Polikliniken in Berlin: Die Klinik und Poliklinik für Nervenkrankheiten von Prof. Mendel, Dorotheenstr. 8 und die Polikliniken von Dr. Remak, Kronenstr. 17, Prof. Bernhardt, Taubenstr. 10, Dr. Oppenheim, Schiffbauerdamm 25 und von Prof. Dr. Eulenburg, Johannisstr. 14/15. Außerdem wurden dort sechs an der Universität angebotene Vorlesungen zu Nervenkrankheiten und Elektrotherapie genannt.

1. Prof. Dr. M. Bernhardt: *Krankheiten des Nervensystems (poliklinische Krankenvorstellungen) mit besonderer Berücksichtigung der Elektrodiagnostik und Elektrotherapie.*
2. Prof. Dr. Eulenburg: *Cursus der Elektrotherapie einschl. der Spannungselectricität und neuropathologischen Diagnostik.*
3. Privatdozent Dr. Goldscheider: *Krankheiten des Nervensystems mit besonderer Berücksichtigung der Elektrodiagnostik und Elektrotherapie.*
4. Privatdozent Dr. Köppen: *Diagnostik der Nervenkrankheiten einschl. der Elektrodiagnostik und Elektrotherapie mit Uebungen an Kranken.*
5. Privatdozent Dr. Oppenheim: *Demonstrativer Cursus der Krankheiten des Nervensystems mit Einschluss der Elektrodiagnostik und Elektrotherapie.*
6. Privatdozent Dr. Remak: *Spezielle Diagnostik und Elektrotherapie der Nervenkrankheiten mit poliklinischen Krankenvorstellungen.*

In der ambulanten Praxis waren es nicht die meist schweren klinisch-neurologischen Krankheitsbilder, sondern Erkrankungen der Muskeln und periphere Nervenkrankheiten, die das Klientel der niedergelassenen Kollegen bestimmten, daneben aber auch funktionelle Störungen im Sinne von psychogenen und psychosomatischen Erkrankungen, bei denen auch eine Elektrotherapie eingesetzt wurde, auch wenn ihr überwiegend suggestiver Effekt schon bald erkannt wurde.

Diese Entwicklung der Polikliniker und Elektrodiagnostiker und -therapeuten wurde fortgesetzt von Robert Remaks Sohn, Ernst Julius Remak (1849–1911), den Neurologen Martin Bernhardt (1844–1915), Albert von Eulenburg (1840–1917), Hermann Oppenheim (1858–1919) und seinem poliklinischen Nachfolger Richard Cassirer (1868–1925) sowie von Toby Cohn (1866–1929). Emanuel Mendel (1839–1907) führte, zusätzlich zu seiner privaten Klinik für Geisteskrankheiten in Berlin-Pankow, auch eine bekannte neurologische Poliklinik in Berlin. Sein Sohn, Kurt Mendel (1874–1946) führte ebenfalls eine eigene neurologische Praxis, gab das vom Vater 1882 begründete *Neurologische Zentralblatt* heraus, war langzeitig Sekretär und Schatzmeister der „Gesellschaft Deutscher Nervenärzte" und konnte die NS-Zeit in Berlin überleben. Paul Schuster (1867–1940) betrieb seit 1904 eine eigene Poliklinik und konnte 1920 eine eigenständige neurologische Abteilung (s.u.) übernehmen. Die Neurologie verdankt diesen Kollegen eine außerordentliche Vortrags- und Publikationstätigkeit, die in der Berliner „Gesellschaft für Psychiatrie und Nervenkrankheiten" zu einem deutlichen Übergewicht neurologischer gegenüber psychiatrischen Themen führte und weit über die Region hinaus auf die Fortentwicklung der neurologischen Disziplin wirkte.

Romberg und Oppenheim

In dieser Gründungsphase der Neurologie in Berlin fallen zwei jüdische Kollegen besonders auf: Moritz Heinrich Romberg (1795–1873) und Hermann Oppenheim (1858–1919). Beide repräsentieren über zwei Generationen den „Weg von der romantischen Medizin zur modernen Neurologie"[1]. Der eine gab 1846 das weltweit erste Lehrbuch der Nervenkrankheiten heraus, der andere 1894 in erster Auflage das schon viel modernere Lehrbuch der Nervenkrankheiten, das in mehrfachen Auflagen immer wieder aktualisiert wurde. Romberg gelangte als getaufter Jude zu einem Universitätsamt, er wurde Ordinarius für Innere Medizin. Oppenheim wurde zwar als Nachfolger seines 1890 verstorbenen Lehrers, des neuropsychiatrischen Ordinarius Carl Westphal an der Charité von manchen favorisiert, aber als Jude von ministerieller Seite abgelehnt; ebenso wurde ihm die von der Fakultät später vorgeschlagene a.o. Professur versagt, nur die Titularprofessur zugestanden. Die meisten jüdischen Gelehrten mussten sich bis in die Zeit der Weimarer Republik mit dieser Herabsetzung abfinden oder auf untergeordneten Positionen verbleiben.

Die Neurologie entwickelte sich, namentlich in Preußen, aus den beiden konkurrierenden Disziplinen der Neuropsychiatrie und der Inneren Medizin. So wie Romberg Vertreter der internistischen Neurologie war, kam Oppenheim aus der Neuropsychiatrie. Zum Ärger jener internen medizinischen und neuropsychiatrischen Kollegen, die die Nervenheilkunde – wie die Neurologie damals meist genannt wurde – im Verbund ihrer Klinik bewahren wollten, wurde deren Verselbstständigung auf Betreiben Hermann Oppenheims und anderer Kollegen vorangetrieben, und 1907 mit der Gründung der „Gesellschaft Deutscher Nervenärzte" festgeschrieben. Diese ist die Vorgängergesellschaft der heutigen „Deutschen Gesellschaft für Neurologie".

Neurowissenschaftliche Forschung

Mit den technischen Neuerungen wuchsen in der Grundlagenforschung neue Experimentierfelder: Auf die Elektrophysiologie wurde oben schon hingewiesen. Das Mikroskop mit besserer Auflösung eröffnete neue Einsichten in die Feinstruktur von Zellen und Geweben, auch hier tat sich Robert Remak mit der Entdeckung der Achsenzylinder 1837 hervor. Die experimentelle Hirnlokalisationsforschung begann in Berlin mit Gustav Fritsch (1838–1927) und Julius Eduard Hitzig (1838–1907). Sie führten Reiz- und Exstirpationsversuche am Hund durch. Ihre Publikation von 1870 und 1874 „Untersuchungen über das Gehirn" gilt als Meilenstein in der Hirnlokalisationsforschung, weil hier erstmals umschriebene Hirnrindenfunktionen experimentell bewiesen wurden. Am physiologischen Laboratorium der tierärztlichen Hochschule führten Abtragungs-und Stimulationsversuche am Hund durch Hermann Munk (1839–1912) zur Entdeckung der Sehrinde. Später gelang es Korbinian Brodmann (1868–1918) 1909 am Hirnforschungsinstitut von Oskar und Cécile Vogt in Berlin die grundlegende Hirnrindenkarte bei Tier und Mensch vorzulegen, die noch heute für die Hirnrindenareal-Bezeichnung (Brodmann-Areae) gilt. Die Ablehnung seiner Habilitation war vermutlich nicht antisemitisch bedingt, sondern ging eher auf die Gegnerschaft der Fakultät zum außeruniversitären Vogt'schen Institut zurück. Brodmann konnte sich wenig später in Tübingen habilitieren.

Mit den immer besseren histologischen Färbemethoden der Gewebe konnten mehr und mehr Hirnkrankheiten identifiziert werden, vor allem nach den bahnbrechenden Untersuchungen von Alois Alzheimer in Frankfurt am Main, Heidelberg und München; dort erlernte Methoden wandte Fritz Heinrich Lewy (1885–1950) in Berlin an Parkinsonkranken an und

1 *Schiffter 2001.*

beschrieb 1912 erstmals die charakteristischen Einschluss-Körper in den Nervenzellen, die nach ihm die Namen Lewy-Körper und Lewy-Körper-Demenz tragen. Auch Max Bielschowsky (1869–1940), zunächst ab 1904 an Emanuel Mendels neurobiologischem Laboratorium der Universität, seit 1925 am (Vogt'schen) Hirnforschungsinstitut der Kaiser-Wilhelm-Gesellschaft tätig, gehörte zu den herausragenden Neuropathologen.

Debatte um Oppenheims traumatische Neurose im Ersten Weltkrieg

In der Debatte um die traumatische Neurose im Ersten Weltkrieg ging es um das von Hermann Oppenheim schon 1889 herausgestellte Krankheitsbild, das er als zwischen Hysterie und Neurasthenie (reizbare Nervenschwäche) angesiedelte eigenständige Krankheit mit allein durch Schreck und Schock hervorgerufenen hirnorganischen molekularen Schäden ansah. Er glaubte nun im Ersten Weltkrieg dasselbe Krankheitsbild bei den zahlreichen erkrankten Soldaten mit Zittern (Kriegszitterer), Krämpfen und Lähmungen wiederzufinden. Ohne seine Autorität hätte es diese Kontroverse sicher nicht gegeben, aber so stimmten ihm einige seiner Berliner Kollegen mindestens teilweise bei, andere wie Karl Bonhoeffer und Max Lewandowsky widersprachen entschieden. Für sie waren Hysterie, Neurasthenie, Psychoneurose oder gar Simulation die diagnostischen Kategorien. Ein halbes Jahr später wurde die allgemeine Ablehnung der Oppenheim'schen Position auf der gemeinsamen Sitzung der deutschen Psychiater und Nervenärzte im September 1916 zu einem Menetekel für Oppenheim, der daraufhin den Vorsitz der „Gesellschaft Deutscher Nervenärzte" ablegte und sich von dieser Niederlage bis zu seinem Herztod im Jahre 1919 nicht mehr erholte.

Die Jahre des Ersten Weltkriegs und danach waren auch für einige andere jüdische Kollegen schicksalsschwer. Der hoffnungsvolle Neurologe und Neurowissenschaftler Max Rothmann (1868–1915), der noch zu Beginn des Krieges die Studienmöglichkeiten an den neuen Kriegsverletzungsfolgen in Aussicht nahm, endete 1915 im Suizid. Hugo Liepmann (1863–1925) legte das Amt als Leiter der Irrenanstalt Herzberge in Berlin-Lichtenberg 1919 wegen einer Parkinson-Erkrankung nieder und nahm sich 1925 das Leben. Max Lewandowsky kam mit einer Depression aus dem Krieg zurück und schied im Privatnervensanatorium Berolinum in Lichterfelde aus dem Leben. Richard Cassirer (1868–1925) setzte 1925 seinem Leben in der falschen Annahme eines bösartigen Magentumors ein Ende.

Klinisch selbstständige Neurologie

Bereits seit der Reichsgründung und der zunehmenden Industrialisierung wuchs die Bevölkerung in Berlin: von 412.000 (1849) auf 826.000 (1871), auf 1 Million (1877), auf über 2 Millionen (1905) und noch weiter nach dem Zusammenschluss ehemals selbstständiger Städte wie Charlottenburg oder Schöneberg und vieler umliegender Landgemeinden zur Gemeinde Groß-Berlin im Jahr 1920. Die großen, peripher gelegenen Anstaltsgründungen vor allem für TBC-Kranke und psychiatrische Patienten (Irrenanstalten) erfolgten seit den 1880er Jahren bis in die ersten Jahre des 20. Jahrhunderts unter den Baustadträten Hermann Blankenstein (1829–1910) und Ludwig Hoffmann (1852–1932). Pioniere der Neurologie wie Moritz Jastrowitz (1839–1912) und Hugo Liepmann arbeiteten in Kliniken wie der als Gebäude heute noch erhaltenen „Maison de Santé" in Schöneberg, später im Berolinum in Lichterfelde bzw. in Irrenanstalten wie Dalldorf-Wittenau, später im Krankenhaus Herzberge in Berlin-Lichtenberg.

Eine selbstständige klinische Neurologie ließ noch lange auf sich warten, trotz zahlreicher Forderungen etwa von Wilhelm Erb in Leipzig, später Heidelberg, Hermann Oppenheim und Max Lewandowsky und auch trotz der seit 1907 bestehenden „Gesellschaft Deutscher Nervenärzte", die eine weitgehend von Innerer Medizin und Psychiatrie abgetrennte Neurologie vertraten. Aber internistische wie psychiatrische Fachvertreter beanspruchten bis in die 2. Hälfte des 20. Jahrhunderts weiterhin die Nervenheilkunde für sich. Erst nach dem Ersten Weltkrieg legten die politisch-gesellschaftlichen Umwälzungen und die Massen kriegsverletzter Soldaten eine bedarfsgerechte spezielle Versorgung neurologischer Patienten nahe. Die Avantgarde der klinischen Neurologie bildete eine Gruppe jüdischer Kollegen; sie arbeiteten mit Ausnahme von Kurt Goldstein, der einem Universitätsinstitut am Krankenhaus Moabit vorstand, an außeruniversitären unabhängigen Krankenhausabteilungen.

Abgesehen von einer 1910 in Berlin-Buch etablierten neurologischen Abteilung unter dem Oppenheim-Schüler Otto Maas wurden in Berlin erst Ende der 1920er Jahre eigene neurologische Abteilungen gegründet. Eine Ausnahmestellung hatte die Klinik unter Paul Schuster (1867–1940), mit 550 bis 600 Betten, die er selbst in seinem Auswanderungsgesuch von 1934[2] als die größte derartige Einrichtung in Deutschland bezeichnete, und die man sich mehr als Invaliden- bzw. Rehabilitations-Klinik vorstellen muss.

Leiter neurologischer Abteilungen in Berlin bis 1933:

- **Benda, Clemens Ernst** › *geb. 1898 in Berlin, gest. 1975 in München › Neurolog. Abt. Augusta-Hospital 1929–1933*
- **Goldstein, Kurt** › *geb. 1878 in Kattowitz/Schlesien, gest. 1965 in New York › Neurolog. Univ.-Institut Krankenhaus Moabit 1930–1933*
- **Lewy, Fritz Heinrich** › *geb. in Berlin 1885, gest. 1950 in Pennsylvania/USA › Neurolog. Institut, Kranken- und Forschungsanstalt, Hansa-Klinik, Tiergarten 1932–1933*
- **Löwenstein, Kurt** › *geb. 1894 in Iserlohn, gest. 1953 in Tel Aviv › Berlin-Lankwitz 1921–1933*
- **Maas, Otto** › *geb. 1874 in Berlin, gest. 1956 in London › Neurolog. Klinik in Berlin-Buch 1910–1933*
- **Schuster, Paul** › *geb. 1867 in Köln, gest. 1940 in London › Friedrich-Wilhelm, resp. Hufeland-Hospital Prenzlauer Berg 1920–1933*

Dieser Aufstieg der außeruniversitären klinischen Neurologie unter jüdischen Abteilungsleitern ging Hand in Hand mit der raschen Weiterentwicklung der Neurologie, die eine Spezialisierung nahelegte. Der weiteren Gründung neurologischer Abteilungen am Ende der Weimarer Republik folgte die baldige Vertreibung ihrer Chefärzte, wie etwa Kurt Goldstein im Moabiter Krankenhaus und Fritz Heinrich Lewy (Hansa-Klinik). Man darf vermuten, dass hier – wie in anderen gesellschaftlichen Bereichen, etwa Wirtschaft, Kunst und Bankenwesen – der Antisemitismus gepaart mit Neid und Ressentiments, etwa gegen das „rote" und „jüdische" Krankenhaus Berlin-Moabit, einherging. Die Ausgrenzung jüdischer Kollegen hatte schon lange vorher dazu geführt, dass sie in Polikliniken und klinischen Abteilungen untereinander kooperierten und sich gegenseitig förderten und von einer harmonischen Koexistenz keine Rede sein konnte. So gab es für die von Lewy 1932 realisierte neurologische Kranken- und Forschungsanstalt am Hansaplatz eine Liste von jüdischen Kollegen, die wie Max Bielschowsky für die einzelnen Versorgungs- und Forschungsabteilungen vorgesehen waren.

---

2 *Council for Assisting Refugee Academics (CARA) in London, archiviert in: Special Collections Reading Rooms, Department of Special Collections, Radcliffe Science Library ,Bodleian Libraries, University of Oxford, Parks Road, OXFORD.*

Jüdischer Anteil der Bevölkerung, der Ärzte- und Hochschullehrerschaft

Der Prozentsatz der jüdischen Bevölkerung im Deutschen Reich ging zwischen 1871 und 1925 von 1,2 auf 0,9 Prozent zurück. Der Anteil von Juden unter deutschen Ärzten wurde 1933 zwischen 15 und 17 Prozent geschätzt, unter Berücksichtigung jener Kollegen, die sich vom jüdischen Glauben (etwa ein Drittel) losgesagt hatten. Bei 52.500 Ärzten in Deutschland wurden 8–9.000 dem jüdischen Glauben zugerechnet. Die Situation in Berlin war atypisch: Ein Drittel der Ärzte war jüdisch, aber nur 5 Prozent der Gesamtbevölkerung in Berlin. Der Prozentsatz jüdischer Hochschullehrer im Deutschen Reich bewegte sich zwischen 5,9 und 7,9 Prozent zwischen 1875 und 1910. Ihr Anteil an den beamteten Professoren ging von 1,4 Prozent (10 Lehrstühle) im Jahre 1875 auf 1 Prozent (13 Lehrstühle) im Jahre 1917 zurück. Gleichzeitig stieg der Anteil jüdischer Privatdozenten und außerordentlicher bzw. Honorar-Professoren an, die keinen bezahlten und legalen Status an der Universität hatten. In der Weimarer Republik stieg der Anteil amtlicher Professoren jüdischen Ursprungs bis 1931 auf 1,7 Prozent an.

Am Ende des 19. Jahrhunderts wandelte sich ein früher religiös begründeter Antisemitismus mehr und mehr in einen rassischen Antisemitismus, unter dem Einfluss wachsender rassistischer Ideologien. Die Akademiker und Intellektuellen beteiligten sich an einem „kulturellen" Antisemitismus. Abgesehen von dem Kampf um Arbeitsplätze lässt sich damit auch erklären, warum die Proteste gegen die Vertreibung der Wissenschaftler und Ärzte so schwach ausfielen. Andererseits gab es keinen universellen Antisemitismus, wie zwei Beispiele zeigen mögen: An der von Karl Bonhoeffer geleiteten Psychiatrischen und Nervenklinik der Charité arbeiteten jüdische Kollegen in gehobener Position und wurden nach ihrer Vertreibung von Bonhoeffer gefördert, soweit es in seinen Kräften stand. Manchem blieb das Schicksal gnädig, etwa dem Grundlagenforscher und neurologischen Internisten Alfred Goldscheider (1858–1935). Wie sein Lehrer Ernst von Leyden sah er die Neurologie im Verbund der Inneren Medizin, die er in Berlin zunächst in Chefarztpositionen und schließlich als Ordinarius an der Charité bis 1933 repräsentierte. Nach seinem Antrag vom 5. Juli 1933 wurde er mit Urkunde vom 15. Juli 1933 zum 1. Oktober des Jahres von seinen Geschäften als Direktor „mit Rücksicht auf sein hohes Alter" entbunden [3]. Als „Halbjude" bekam er Anfeindungen zu spüren, wie es in einem Brief eines Universitätsbeamten mit Datum vom 30. September 1933 anklingt, der sich in seiner Personalakte findet:

„Hochverehrter Herr Geheimrat! Mit dem heutigen Tage scheiden Sie von der III. Medizinischen Klinik, von der Stätte, an der Sie so lange und mit so großen Erfolgen gearbeitet haben und von der aus eine Fülle von segensreichen Wirkungen für die medizinische Wissenschaft und Praxis ausgegangen ist. Ich kann es mir nicht versagen, es noch einmal auszusprechen, daß Ihr Name und Ihr Werk an dieser Stelle nur mit großer und verehrender Dankbarkeit genannt werden. Sehr bedauert habe ich es, daß die Ereignisse der letzten Monate auch Ihnen in Ihrem Wirkungskreise manches für Sie trauriges und unangenehmes Erlebnis gebracht haben. So schmerzlich das für Sie auch heute sein mag, so hoffe ich doch, daß die Erinnerung an Ihre eigenen großen Erfolge als Forscher und Lehrer und die Gewißheit der unverändert dankbaren Gesinnung Ihrer Mitarbeiter, Schüler und Patienten Sie die trüben Erfahrungen der letzten Zeit vergessen lassen wird. Ich persönlich darf Sie noch meiner steten großen aufrichtigen Dankbarkeit und Verehrung versichern. In vorzüglicher Hochachtung bin ich Ihr stets ergebener"[4] (Unterschrifts-Kürzel).

1935 ist Alfred Goldscheider im Alter von 77 Jahren gestorben.

3 *Personalakte Alfred Goldscheider, Archiv der Humboldt-Universität.*
4 *Ebd.*

Vertreibung

Durch die Maßnahmen „zur Wiederherstellung des Berufsbeamtentums" wurden in Deutschland ca. 40 Prozent der Hochschullehrer, davon ein Drittel allein in Berlin, entlassen; seit April 1933 wurden an der Medizinischen Fakultät in Berlin 139 von 334 (ca. 40 Prozent) der Hochschullehrer entlassen[5], nach einer anderen Quelle[6] etwa gleich viel: 135 von 331 Hochschullehrern. Die Liste entlassener deutscher Hochschullehrer auf dem Gebiet klinische Neurologie, Psychiatrie, Psychopathologie und Psychologie führt 62 meist jüdische Gelehrte für 1936/37 auf; in der Mehrheit handelte es sich um Neuropsychiater entsprechend der für Deutschland traditionellen Kombination von Psychiatrie und Neurologie in Ausbildung und Praxis. Die für Berlin charakteristische Häufung von klinischen Neurologen bzw. Chefärzten (Tabelle s.o.) lässt sich nicht im übrigen Reich wiederfinden. Das Ausmaß der Vertreibungsaktion ist aus folgenden Zahlen zu ersehen: 1933 wurden aus rassischen Gründen alle (=100 Prozent) ärztlichen Mitarbeiter aus dem Krankenhaus Lankwitz entlassen, 67 Prozent aus dem Krankenhaus Neukölln, 62 Prozent aus dem Krankenhaus Friedrichshain, 56 Prozent aus dem Krankenhaus Moabit.

Emigration oder Vernichtung

Die Neurologen Goldstein, Lewy und Benda fanden Zuflucht in den USA, Maas in England (Lewy 1933–1934 vorübergehend) und Löwenstein in Israel. Paul Schuster und Max Bielschowsky reisten erst spät nach England und starben dort 1940, wo sie in London nebeneinander begraben liegen. Paul Schuster hatte die neurologische Abteilung des Jüdischen Krankenhauses in Berlin-Wedding bis 1939 geleitet und an seinen Mitarbeiter Hermann Pineas (1892–1969?) übergeben. Dieser versah die schwere Aufgabe noch bis 1943 und tauchte dann mit seiner Ehefrau in die Illegalität in Schwaben bei Mitgliedern der Bekennenden Kirche unter und wanderte nach der Befreiung in die USA aus, wo er in New York als Neurologe 1952 bis 1969 in der Poliklinik der Veterans Administration tätig war. Der Oberarzt von Kurt Goldstein im Moabiter Krankenhaus, Lipman Halpern (1902–1968) wanderte nach erstem Aufenthalt in Zürich nach Palästina ein und begründete dort eine namhafte neuropsychiatrische Universitätsklinik. Andere jüdische Kollegen sind in den Vernichtungslagern gestorben, so der Neurologe und Musikwissenschaftler Kurt Singer (1885–1944) in Theresienstadt und Arthur Simons (1877–1942) in der Tötungsanstalt Raasiku, an ihn erinnert ein eigener Beitrag in diesem Band. Die Emigrationsjahre von Kurt Goldstein und Fritz Heinrich Lewy in den USA sind an anderer Stelle ausführlich dargestellt worden. Ihre berufliche Stellung konnten sie nicht wieder erreichen, weder in ihrer früheren wissenschaftlichen Ausrichtung noch in der klinischen Funktion.

Während das Schicksal der vertriebenen und ermordeten Hochschullehrer weitgehend bekannt ist, inzwischen auch das der niedergelassenen Ärzte in Berlin zu einem großen Teil durch das Gedenkbuch von Rebecca Schwoch, haben die Fachgesellschaften in Berlin und Deutschland zu einem großen Teil diese Erinnerungsarbeit noch zu leisten.

Die von der NS-Regierung verfügte Vereinigung der „Gesellschaft Deutscher Nervenärzte" und des „Deutschen Psychiatrischen Vereins" zur „Gesellschaft Deutscher Neurologen und Psychiater" im Jahr 1935 versetzte der mühsam verselbständigten Neurologie vorläufig einen Rückschlag. Die „Deutsche Gesellschaft für Neurologie" wurde erst 1950 als Nachfolger der „Gesellschaft Deutscher Nervenärzte" gegründet. Die „Berliner Gesellschaft für Psy-

5 *Hartshorne 1937.*
6 *Winau 1994.*

chiatrie und Neurologie" behält bis heute beide Disziplinen in ihrem Namen bei. In Preußen vereinten die Universitätskliniken ebenso beide Fächer unter einem Dach, seit der ersten Lehrstuhlbesetzung 1865 durch Wilhelm Griesinger an der Berliner Charité. In Deutschland blieb bis vor kurzem auch der Facharzt weitgehend der Neuropsychiater mit unterschiedlichem Schwerpunkt. Die historische Leistung der jüdischen Berliner Kollegen zielte – gegen die herrschenden Verhältnisse – schon sehr früh auf eine selbständige Neurologie als Spezialdisziplin in Klinik und Praxis. Dies ist erst allmählich in der zweiten Hälfte des 20. Jahrhunderts Wirklichkeit geworden.

Das Schicksal der entrechteten, vertriebenen und ermordeten Kollegen ist die eine unfassliche Seite, die andere ist die Austreibung einer Elite von spezialisierten Ärzten und Wissenschaftlern, die durch den Zweiten Weltkrieg in Berlin und Deutschland ein Vakuum hinterließ, das selbst durch späte Erinnerung nicht mehr aufgefüllt werden konnte. Der mörderischen NS-Politik ist es so gelungen, gleich zweimal die Leistungen jüdischer Kollegen auszulöschen: zunächst durch ihre Vertreibung, später durch Diskontinuität und Vergessen.

Literatur:

Hartshorne, Edward Y.: The German Universities under National Socialism. London 1937.

Holdorff, Bernd / Winau, Rolf (Hg.): Geschichte der Neurologie in Berlin. Berlin, New York 2001. (Weitere Arbeiten zu den jüdischen Pionieren der Neurologie in Berlin in: Schriftenreihe der Deutschen Gesellschaft für Geschichte der Nervenheilkunde Bd. 1–18, www.dggn.de)

Hubenstorf, Michael / Walther, Peter Thomas, Politische Bedingungen und allgemeine Veränderungen des Berliner Wissenschaftsbetriebes 1925–1950. In: Fischer, Wolfram / Hierholzer, Klaus / Hubenstorf, Michael (Hg.): Exodus von Wissenschaften aus Berlin. Berlin, New York 1994, S. 5–100.

Karady, Victor: Gewalterfahrung und Utopie. Juden in der europäischen Moderne. Frankfurt/Main 1999.

Schiffter, Roland, Romberg und Oppenheim auf dem Weg von der romantischen Medizin zur modernen Neurologie. In: Holdorff, Bernd / Winau, Rolf (Hg.): Geschichte der Neurologie in Berlin. Berlin, New York 2001, S. 85–99.

Schmiedebach, Heinz Peter, Jüdische Ärzte in Berlin. Wissenschaft und ärztliche Praxis im Spannungsfeld zwischen Emanzipation und Antisemitismus (I. Teil). In: Berliner Ärzteblatt 116 (2003), S. 14–17.

Schwoch, Rebecca (Hg.): Berliner Jüdische Kassenärzte und ihr Schicksal im Nationalsozialismus. Ein Gedenkbuch. Berlin, Teetz 2009.

Winau, Rolf, Berliner Medizin – Kontinuitäten und Brüche. In: Fischer, Wolfram / Hierholzer, Klaus / Hubenstorf, Michael (Hg.): Exodus von Wissenschaften aus Berlin. Berlin, New York 1994, S. 343–354.

Zwölf exemplarische Biografien – eine Einführung

Ruth Jacob

1. Falk, Albert: Praxis und Whg. Hauptstr. 30, Schöneberg (Ehemann von Erna Falk), Kinderarzt. Dezember 1938 Suizid in Schöneberg.
2. Simons, Arthur: Praxis und Whg. Kurfürstenstr. 50, Tiergarten, Nervenarzt. 1942 Deportation und Ermordung in Raasiku (Reval).
3. Opfer, Felix: Friedrichstr. 109, Berlin, ab 1938 Praxis und Whg. Barbarossastr. 57, Schöneberg. Urologe. 1942 Deportation nach Theresienstadt, dort 1943 verstorben.
4. Buschke, Abraham: Lützowstr. 69a, Praxis und Whg. ab 1939 Motzstr. 72. Bis 1933 Chefarzt am Rudolf-Virchow-Krankenhaus und Professor für Haut- und Geschlechtskrankheiten an der Charité. 1942 Deportation nach Theresienstadt, dort 1943 verstorben.
5. Peltesohn, Siegfried: Praxis und Whg. Rankestr. 9, Charlottenburg. Orthopäde und Röntgen-Arzt. 1943 Deportation nach Theresienstadt, überlebt, 1946 Emigration USA.
6. Bettauer, Arthur: Rosenheimerstr. 21. Assistenzarzt Chirurgie Humboldt-Krankenhaus. Frühe Emigration in die USA, dort Allgemeinarzt.
7. Lachmann, Joseph: Praxis und Whg. Motzstr. 51 (vor 1934 Nr. 60), Hals-Nasen-Ohren Arzt. Privatklinik Kalkreuthstr. 13; Ambulatorium Turmstr. 61, Chefarzt Jüdisches Krankenhaus. 1933 Emigration nach Palästina.
8. Falk, Erna: Praxis und Whg. Hauptstr. 30, Schöneberg. Praktische Ärztin. Emigration 1939 nach Australien, dort nicht mehr als Ärztin tätig.
9. Wolff, Bruno: Praxis und Whg. Motzstr. 22 (vor 1934 Nr. 14), Privatklinik Stresemannstr. 57, Arzt für Frauenkrankheiten und Geburtshilfe. 1939 Emigration nach Belgien, dort 1941 verstorben.
10. Fleischmann, Paul: Professor, Chefarzt II. Innere Abt., Auguste-Viktoria-Krankenhaus, Rubensstr. 125, Schöneberg, privat Landhausstr. 9, Wilmersdorf. 1936 Emigration nach England, London.
11. Simenauer, Erich: Chirurg, Oberarzt Krankenhaus Am Urban, privat: Fredericiastr. 2, Charlottenburg, Rilke-Forscher. 1933 Emigration über Prag nach Zypern und Afrika, 1957 Rückkehr nach Berlin, dann als Psychoanalytiker tätig.
12. Bruck, Alfred Willy: Bayreuther Str. 14 und Bamberger Str. 14, Praktischer Arzt, auch Kinderarzt und Schularzt. Überlebt im Versteck, nach 1945 Praxis in Berlin.

Die Ärzte in diesem Buch haben eines gemeinsam: 1933 waren sie Ärzte in Berlin und Juden. Als solche wurden sie, unabhängig von ihrem eigenen Glauben oder ihrer Weltanschauung, in Deutschland verfolgt. Bis zum Beginn ihrer Ausgrenzung 1933 teilten sie mit ihren nichtjüdischen Kollegen ähnliche Wege; sie waren gemeinsam in ihren Fachgesellschaften aktiv, tagten auf Kongressen, tauschten sich in der Klinik aus, saßen gemeinsam in den Gremien der Ärztekammer oder des Groß-Berliner Ärztebundes, überwiesen einander Patienten. Ab 1933 entschied die Differenz Nicht-Jude oder Jude über die weitere gesellschaftliche Teilhabe und die Möglichkeit der ärztlichen Berufsausübung.

Aus Gemeinsamkeit war ein Anderssein geworden. Auch die Lebenswege der einzelnen jüdischen Ärzte werden nun drastisch divergieren. Als Gemeinsamkeit steht am Ende ein zerstörter Lebensentwurf. Davon geben die folgenden zwölf Biografien ein schmerzhaftes Exempel. Das persönliche Leid, das nicht nur die über 2.500 jüdischen Ärzte in Berlin erfahren haben, können wir nicht ermessen. Wie sehr es in ihren Familien bis heute verhaftet ist, erzählen die Stimmen im letzten Kapitel.

Die zwölf folgenden Biografien zeigen die Verschiedenheit der Lebenswege, oder besser die verzweifelt gesuchten Auswege, in die die nationalsozialistische Verfolgung die jüdischen Ärzte gezwungen hatte. Sie sind typisch, in ihrer Häufigkeit aber unterschiedlich: Emigration, Deportation, Suizid, Krankheit und Tod, Versteck. Einige konnten durch eine „Mischehe" geschützt überleben. Sie waren diejenigen, die vorrangig als „Krankenbehandler" zugelassen wurden.

Ungewöhnlicher und der Grund, diese Ärzte auch ohne Schöneberger Adresse hier aufzunehmen, sind dagegen Erich Simenauers Rückkehr 1957 nach Berlin und die Rettung von Siegfried Peltesohn und seiner Frau.

Ein Mangel ist, dass gerade von denjenigen, die entweder völlig auf sich allein gestellt waren oder deren komplette Familie ausgelöscht wurde, am wenigsten zu berichten ist. Von ihnen fehlt, außer der Adresse, meist jede Spur. Dabei wollen Buch und Ausstellung sich gerade jenen widmen, die keinen Bekanntheitsgrad erlangt haben: Ärzte aus der Nachbarschaft und deren Alltag.

Zwei Exkurse zum Leben nach der Vertreibung aus Schöneberg sind den zwölf Biografien vorangestellt. „Emigration" wirft einen allgemeinen Blick auf die Verhältnisse, die die Schöneberger Ärzte in New York, dem Fluchtpunkt Nummer eins, erwarteten. Der Exkurs „Ghetto Theresienstadt" geht auf die Deportationswege und das Leben im Lager ein.

Wie sehr sich die Konsequenzen aus der Entrechtung als Mensch und als Arzt sogar innerhalb einer Familie unterschieden, zeigt der Suizid von Albert Falk. Anders als seine Frau hatte er schon seit 1933 nicht mehr als Arzt praktizieren dürfen. Im Dezember 1938 nahm er sich das Leben. Erna Falk konnte im darauffolgenden Jahr mit ihren Kindern nach Australien auswandern.

Jede der hier erzählten Lebensgeschichten steht für viele andere, oft ähnlich verlaufende. Eher „typisch" lassen sich leider der Tod von Abraham Buschke und Felix Opfer in Theresienstadt nennen, aber auch die Emigration des jungen Arthur Bettauer. Wie er konnten etwa 75 Prozent der Berliner Ärzte emigrieren.

Exkurs Emigration nach New York

Auch wer als Arzt in Deutschland wirtschaftlich gut situiert war, war bei der Einreise in die USA in der Regel mittellos. Zehn Mark durften nach deutschen Devisenbestimmungen ausgeführt werden. Anders als den meisten Juristen, gelang es vielen Ärzten, wieder in ihrem Beruf zu arbeiten. Sie verdienten nach einigen Jahren erneut genug Geld, um die Schulen für ihre Kinder bezahlen zu können. Sie fanden Freunde, neue und alte. Und eine Heimat, die ihnen Schutz vor Verfolgung bot, sie aber nicht vor Antisemitismus bewahrte. Gerade in den USA waren Juden weit über die fünfziger Jahre hinaus z.B. von vielen Erholungshotels und Clubs ausgeschlossen. Wie 2008 der 98-jährige, aus Köln stammende Dr. Bruno Lambert erzählte, waren er und seine Frau 1983 nur dank der besonderen Bürgschaft eines ärztlichen Kollegen als einzige Juden in einen New Yorker Golfclub aufgenommen worden. Bei seiner Ankunft 1938 sah Lambert auf dem Times Square die Braunhemden des „Bund", die amerikanische Sektion der NSDAP, aufmarschieren. Arbeit fand er als Malergehilfe, bis seine deutschstämmigen Kollegen „den Juden" vom Malergerüst stießen, auf dem sie gemeinsam arbeiteten.

„NO JEWS" empfing die Neuankömmlinge auch hier und da bei der Jobsuche. Deutsche Ärzte, Rechtsanwälte und Journalisten durchwanderten die Straßen von Manhattan auf der Suche nach einem Broterwerb. Ihre Frauen hofften auf eine Arbeit als Putzfrau, Babysitter oder als Näherin in den unzähligen „Sweat Shops" im „Garment District" um die 7. Avenue. Frau Lambert und Dr. Herta Narthoff sind nur einige, denen nach der Beantwortung der Frage „Sind Sie jüdisch?" die Türe zugeschlagen wurde.

Bis in die Nachkriegsjahre hinein begegneten Krankenhäuser, auch in New York, der Anstellung jüdischer Ärzte mit Vorbehalt. Eine Quote beschränkte den Zugang von Juden zum Medizinstudium. Das Mount Sinai Hospital, das Montefiore Hospital und weitere jüdische Krankenhäuser werden Anlaufstelle für die zahlreichen emigrierten Ärzte. Eigens eingerichtete Komitees verteilten die wenigen Stellen für die „Interns", nicht oder kaum bezahlte Praktikumsstellen, die aber in der Regel freie Kost und Logis boten. Die Wartelisten sind lang. Dr. Peltesohns Tochter, Dr. Edith Grishman, arbeitete lange als Bandagistin in einem Orthopädiegeschäft. Jüdische Ärztinnen hatten es doppelt schwer. Bis zum Kriegseintritt der USA stellten zahlreiche amerikanische Krankenhäuser grundsätzlich keine Ärztinnen ein. Die ehemalige Bezirksstadtärztin von Neukölln, Dr. Käte Frankenthal, hielt sich als Eiscremeverkäuferin über Wasser. Andere Ärztinnen, die trotz Zulassung (Licence) für den Staat New York arbeitslos blieben, gaben Abendkurse für die aus Deutschland emigrierten Ärzte. War etwa Dr. Bettauers deutsche Approbation 1934 noch als Zulassung im Staate New York ausreichend, wurde für die „refugee physicians" (geflüchteten Ärzte) ab 1936, auf Druck der lokalen Ärzteschaft, ein komplettes medizinisches Staatsexamen verpflichtend.

New York oder Amerika klingt verheißungsvoll und bedeutete Rettung. Weniger sichtbar sind die mühevollen Wege der jüdischen Emigranten. Es sind die kleinen und großen Schritte der Anpassung, die manchmal bis heute schmerzt. Von seinem New Yorker Zahnarzt mit „Gunter" angeredet zu werden, gefällt dem 102-jährigen Dr. Lorenz, der 1935 in Würzburg sein medizinisches Staatsexamen abgelegt hat, noch immer nicht. Sagen wird er nichts.

In den 1930er und 40er Jahren plagten die Emigranten wirtschaftliche und private Sorgen. Familienmitglieder und Freunde waren in Deutschland zurückgeblieben. In den USA war ihr „heavy German accent" nicht gerne gehört.

Die Kinder fühlten, ohne es je aus dem Mund ihrer Eltern gehört zu haben: „We had to excel" (Wir mussten besonders gut sein). Emigration bedeutete also nicht die Rückkehr zu einem „normalen" Leben, genauso wie die „Befreiung" für keinen der jüdischen KZ-Häftlinge die Möglichkeit eines „nach-Hause-gehens" bereithielt.

Von der ungewollten Emigration, die keineswegs Überleben bedeutete, dem mühsamen Einfinden in das scheinbar sichere Belgien und der erneuten Entrechtung nach der deutschen Besetzung erzählt Bruno Wolffs Biografie. Sein Tod 1941 erspart ihm die Deportation. Anders ergeht es seinem neurologischen Kollegen Dr. Kurt Singer[1]. Der Gründer und Vorsteher des Berliner Ärztechores und Leiter der ersten Poliklinik für Musikstudierende war 1943 aus dem holländischen Exil nach Theresienstadt deportiert worden, wo er Anfang Februar 1944, keine 58 Jahre alt, stirbt.

Exkurs Theresienstadt

Das Ghetto Theresienstadt gilt nicht als „Vernichtungslager". Die „Insassen", wie Dr. Peltesohn sich und seine Kollegen selbst bezeichnet, starben an Schwäche, Krankheit, Seuchen, Mangel- und Unterernährung. Insgesamt starben hier 38.000 Menschen. 3.600 überlebten. 87.000 Häftlinge wurden, wie die Frau von Dr. Opfer, zwischen 1942 und 1944 von hier nach Auschwitz und in andere Lager deportiert. Theresienstadt war Ziel zahlreicher Transporte aus den besetzten Ländern im Westen (Westerboork, Gurs) und der sogenannten Alterstransporte, die parallel zur „Fabrikaktion" im Februar 1943 Berlin „judenfrei" machen sollten.

Besonders Akademiker und Würdenträger, wie der Rabbiner Leo Baeck, wurden nach Theresienstadt deportiert. Einige gehörten dem nationalsozialistisch kontrollierten „Ältestenrat" an. Als Vorstand der aufgezwungenen „Jüdischen Selbstverwaltung" war er für das reibungslose Funktionieren des Lagers verantwortlich, wie die Erklärung vom 9. November 1944 zeigt: „Die Juden in Theresienstadt haben in diesen letzten Wochen ihren Sinn für Ordnung, Disziplin und gemeinschaftliche Verantwortung neuerlich unter Beweis gestellt. Besonders soll die Leistung jener Mitarbeiter hervorgehoben werden, welche ein Vielfaches ihrer bisherigen Aufgaben zu erfüllen haben und ihren Pflichten unermüdlich nachkommen." Am gleichen Tag wurde die 70-stündige Arbeitswoche ohne freien Tag für alle, auch für Kinder ab 10 Jahren aufwärts, verkündet. Am 9. Februar 1945 wurden die wöchentlichen Arbeitsstunden auf 65, bei einem freien Nachmittag, gekürzt.

Die Insassen – viele kannten sich aus Berlin – versuchten, findig gegen Mangelernährung und Krankheiten zu kämpfen. Für das Vitamin C+ ließen sie sich ihre Kartoffelration roh aushändigen und mischten gegen den faden Geschmack „nach Zerkleinerung auf einem alten Reibeisen Mostrich mit unter, der merkwürdigerweise zeitweilig in einiger Menge verteilt wurde". Zwei der hier porträtierten Ärzte, Prof. Buschke, Dr. Opfer, und zwei Geschwister von Dr. Peltesohn sind in Theresienstadt an Avitaminose und Entkräftung zugrunde gegangen. Einem der überlebte, verdanken wir u.a. den Bericht über Kurt Singer und die „im Konzentrationslager getöteten Musiker".

1 *Kurt Singer (1885–1944), Musikredakteur des Vorwärts. Ab 1923 bis zur seiner Amtsenthebung durch die Nazis 1933 Professor an der Staatlichen Akademischen Hochschule für Musik. Pionierarbeit ist sein Werk „Berufskrankheiten der Musiker". 1927 Intendant der Städtischen Oper in Berlin, Charlottenburg. 1933 Gründung und Leitung des Jüdischen Kulturbundes. Um „zu retten, was zu retten ist" kehrte er während der Novemberpogrome 1938 von einem USA-Aufenthalt zurück nach Berlin.*

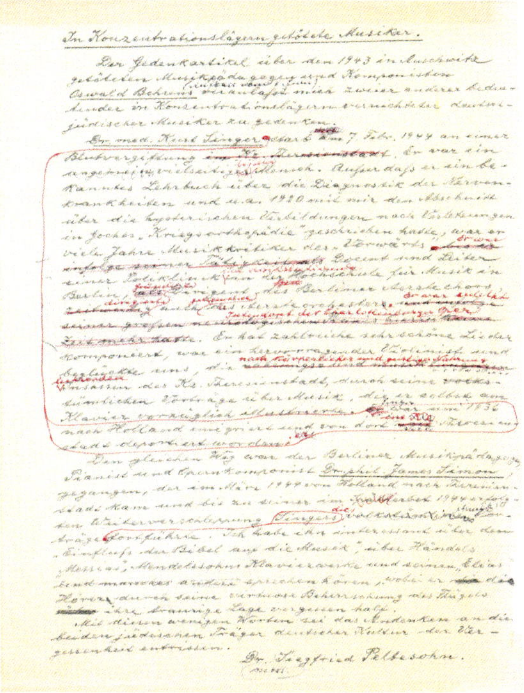
In Konzentrationslägern getötete Musiker.

Der Gedenkartikel über den 1943 in Auschwitz getöteten Musikpädagogen und Komponisten Oswald Behrens (Aufbau vom 1. Juni) veranlaßt mich zweier anderer bedeutender in Konzentrationslägern vernichteter deutsch-jüdischer Musiker zu gedenken.

Dr. med. Kurt Singer starb am 7. Febr. 1944 an einer Blutvergiftung im Kz. Theresienstadt. Er war ein ungewöhnlich vielseitiger Mensch. Außer daß er ein bekanntes Lehrbuch über die Diagnostik der Nervenkrankheiten und u.a. 1920 mit mir den Abschnitt über die hysterischen Verbildungen nach Verletzungen in Jochens „Kriegsorthopädie" geschrieben hatte, war er viele Jahre Musikkritiker des „Vorwärts", Docent und Leiter einer Poliklinik an der Hochschule für Musik in Berlin, Dirigent des Berliner Ärztechors, auch des Ärzteorchesters. Er war zeitweilig Intendant der Charlottenburger Oper. Er hat zahlreiche sehr schöne Lieder komponiert, war ein hervorragender Violinist und beglückte uns, die nach körperlicher und geistiger Nahrung lechzenden Insassen des Kz. Theresienstadt, durch seine volkstümlichen Vorträge über Musik, die er selbst am Klavier vorzüglich illustrierte. Singer war 1936 nach Holland emigriert und von dort Theresienstadt deportiert worden.

Den gleichen Weg war der Berliner Musikpädagoge, Pianist und Opernkomponist Dr. phil. James Simon gegangen, der im März 1944 von Holland nach Theresienstadt kam und bis zu seiner im Herbst 1944 erfolgten Weiterverschleppung Singers volkstümliche Vorträge fortführte. Ich habe ihn interessant über den „Einfluß der Bibel auf die Musik", über Händels „Messias", Mendelssohns Klavierwerke und seinen „Elias" und manches andere sprechen hören, wobei er die Hörer durch seine virtuose Beherrschung des Flügels ihre traurige Lage vergessen half.

Mit diesen wenigen Worten sei das Andenken an die beiden jüdischen Träger deutscher Kultur der Vergessenheit entrissen.

Dr. Siegfried Peltesohn.
(med.)

Abb. 1: Um „… das Andenken an die beiden jüdischen Träger deutscher Kultur" der Vergessenheit zu entreißen schreibt 1959 Dr. Peltesohn für den „Aufbau", New York: (Singer) „war ein hervorragender Violinist und beglückte uns, die nach körperlicher und geistiger Nahrung lechzenden Insassen durch seine volkstümlichen Vorträge über Musik, die er selbst am Klavier vorzüglich illustrierte". Dr. phil. James Simon führte die „Vorträge" fort, womit er, bis er selbst „nach Osten" verschleppt wurde, „den Hörern durch seine virtuose Beherrschung des Flügels ihre traurige Lage vergessen half."

Dr. Peltesohn konnte 1946 in die USA emigrieren. Er ist bei Weitem nicht der letzte jüdische Berliner Arzt, der dort ankommt: aus dem Zufluchtspunkt Shanghai, aus Südamerika oder wie der Wilmersdorfer Dr. Kurt Hirschfeld eben aus Berlin. Wegen des fortbestehenden Antisemitismus hatte der untergetauchte „Krankenbehandler" seine im Nachkriegsberlin erneut eröffnete Praxis 1948 wieder aufgegeben.

Ich erwähne ihn hier stellvertretend für die vielen, oft unglaublich erscheinenden Verfolgungsschicksale, die dieses Buch nicht wiedergibt.

An die Opfer, auch die vielen Ärzte aus Berlin, die in die Vernichtungslager verschleppt wurden und ermordet worden sind, erinnert Dr. Simons Biografie. Wir können nur mit Beklemmung ahnen, wie sehr er von der Verfolgung und der wachsenden finanziellen Not in die Enge getrieben wurde, er, der bis 1943 in Berlin zu überleben versuchte. Es ist kein Zufall, dass wir über sein Leben weniger wissen als über seine wissenschaftlichen Verdienste. Das weist auf die Problematik dieses biografischen Kompendiums hin.

Ihrer Quellenlage entsprechend variieren die zwölf Biografien stark. Die Biografien von Alfred Willy Bruck und eben Arthur Simons sind allein aus Archivmaterial rekonstruiert. Dagegen haben die Familien der übrigen zehn Ärzte wesentliche Informationen beigesteuert oder sogar, wie die Enkeltochter von Dr. Opfer, an dem vorliegenden Beitrag mitgewirkt. Die Intensität des Kontaktes zu den Familien in den USA, England, Israel und Australien schlagen sich auch in der Erzählweise nieder.

Ausgerechnet denen, die wie Dr. Simons alleine und verarmt ums Überleben kämpften, können wir hier am wenigsten Rechnung tragen. Lebensgeschichten wollen Quellen, die zu uns sprechen: Briefe, Erinnerungen, Familienalben, ein Zeugnis, einen Visumsantrag. Wenn die gesamte Familie ermordet wurde, bleiben uns allenfalls Gerichtsurteile oder Sekundärliteratur. Kein Enkelkind erzählt ihre Geschichte.

Dr. Bruck hat versteckt überlebt. Das ist eine von zwölf Biografien. Diese Geschichte bleibt eine Ausnahme, das Schicksal der meisten im Nationalsozialismus Verfolgten spiegelt sie nicht wider. Dass zumindest jeder Zwölfte in Berlin ein Versteck gefunden hätte, bleibt ein nachträglicher Wunsch.

Albert Falk (1885–1938), Kinderarzt

Ruth Federspiel

Von Albert Falk ist kaum ein persönliches Dokument erhalten und es gibt nur eine einzige Fotografie von ihm. Die Erinnerungen seiner Kinder und der Lebenslauf in seiner Dissertation zeichnen folgendes Bild.

Albert Falk wurde am 17. Februar 1885 in Beckum/Westfalen geboren. Nach dem Abitur 1904 in Lippstadt studierte er in Freiburg und München Medizin. Am 11. Dezember 1909 legte er in München das medizinische Staatsexamen ab, im Januar 1911 promovierte er dort bei Prof. Dr. von Müller mit der Arbeit „Über Wirkung der Stauung auf die lokalen Tuberkulinreaktionen und die lokalen tuberkulösen Prozesse" zum Dr. med. Später spezialisierte er sich auf die noch junge Disziplin der Kinderheilkunde. Im Rang eines Offiziers nahm Albert Falk am Ersten Weltkrieg teil, erkrankte jedoch gegen Ende des Krieges schwer und musste aus dem Dienst entlassen werden.

Ab 1920 lebte und arbeitete er gemeinsam mit seiner Frau, Dr. med. Erna Falk, in Schöneberg in der ersten Etage des Hauses Hauptstr. 30. Dort waren sowohl die Praxis- wie die Wohnräume. Das Ehepaar engagierte sich im Bund der sozialistischen Ärzte, war wohltätig und ließ Notleidende in ihrem unweit des Volksparks gelegenen Garten Obst pflücken und auch schon einmal übernachten. Die Falks hatten zwei Kinder, den 1923 geborenen Sohn Werner und eine zwei Jahre jüngere Tochter, Renate, beide erinnern sich gut an ihre Kindheit in Schöneberg.

Im April 1933 verlor Dr. Albert Falk die Zulassung zur Behandlung von Kassenpatienten, da er aufgrund seiner Erkrankung im Ersten Weltkrieg den Frontkämpferstatus, der das verhindert hätte, nicht zuerkannt bekam. Seine Praxistätigkeit war nun auf die Behandlung der Privatpatienten beschränkt, einige der Kassenpatienten konnte seine Frau weiter behandeln; sie übernahm nun zum Teil auch die Behandlung der Kinder.

Albert Falk hatte schon 1933/34 Pläne zur Emigration gehabt, die sich zunächst wegen seiner alten Eltern, die nicht alleine zurückbleiben sollten, nicht realisieren ließen. Nach ihrem Tod versuchte das Ehepaar Falk erneut, ein Emigrationsland zu finden, zunächst die USA, danach Australien. Dr. Falk besuchte zur Vorbereitung Englischkurse für Erwachsene, die an der privaten Goldschmidtschule angeboten wurden. Etwa 1935/36 bekamen er und seine Frau ein Affidavit für die USA, doch die Immigration scheiterte im letzten Moment. Albert Falk war 1936 allein in die USA gereist, kehrte aber zu seiner Familie zurück. Das Ehepaar Falk bemühte sich nun um eine Einreisegenehmigung nach Australien.

Nach der Reichspogromnacht am 9. November 1938 versteckte sich Dr. Albert Falk, da er mit seiner Verhaftung rechnen musste, Patienten hatten ihn gewarnt. Von den Lebensumständen der vergangenen Jahre bereits tief gedemütigt, belastete dies den 53-jährigen, zur Untätigkeit gezwungenen Mediziner so sehr, dass er sich am 18. Dezember 1938 das Leben nahm. Zwei Tage später brachte die Post die Einreisegenehmigung für die gesamte Familie nach Australien.

Literatur:

Kunstamt Schöneberg / Schöneberg Museum in Zusammenarbeit mit der Gedenkstätte Haus der Wannsee-Konferenz (Hg.): Orte des Erinnerns, Bd. 2, Jüdisches Alltagsleben im Bayerischen Viertel. Berlin² 1999, S. 155f.

Seidler, Fritz (Hg.): Jüdische Kinderärzte, entrechtet – geflohen – ermordet. Basel u.a. 2007.

Interview mit Werner Falk im März 2005 im Rahmen der Ausstellung „Wir waren Nachbarn".

Arthur Simons (1877–1942), Neurologe

Bernd Holdorff

Besonders tragisch ist das Schicksal von Arthur Simons, der als einer der wenigen neurologischen Hochschullehrer den Häschern des Nazi-Regimes nicht entkam. Seine Hauptleistung, die systematische Untersuchung der tonischen Nackenreflexe bei Hemiplegikern, ist trotz ihres seinerzeit international anerkannten Stellenwerts nach dem Zweiten Weltkrieg in Vergessenheit geraten.

Volontariate, poliklinische, militärärztliche und Konsiliartätigkeiten

„Ich, Arthur Simons, bin in Düsseldorf als Sohn des Bergwerkdirektors Bernhard Simons, geboren, 42 Jahre alt. Nach bestandenem Abiturientenexamen auf dem Städtischen Gymnasium in Düsseldorf studierte ich von 1897–1903 in Heidelberg (1 Semester) und Berlin".[1] So leitete Simons sein Curriculum für die Habilitation an der Berliner Friedrich-Wilhelms-Universität ein.

Seine erste ärztliche Tätigkeit war von raschen Wechseln der Institute und Disziplinen in meist unbezahlter Stellung als Volontärassistent gekennzeichnet. Die nachhaltigste Erfahrung hat Simons sicher in der Poliklinik von Hermann Oppenheim (1858–1919) während der Jahre 1907 bis 1914 gesammelt. Als erster Assistent war er neben dem Oberarzt Richard Cassirer (1868–1925) der bedeutendste Oppenheim-Mitarbeiter. Der Erste Weltkrieg, der Simons von Anfang an in die militärärztliche Tätigkeit zwang, der Tod Oppenheims (1919) und schließlich seine jüdische Herkunft machten eine geordnete Universitätslaufbahn unmöglich. Bis zur Habilitation und dem Titel des a.o. Professors in unbezahlter Stellung schafften es viele jüdische Kollegen, aber ein bezahltes Hochschullehramt erlangten die wenigsten und auch nur, wenn sie christlich getauft waren. Simons gab als Religion „liberal-jüdisch" an. Durch seine verschiedenen klinischen Konsiliartätigkeiten – als beratender Neurologe an der I. Medizinischen Klinik der Charité und den größten städtischen Krankenhäusern Berlins, u.a. am Rudolf-Virchow-Krankenhaus – war keine ausreichende materielle Absicherung zu erwarten. Die Anfrage des Verwaltungsdirektors der Friedrich-Wilhelms-Universität wegen Nebentätigkeitseinnahmen beantwortete er am 15. Mai 1930: „neurolog. Consiliarius am Virchow-Krankenhaus und Krankenhaus Westend. Pro Besuch, nicht pro Einzelfall, zehn Mark!!"[2] Somit ließen sich die Konsiliaranforderungen zur Kostenersparnis bündeln. Er wohnte seit 1916 in der Kurfürstenstr. 50, Berlin W35, in derselben Wohnung hatte er auch seine Nervenarzt-Praxis. Am 30. September 1938 wurde per Gesetz allen jüdischen Ärzten die Approbation entzogen, sie durften sich jetzt nur noch „Krankenbehandler" nennen. Arthur Simons arbeitete zweimal wöchentlich unentgeltlich in einer jüdischen Poliklinik, seine Praxis führte er in der Kurfürstenstr. 50 mit schwindenden Einnahmen bis zu seiner Deportation fort. Im August 1938 wurde Simons vom Vorstand der Jüdischen Gemeinde als Leiter der Nervenabteilung der Krankenhilfe der Jüdischen Gemeinde vorgeschlagen; ob die Ärztekammer Berlin diesen Vorschlag berücksichtigte, ist nicht bekannt.

1 *Geheimes Staatsarchiv Preußischer Kulturbesitz, I. HA Rep.76 Kultusministerium, Va Sekt. 4 Tit, VI Nr. 50, Habilitierung und Remuneration der Privatdozenten bei der medizinischen Fakultät der Universität Berlin, [Bd. 15], 1920–1922, Blatt 92–99.*

2 *Archiv der HUB Personalakte.*

Wissenschaftliche Arbeiten

Noch während der militärärztlichen Zeit im Ersten Weltkrieg gelang es ihm, an hirnverletzten Soldaten neurologische Beobachtungen zu sammeln und zu veröffentlichen. Seine Habilitation und a. o. Professur erlangte er 1921 bzw. 1923 und blieb bis zur NS-Zeit wissenschaftlich und neurologisch-publizistisch tätig.

Seine bedeutendste Untersuchung war die über die tonischen Halsreflexe bei Hemiplegikern (Halbseitengelähmten), die für die nächsten Jahre unübertroffen bleiben sollte. Das, was Simons zufällig 1916 im Lazarett bei seinem ersten Patienten beobachtet hatte, unterzog er einer gründlichen Serien-Untersuchung; bei Kriegsende waren es 31 Hemiplegiker, bis 1922 waren es annähernd 600 Patienten, zum Teil auch noch mit anderen neurologischen Krankheiten. Seine einschlägige Foto- und Filmdokumentation stammt aus den Jahren 1916 bis 1919. Der Film mit elf Falldarstellungen wurde um 1922, als er schon Privatdozent war, in der UFA zusammengestellt; heute befindet er sich im Bestand des Bundesarchivs (Filmarchiv) Berlin.

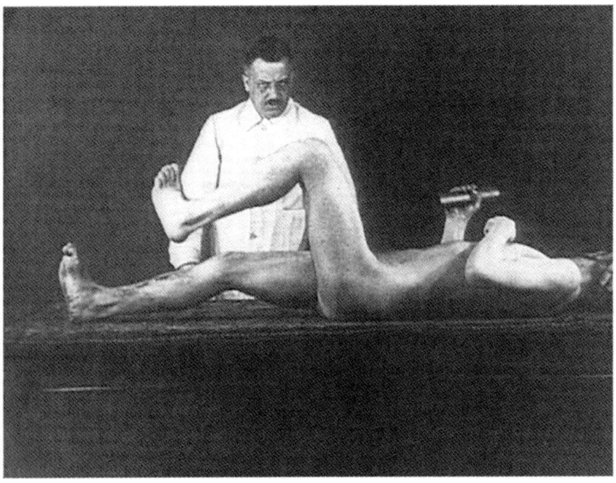

Abb. 1: Arthur Simons 1919 mit einem links hemiplegischen Patienten. Durch Kopfdrehung nach re. und willkürlichen Faustschluss re. ausgelöste hemiplegische Mitbewegungen li.: vor allem reflexhafte Beugung li. Arm und Bein.

Seine Bildqualität überrascht noch heute, die davon abgeleiteten Fotos finden sich in Simons Arbeit von 1923 wieder. Nach anfänglichen Beschreibungen der asymmetrischen Halsreflexe im Tierexperiment und Beobachtungen bei einzelnen neurologisch Kranken durch Magnus und de Kleijn (1912[3]) waren diese Phänomene beim Hemiplegiker bis dato unbekannt. Diese Kenntnisse blieben lange verschollen, bis das Ehepaar Bobath sie für die Krankengymnastik und Lagerung von Hemiplegikern zur Spastik-Minderung wiederentdeckte, in ihrem englischen Exil leider nur auf Walshe's Arbeiten bezugnehmend, aber nicht auf Simons Befunde, die schon Heinrich Pette 1925 rückhaltlos mit den Worten anerkannte: Sie sind „bis auf den heutigen Tag die einzig größere Arbeit dieser Art geblieben".

Entrechtung und Vernichtung

Seit 1933 war Arthur Simons als Jude einer zunehmenden Entrechtung ausgesetzt. Durch die Unterhaltszahlungen an seine von ihm seit 1926 geschiedene Frau, Zwangsverkäufe und Versteigerungen seiner Kunstsammlung und seines Haushalts verlor er fast sein gesamtes Vermögen. Einwanderungsgesuche nach England scheiterten[4] trotz guter Zeugnisse seiner früheren Universitäts-und Krankenhauskollegen, die ihn bis 1933 zu ihren Mitarbeitern oder vertrauten Kollegen zählen konnten, unter ihnen u.a. die Professoren Karl Bonhoeffer und Ferdinand Sauerbruch, Moritz Borchardt und Leopold Lichtwitz.[5] Simons – seit 1919 an der

3 *Literatur zu diesen und folgenden Autoren bei Holdorff 2012, S. 514–520.*

4 *Council for Assisting Refugee Academics (CARA) in London, MS.SPSL 553/3 fols.317–51, archiviert in: Special Collections Reading Rooms, Department of Special Collections, Radcliffe Science Library, Bodleian Libraries, University of Oxford, Parks Road, OXFORD.*

5 *Ebenfalls im April 1933 entlassen und nach New York emigriert.*

I. Medizinischen Klinik der Charité konsiliarisch tätig – wird als fachmännischer und gewissenhafter Berater für Nervenkrankheiten und als Oppenheim-Schüler mit Würdigung seiner hervorragenden Untersuchungstechnik, seines neurologischen Wissens und seiner geistigen Vielseitigkeit allseits gelobt. Auch seine Qualität als gut geschulter, scharfsinniger neurologischer Diagnostiker sowie als wissenschaftlich interessierter, aktiver und einfallsreicher Forscher werden mehrfach genannt. Bonhoeffers Beachtung fanden gerade auch Simons' besondere wissenschaftliche Arbeiten über „Das Verhalten der Stellreflexe beim Hemiplegiker", „Über den Hypophysenstich und seine Technik" und „Über die Lipodystrophie". Erst ein weiteres Jahr später – mit begründet durch Simons Krankheit – reichte er das Formular des „Academic Assistance Council" vom 15. November 1934 nach, als Referenzen werden nun die Professoren Bonhoeffer, Sauerbruch, Czerny, sowie Prof. Dr. med. B. Sachs, New York und Prof. Dr. med. L. Lichtwitz – inzwischen New York, Montefiore Hospital – aufgeführt. Simons erklärt, dass er an der Charité als nicht-beamteter Professor extraordinarius und wissenschaftlicher Mitarbeiter am 6. September 1933 aufgrund des Arier-Paragraphen gekündigt worden sei, er nun eine Privat-Praxis betreibe, unentgeltlich zweimal wöchentlich in einer jüdischen Poliklinik arbeite, kein Vermögen habe und für seine geschiedene Frau finanziell aufkommen müsse. Am 30. September 1938 wurde ihm die ärztliche Approbation aberkannt, nun durfte er sich nur noch als „Krankenbehandler" betätigen. Im September 1942 kehrte er von einer Vorladung bei der Gestapo nicht zurück, nach Zwischen-Haft in Berlin wurde Arthur Simons am 26. September in den aus Frankfurt/Main kommenden Deportationszug nach Raasiku (Reval) verbracht und dort in einer Tötungsanstalt ermordet.

In der am 26. September 1942 von ihm abgegebenen handschriftlichen Vermögenserklärung (Arthur Siegfried Israel Simons, Prof. Dr. med., Behandler für Nerven- und Gemütskranke, jüdisch, mosaischen Glaubens, geschieden) gibt er seine noch erhaltene Wohnungseinrichtung an, ferner benennt er die von ihm gemieteten Räume in der Kurfürstenstr. 50: Sprech- und Wartezimmer, vier weitere Zimmer, Küche, Bad, WC, Balkon, Ofenheizung.

Der seit Januar 1927 von Simons geschiedenen Ehefrau, Frau Margarete Wendland, geb. 22. September 1877 („vollarisch"), stand eine monatliche Summe von 1.000 RM als Unterhalt zu.

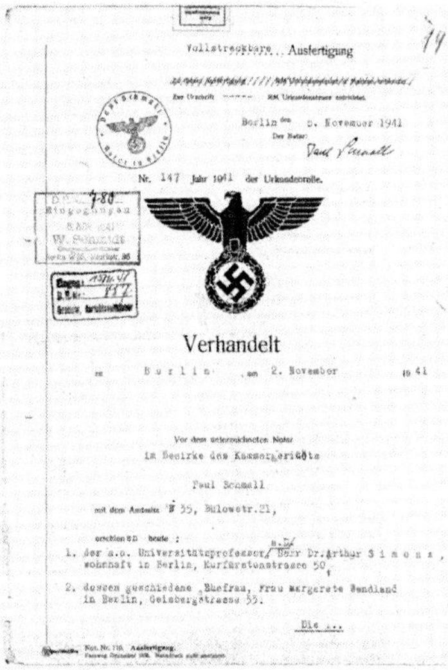

Vollstreckbare Ausfertigung

Berlin den 5. November 1941
Der Notar:
Paul Schmall

Nr. 147 Jahr 1941 der Urkundenrolle.

Verhandelt

zu Berlin am 2. November 1941

Vor dem unterzeichneten Notar
im Bezirke des Kammergerichts
Paul Schmall
mit dem Amtssitz W 35, Bülowstr. 21,
erschienen heute:

1. der a.o. Universitätsprofessor, Herr Dr. Arthur S i m o n s, wohnhaft in Berlin, Kurfürstenstrasse 50,
2. dessen geschiedene Ehefrau, Frau Margarete Wendland in Berlin, Geisbergstrasse 33.

Die ...

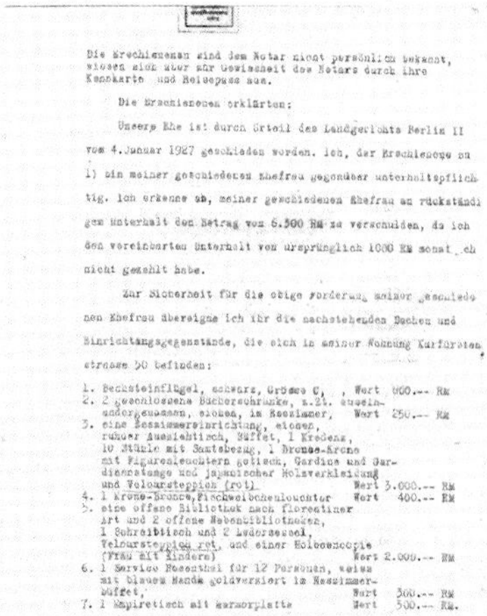

Die Erschienenen sind dem Notar nicht persönlich bekannt, wiesen sich aber zur Gewissheit des Notars durch ihre Kennkarte und Reisepass aus.

Die Erschienenen erklärten:

Unsere Ehe ist durch Urteil des Landgerichts Berlin II vom 4. Januar 1927 geschieden worden. Ich, der Erschienene zu 1) bin meiner geschiedenen Ehefrau gegenüber unterhaltspflichtig. Ich erkenne an, meiner geschiedenen Ehefrau an rückständigem Unterhalt den Betrag von 6.500 RM zu verschulden, da ich den vereinbarten Unterhalt von ursprünglich 1000 RM monatlich nicht gezahlt habe.

Zur Sicherheit für die obige Forderung meiner geschiedenen Ehefrau übereigne ich ihr die nachstehenden Sachen und Einrichtungsgegenstände, die sich in meiner Wohnung Kurfürstenstrasse 50 befinden:

1. Bechsteinflügel, schwarz, Grösse C, Wert 800.-- RM
2. 2 geschlossene Bücherschränke, z.Zt. auseinandergenommen, eichen, im Esszimmer, Wert 250.-- RM
3. eine Esszimmereinrichtung, eichen, ruhiger Ausziehtisch, Büffet, 1 Kredenz, 10 Stühle mit Samtbezug, 1 Bronze-Krone mit Figurenleuchtern gotisch, Gardine und Gardinenstange und japanischer Holzverkleidung und Velourstepppich (rot) Wert 3.000.-- RM
4. 1 Krone-Bronce, Fischweibchenleuchter Wert 400.-- RM
5. eine offene Bibliothek nach florentiner Art und 2 offene Nebenbibliotheken, 1 Schreibtisch und 2 Ledersessel, Velourstepppich rot, und einer Holbeincopie (Frau mit Kindern) Wert 2.000.-- RM
6. 1 Service Rosenthal für 12 Personen, weiss mit blauem Rande goldverziert im Esszimmer-Büffet, Wert 500.-- RM
7. 1 Empiretisch mit Marmorplatte Wert 500.-- RM.

Die Erschienene zu 2) nimmt die Übereignung hiermit an.

Die Übergabe der Sachen wird dadurch ersetzt, dass der Erschienene zu 1) die Sachen für die Erschienene zu 2) aufbewahrt.

Abb. 2: Kopie Gerichts-Dokument.

Im November 1941 war ihr gerichtlich zum Ausgleich der inzwischen angelaufenen Schulden von 6.300 RM eine Übereignung eines Teils von Simons Wohnungseinrichtung, u. a. eines Bechsteinflügels im Wert von geschätzten 800 RM, zugesprochen und zur Zwangsversteigerung freigegeben worden. Zunächst noch gepfändet, wurde diese Schuld bis Januar 1943 noch zweimal aufgelistet, inzwischen vermehrt um Simons' umfangreiche medizinische Bibliothek, bevor sie zur Versteigerung freigegeben wurde. Weitere Einrichtungsgegenstände wurden „infolge der Abreise des Dr. Arthur Simons" am 2. Januar 1943 gepfändet bzw. sind zugunsten der Ehefrau freizugeben (7.1.1943[6]). Seit Juni 1943 bleiben Versteigerungen von Bildern und Radierungen ohne Gebot oder bringen nur einen geringen Gelderlös. Eine an den „am 26.9.1942 nach dem Osten überführten Prof. Arthur Simons" noch zu stellende Telefon-Gebührenforderung wird im November 1942 an den Oberfinanzpräsidenten Berlin-Brandenburg weitergeleitet. In anderen Dokumenten ist vom abgeschobenen, vom ausgebürgerten oder vom evakuierten Prof. Dr. Arthur Simons die Rede.

Als Nachmieter wird dem Nervenarzt Dr. von Steinau-Steinbrück, Gerichtsarzt am Oberversicherungsamt, „als Fliegergeschädigten" (durch Wohnungsbombenschaden, Anm. B.H.) vom Bezirksamt Tiergarten 1943 die „Judenwohnung zugewiesen". Dieser beklagt noch am 28. September 1947 die nicht behobenen Bombenschäden, die u.a. bei Regen das Sprechzimmer unbrauchbar machten. Das 1873 erbaute Haus wurde 1981 abgerissen.

Nachkriegsakte des Entschädigungsamtes

Dem Bruder von Arthur Simons, Prof. Dr. phil. rer. nat. et med. Hellmuth Carl Rudolf Simons, war die Flucht in die USA gelungen; in den 1950er Jahren zog er in die Schweiz. Er beantragte Entschädigung, sein Bruder Arthur wurde in diesem Zusammenhang rückwirkend zum 1. November 1942 für tot erklärt. Ein Schreiben des beauftragten Rechtsanwalts vom 26. März 1955 an das Entschädigungsamt fordert für den Verlust der Wohnungseinrichtung, „vermutlich durch Plünderung", unter Nennung der Zeugen, der geschiedenen Ehefrau von Simons und des Nervenarztes und Nachmieters der Wohnung, eine Entschädigung von 10.000 DM.

Im November 1964 wird von der Witwe des langjährigen Vermögensverwalters der gesamten Familie, Michael Simon Erben in Düsseldorf, eidesstattlich versichert:

„Prof. Simons muss neben seiner Tätigkeit als Privatdozent und späterer Extraordinarius für Neurologie an der Universität Berlin (Charité) eine ausgezeichnete Praxis gehabt haben, denn seine Lebensführung war derart luxuriös, dass er sich Reisen nach Indien, USA, sowie in teuerste Bade- und Kurorte Europas leisten konnte, was nur durch ein hohes Einkommen möglich war. Zu seinen Patienten zählten ausser Berliner Hochfinanz, in- und ausländische Diplomaten von höchstem Rang, ja sogar Fürstlichkeiten. Diese glänzende Praxis bestand natürlich nur bis zur Machtübernahme durch das Dritte Reich. [...] Mir ist auch bekannt, dass Prof. Simons eine luxuriöse Wohnung besaß mit sehr viel überaus wertvollen Kunstgegenständen, darunter vier Gemälde des weltberühmten Schweizer Malers Hodler u.a.m. Prof. Simons galt als passionierter Kunstsammler. [...]"

Die frühere Hauswartsfrau der Kurfürstenstr. 50 bezeugte im Dezember 1964 gegenüber dem Bruder die wertvolle Wohnungseinrichtung von Prof. Simons, dass seine Praxis durch die Nürnberger Gesetze zum Erlahmen kam und er gezwungen war, wertvolles Mobiliar zu verkaufen. „Er lebte sehr zurückgezogen durch die ihm auferlegten Schranken des Nazi-Regimes und daher vollkommen abgeschnittenen Verdienstmöglichkeiten (sic!)."

---

6 *Vermögensakte, Oberfinanzpräsident, OFP-Aktenzeichen 5205-32/17437, zu Artur Siegfried Simons, geb. am 11.10.1877 Akte Nr. 36011, archiviert im Landeshauptarchiv Brandenburg in Potsdam.*

Dem antragstellenden Bruder wurde schließlich nach mehreren dringlichen Anfragen 1966 eine Entschädigung von 6.000 DM erstattet.

Quellen:

Geheimes Staatsarchiv Preußischer Kulturbesitz, I. HA Rep.76 Kultusministerium, Va Sekt. 4 Tit, VI Nr. 50 Habilitierung und Remuneration der Privatdozenten bei der medizinischen Fakultät der Universität Berlin, [Bd. 15], 1920–1922, Blatt 92–99.

BLHA Potsdam, Bestand Rep 36 a (Oberfinanzpräsident) Akte Nr. 36011, OFP-Aktenzeichen 5205-32/17437, zu Artur Siegfried Simons, geb. am 11.10.1877.

Literatur:

Holdorff, Bernd, Arthur Simons (1877–1942) über tonische Halsreflexe beim Hemiplegiker mit Demonstration seines Film (mit Fällen aus den Jahren 1916–1919). In: Nervenarzt 83 (2012), S. 514–520.

Holdorff, Bernd, Schicksal und Werk von Arthur Simons (1877–1942). Zur Erinnerung an einen im Holocaust ermordeten Berliner Neurologen. In: Schriftenreihe der Deutschen Gesellschaft für Geschichte der Nervenheilkunde 18 (2012), S. 371–389.

Schwoch, Rebecca (Hg.): Berliner jüdische Kassenärzte und ihr Schicksal im Nationalsozialismus. Ein Gedenkbuch. Berlin, Teetz 2009.

Simons, Arthur, Kopfhaltung und Muskeltonus, Sitzung der Berliner Gesellschaft für Psychiatrie und Nervenkrankheiten vom 3.12.1919 und 12.1.1920. In: Referateteil des Zentralblatts für Neurologie 39 (1920), S. 132–137, Berichtigung S. 256.

Abbildungsnachweis: Bundesarchiv, Filmarchiv (1); BLHA, Rep 36 a, Akte Nr. 36011 Arthur Simons (2)

„Dienstag erhielten wir die Nachricht, dass wir fort müssen."

Felix Opfer (1865–1943), Urologe

Eva Tucker / Rebecca Schwoch

Zu Beginn des Jahres 1933 hat es in Berlin etwa 3.600 Kassenärzte gegeben, davon waren mehr als 2.000 jüdischer Herkunft oder galten nach der nationalsozialistischen Ideologie als Juden. Einer dieser jüdischen Kassenärzte war Sanitätsrat Dr. Felix Opfer, ein alteingesessener Arzt in Berlin-Mitte. Felix Opfer war Berliner; am 15. Juli 1865 ist er dort geboren. Auch sein Studium der Medizin absolvierte er an der Berliner Friedrich-Wilhelms-Universität. Hier wurde er im Jahre 1888 mit einem „Beitrag zur Lehre von den traumatischen Affectionen des Rückenmarks" promoviert.

In der renommierten Friedrichstraße hatte Dr. Opfer im Haus Nr. 109 eine Praxis gegründet; das war im Jahre 1905. Zunächst als Allgemeinpraktiker tätig, spezialisierte er sich auf das Fach der Urologie. Die Praxis befand sich – wie so oft in jener Zeit – in einer geräumigen Wohnung mit zehn Zimmern. Dort übte er 33 Jahre lang seine ärztliche Tätigkeit aus. Dr. Opfer ging in seinem Beruf auf; er war Arzt mit Leib und Seele.

Felix Opfer war mit Dorothea Fanny Freund, genannt Doris, verheiratet. Sie war am 18. Mai 1882 im schlesischen Ratibor geboren worden. Das Ehepaar bekam zwei Kinder: Margot (1903–1983) und Erwin (1905–1931). Die Familie Opfer führte ein bürgerliches Leben. Der frühe Tod des Sohnes Erwin war ein erstes erschütterndes Erlebnis: Im Alter von nur 26 Jahren starb er an Kinderlähmung; er hatte gerade die medizinische Approbation erhalten. Margot blieb das einzige Kind. 1928 heiratete sie den nicht-jüdischen Schriftsteller Otto Steinicke, 1929 kam Eva zur Welt. Drei Jahre später, im Jahre 1932, wurde die Ehe allerdings wieder geschieden; Margot zog mit ihrer kleinen Tochter zurück zu den Eltern in die Friedrichstraße. Otto kam häufig dorthin, um seine Tochter zu besuchen. Er blieb eng mit den Opfers befreundet, auch später, als es für „Arier" schon gefährlich war, Kontakt zu Juden zu haben.

Die jüdischen Feiertage wurden bei den Opfers gefeiert, so wie wohl sehr viele Juden in der christlichen Dominanzgesellschaft dieses Landes ihre Feste feierten, auch wenn aus Chanukka, dem Tempelweihefest, das oft in die christliche Weihnachtszeit fällt, „Weihnukka" wurde: Neben der Menora stand im Nachbarzimmer auch der Weihnachtsbaum. Die Familie Opfer war zwar eine jüdische Familie, aber das Bewusstsein, deutsch zu sein, überwog – allerdings nur so lange, bis die Nationalsozialisten dieses mit ihrem hasserfüllten Antisemitismus unmöglich machten. Diese Zugehörigkeit hatten im Übrigen viele Juden mit ihrer Teilnahme am Ersten Weltkrieg untermauert, auch Felix Opfer.

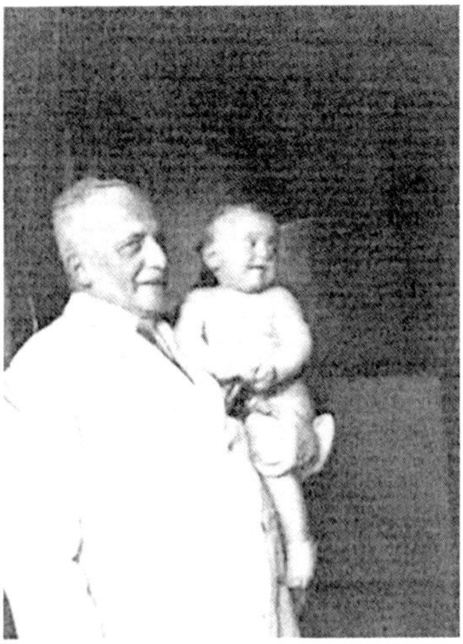

Abb. 1: Felix Opfer mit seiner Enkelin Eva in Berlin.

An die große Praxis erinnert sich die Enkelin Eva noch heute, so zum Beispiel daran, dass ein junger Mann in blau-weiß-gestreifter Jacke den Patienten die Tür öffnete und diese in das Wartezimmer bat. Dieser junge Mann musste dann bald aufgrund der Nazigesetze seinen Dienst in Dr. Opfers Praxis quittieren. Nach und nach blieben auch die Patienten weg – nicht etwa, weil sie an der medizinischen Behandlung etwas auszusetzen gehabt hätten, sondern weil die neuen Gesetze den „arischen" Patienten zunehmend vorschrieben, sich nur noch von „arischen" Ärzten behandeln zu lassen. Manche jedoch blieben Dr. Opfer treu, solange es ging. Eva erinnert sich an eine ältere Patientin, die ihr einmal ein riesengroßes Osterei mitbrachte, aus Dankbarkeit dafür, dass der Doktor bei ihr rechtzeitig eine Krebskrankheit diagnostiziert hatte. Manchmal durfte Eva in das Operationszimmer eintreten, wo ein Mikroskop stand. Darin zeigte der Großvater dem staunenden kleinen Mädchen zum Beispiel eine Wanze – um ein Vielfaches vergrößert. Dass Sanitätsrat Dr. Opfer zehn Jahre später, von Ungeziefer geplagt, in Theresienstadt umkommen würde, war zu dieser Zeit noch völlig undenkbar.

Bis 1938 konnte Dr. Opfer seine Praxis einigermaßen unbehelligt weiterführen. Doch dann traf auch ihn der erste Paragraf der 4. Verordnung zum Reichsbürgergesetz: „Bestallungen (Approbationen) jüdischer Ärzte erlöschen am 30. September 1938." Von nun an durfte sich der langjährige und erfahrene Urologe nicht einmal mehr Arzt nennen. Das konnte er nicht fassen – er, der im Ersten Weltkrieg noch dem deutschen Vaterland gedient hatte. Dabei half ihm nicht, dass es allen jüdischen Kollegen genauso ging. Es dauerte nicht lange, da musste er die große Wohnung in der Friedrichstraße aufgeben. Man wies ihm eine kleinere Wohnung im „jüdischen Viertel" in Schöneberg zu, in der Barbarossastraße 57. Nach der sogenannten Kristallnacht im Schicksalsjahr 1938 suchten auch die Opfers fieberhaft nach Möglichkeiten zur Emigration. Unbekannte Begriffe wie „Affidavit", „Permit" oder „Guarantee" bestimmten nun die täglichen Gespräche. Hier wurde Evas Vater, Otto Steinicke, zum rettenden Mittelsmann – er hatte englische Quäker-Freunde, die es ermöglichten, dass Margot und Eva im Februar 1939 nach England emigrieren konnten. Otto Steinicke blieb in Deutschland, obwohl es ihm möglich gewesen wäre, nach England oder in die USA zu emigrieren. Er hoffte immer auf bessere Zeiten, kam aber leider noch 1945 in Berlin im Bombenhagel um.

Felix Opfer war sich beim Abschied von der geliebten Tochter und Enkeltochter auf dem Bahnhof im Klaren darüber, dass es kein Wiedersehen geben würde. Von der neun Jahre alten Eva verabschiedete sich der nunmehr fast 74-Jährige auf dem Bahnhof mit den Worten: „Liebes Kind, wir werden uns nicht wiedersehen." Von nun an wurden zahlreiche Briefe und Karten verfasst. So schrieb Doris Opfer Ende März 1939: „[...] er ist wieder zugelassen, u. demnächst wird ein blaues Schild an unserem Hause prangen." Dr. Opfer hatte eine jederzeit widerrufbare Genehmigung erhalten, als sogenannter Krankenbehandler zu arbeiten. So baute er sich in der neuen Wohnung in der Barbarossastraße erneut eine Praxis auf, denn die alte hatte er für wenig Geld verkaufen müssen. Als Urologe war Dr. Opfer in der neuen Gegend ein gefragter Arzt – für jüdische Patienten. Das gab Hoffnung. Immer wieder ist in den Briefen, die nach England gingen, zu lesen, wie froh Felix Opfer war, überhaupt noch arbeiten zu dürfen, auch wenn die Praxis meistens doch so gut wie leer war. Ende April 1939 schrieb er an seine Tochter: „Praxis tägl. 1–2 Patienten! Kolossal!" Und im September desselben Jahres hieß es: „ [...] hoffentlich bleiben wir weiter gesund u. arbeitsfähig. In der Praxis habe ich z. Z. ziemlich viel zu thun u. dann denkt man nicht zu viel!" Gut zwei Jahre später hieß es: „Meine Praxis ist weiter im Gange, wenn auch durch viele Fortzüge eingeengt, gewährt Anregung, Ablenkung, Befriedigung." Die Briefe geben bis hierher einen Anschein von Normalität. Doch im September 1942 schrieb Doris Opfer nach England das Unvorstellbare: „Dienstag erhielten wir die Nachricht, dass wir fort müssen. [...] wollen auch wir tapfer sein u. uns der Gnade Gottes anvertrauen, auch wir geben die Hoffnung auf ein Wiedersehen nicht auf, das ist unser Lebensziel. [...] die Patienten sind riesig traurig[,] ihren so sehr geliebten Arzt zu verlieren. Wir hoffen, dass mein gel.[iebter] Mann auch draussen wird praktizieren können [...]."

Die Eheleute Opfer mussten sich zunächst in dem Sammellager in der Artilleriestraße 31 einfinden, um dann am 3. Oktober 1942 nach Theresienstadt deportiert zu werden. Offenbar versuchten auch sie, sich dort irgendwie zu arrangieren. In diesem Sinne schrieb Felix Opfer im Juli 1943 an seinen Schwager Walter Freund: „Wir selbst sind gesund. Meine Frau ist tätig; ich höre medic.[inische] u. andere interessante Vorträge u. besuche die medic.[inische] Bibliothek." Felix Opfer war mittlerweile 78 Jahre alt. Vom 20. November 1943 stammt die vorletzte Karte aus Theresienstadt, Wallstraße 8. Mit dieser standardisierten Karte bedankte sich Doris Opfer für den Empfang eines Paketes; sowohl dessen Inhalt als auch die angeschriebene Person, Anni Pelke aus Schöneberg, bleiben ein Geheimnis. Unterschrieben hatte Doris mit „Witwe Dorothea Opfer". Auf diese Weise – die Karte war an die Tochter weitergeleitet worden – erfuhr Margot vom Tod ihres Vaters. Felix Opfer war am 11. Oktober 1943 im Ghetto Theresienstadt gestorben. Das letzte Lebenszeichen von Doris zeigt eine Karte aus der Theresienstädter Parkstraße 4, die an Doris' Schwägerin, die nicht-jüdische Irmgard Freund in Berlin-Halensee, ging: „Ich bestätige dankend den Empfang Ihres (Deines) Paketes vom 31.8.1944." Wenige Tage später, am 9. Oktober 1944, wurde die 62-jährige Doris Opfer nach Auschwitz verschleppt; dort ist sie verschollen, wahrscheinlich wurde sie direkt nach der Ankunft in den Gaskammern ermordet.

Literatur:

Hahn, Judith / Schwoch, Rebecca: Anpassung und Ausschaltung. Die Berliner Kassenärztliche Vereinigung im Nationalsozialismus. Berlin, Teetz, 2009.

Nachlass Dr. Felix und Doris Opfer: Privatbesitz Eva Tucker.

Schwoch, Rebecca (Hg.): Berliner jüdische Kassenärzte und ihr Schicksal im Nationalsozialismus. Ein Gedenkbuch. Berlin, Teetz 2009.

Tucker, Eva, Special Expressions. A Jewish Childhood. In: Jarman, Peter / Tucker, Eva (Hg.): Patterns And Examples: Experiencing the Spirit of Other Faiths. O.O. 2005, S. 141–148.

Tucker, Eva: Berlin Mosaic. London 2005.

Tucker, Eva: Becoming English. London 2009.

Abbildungsnachweis: aus Schwoch 2009

Abraham Buschke (1868–1943), Arzt für Haut- und Geschlechtskrankheiten

Ruth Federspiel / Ruth Jacob

Seine außergewöhnliche Karriere und seine Verdienste als Arzt und Forscher über dreißig Jahre hinweg dokumentieren dermatologische Fachzeitschriften weltweit. Sein arbeitsreiches, mit Ehrungen und Erfolg ausgezeichnetes Leben fand im Ghetto Theresienstadt ein trostloses Ende. In den Erinnerungen seiner Kinder und Enkel bleibt Abraham Buschke lebendig.

Geboren in der Provinz Posen am 27. September 1868, in der kleinen Stadt Nakel an der Netze, wuchs Abraham Buschke in bescheidenen Verhältnissen auf, ganz in der ostjüdischen Tradition mit ihrer tiefen Religiosität. Seiner Religion blieb er sein ganzes Leben lang treu verbunden. Eine akademische Laufbahn oder gar Karriere war ihm nicht in die Wiege gelegt, er musste schon als Heranwachsender hart dafür kämpfen. Seine Eltern starben früh, doch dank der Förderung seiner Lehrer konnte Abraham Buschke das humanistische Gymnasium von Nakel bis zum Abitur besuchen. Ab 1886 studierte er in Greifswald, Breslau und Berlin Medizin; während seiner ab 1891 folgenden Assistentenzeit hatte er einige der besten akademischen Lehrer jener Zeit, traf dabei auch auf Rudolf Virchow und Robert Koch. Buschke interessierte sich für das noch junge Fach der Haut- und Geschlechtskrankheiten. Er ging zu Albert Neisser nach Breslau, der die Ursache der weitverbreiteten Gonorrhö entdeckte, das nach ihm benannte Bakterium Neisseria Gonorrhoeä. Zurück in Berlin wurde der Arzt mit dem charismatischen Schnauzbart Assistent bei Edmund Lesser. Bei ihm forschte er zur Blastomykose, einer Pilzinfektion von Haut und Lunge. Die Ergebnisse seiner Untersuchungen wurden 1900 als Habilitationsschrift angenommen und nach erfolgreich abgeschlossenem Verfahren 1902 veröffentlicht. Nun begann eine außergewöhnliche Karriere, die Abraham Buschke mit nur 38 Jahren in die erste Reihe der deutschen Medizin stellte. 1906 wurde er zum dirigierenden Arzt der dermatologisch-venerologischen Abteilung des neu eröffneten Rudolf-Virchow-Krankenhauses berufen; damit verbunden waren auch Lehrverpflichtungen an der Friedrich-Wilhelms-Universität. Er durfte sich als Klinikleiter zwar Professor nennen, die akademische Ernennung zum Ordinarius indes erhielt er nicht, sie war Juden im Kaiserreich verwehrt.

Eine erste Abteilung für Haut- und Geschlechtskrankheiten hatte Dr. Buschke 1904 am Urban-Krankenhaus aufgebaut. Diese wurde nun im Herbst 1906 als zweite dermatologische Abteilung an das soeben fertiggestellte Rudolf-Virchow-Krankenhaus abgegeben. Dass es hier, unter Leitung von Wilhelm Wechselman, eine weitere Hautklinik gab, zeigt die Wichtigkeit der Dermatologie und Venerologie in dieser Epoche, die nur wenige Therapien für die grassierenden Geschlechtskrankheiten bereithielt. Im Gegensatz zu Wechselmann stand Buschke dem Arsenpräparat Salvarsan für die Syphilis-Therapie skeptisch gegenüber. Sein Zögern wegen der dabei auftretenden Schäden, die er näher erforschte, brachte ihm Kritik ein. Erst 1932 sprach er sich für die Savarsanbehandlung in Kombination mit Wismutsalzen aus.

Als treuer Patriot stellte sich Abraham Buschke im Ersten Weltkrieg für die Leitung eines dermatologischen Lazaretts in Berlin-Plötzensee zur Verfügung. In dieser Zeit zog er mit seiner Familie in die Lützowstraße 69a, hier unterhielt er auch eine Praxis. Nach Kriegsende arbeitete er unermüdlich weiter an der Erforschung und Bekämpfung der Geschlechtskrankheiten. Dazu hielt er auch vor angehenden Friseuren Vorträge, weil er gerade diese als wichtige Multiplikatoren bei der Verbreitung des Wissens über Sexualhygiene und die Bekämpfung der häufigsten Geschlechtskrankheiten ansah. Ab 1920 war er zum außerplanmäßigen nicht beamteten Professor an der Friedrich-Wilhelms-Universität ernannt worden; die

Beschränkungen für jüdische Habilitierte waren mit Beginn der Weimarer Republik formal aufgehoben worden, faktisch bestanden sie jedoch häufig fort.

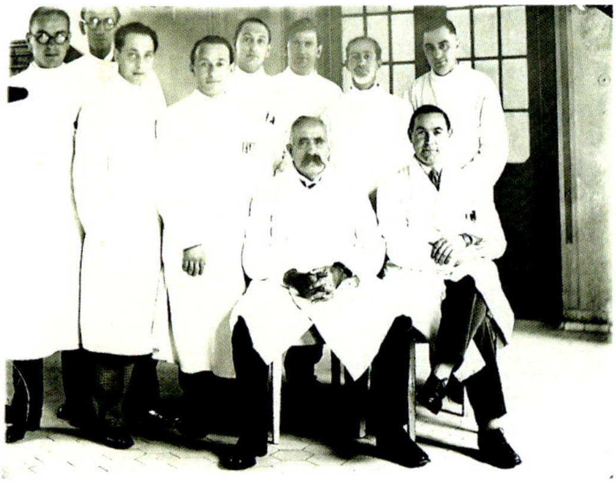

Abb. 1: Abraham Buschke mit dem charakterisierenden Schnauzbart und Kollegen, neben ihm sitzend vermutlich der Oberarzt Erich Langer, Datum ungewiss.

Als akademischer Lehrer und Klinikleiter regte Abraham Buschke eine Vielzahl von Veröffentlichungen an und arbeitete auch selbst daran mit. Im Gegensatz zu vielen anderen nannte er seine Mitarbeiter als Koautoren, so „entstand das geflügelte Wort. ‚Es geht von Mund zu Mund, schon wieder Buschke und ...'"[1] Zusammen mit seinem langjährigen Oberarzt Erich Langer verfasste er ein Lehrbuch der Gonorrhö, das in mehreren Auflagen erschien. Zu seinem sechzigsten Geburtstag im Jahr 1928 erhielt er eine akademische Festschrift, die annähernd 300 Veröffentlichungen auflistet, darunter auch umfangreiche Handbuchbeiträge. Ein Jahr später wurde ihm eine weitere Ehre zuteil, als Mitglieder der Fakultät ihn für die Nachfolge des Lehrstuhls von Georg Arndt an der Charité vorschlugen; er entschied sich gegen eine Kandidatur. In diesem Jahr erhielt er auch einen Lehrauftrag für eine einstündige Vorlesung über Sexualhygiene an der Handelshochschule; das Kuratorium teilte ihm am 10. August 1929 seine Freude darüber mit, ihn „als Mitglied des Lehrkörpers der Handels-Hochschule Berlin begrüßen zu können"[2]. Aus diesen Vorlesungen entstand die Idee zu einer gemeinsam mit dem Fürsorgearzt Fritz Jacobsohn verfassten Überblicksdarstellung „Geschlechtsleben und sexuelle Hygiene", hier sprach sich Dr. Buschke deutlich für die Savarsanbehandlung in Kombination mit Wismutsalzen aus. Diese Schrift war als Aufklärungsschrift an ein breiteres Publikum gerichtet.

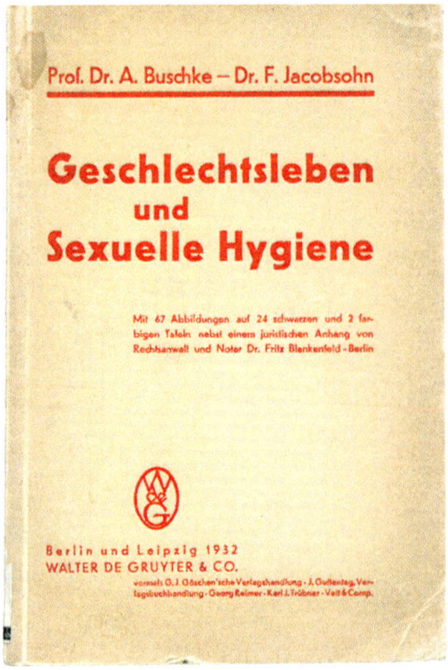

Abb. 2: Buchdeckel der Originalausgabe „Geschlechtsleben und Sexuelle Hygiene" von 1932.

Zu den frühen Ausgrenzungsmaßnahmen der Nationalsozialisten gehörte das am 7. April 1933 erlassene „Gesetz zur Wiederherstellung des Berufsbeamtentums", das die schnelle Entlassung jüdischer und politisch missliebiger Beamter und Angestellter aus dem öffentlichen Dienst zum Ziel hatte. Abraham Buschke wurde aus der Klinik geworfen, für die er fast 30 Jahre unermüdlich im Einsatz gewesen war. Fortan versorgte er im Krankenhaus der Jüdischen Gemeinde bis zu seiner Deportation im November 1942 ehrenamtlich die stationären Patienten. So lange führte der berühmte Hautarzt auch seine Praxis weiter. 1939, nach dem Entzug seiner Approbation und dem vermutlich

1 *Zitiert nach: Sterry / Haas 2008, S. 130.*
2 *Archiv der HUB, UK Personalia B 514, Bd.1, Bl. 4.*

erzwungenen Umzug war er „Krankenbehandler" in der Motzstraße. International blieb er ein hoch angesehener Wissenschaftler und gefragter Redner.

Seit dem 7. Juni 1900 war Abraham Buschke mit Erna Fränkel verheiratet, drei Söhne kamen zur Welt: 1902 Franz Julius, 1904 Albrecht und 1907 Wilhelm Heinrich Buschke. Die Familie lebte zunächst in der Mohrenstraße in Mitte, vor der Geburt des dritten Sohnes zog man an den Kurfürstendamm und später in die Lützowstraße; hier hatte Abraham Buschke auch eine Privatpraxis. Die Erinnerungen der Kinder lassen einen jüdisch geprägten, bürgerlichen Haushalt aufscheinen, in dem neben einer umfangreichen Bibliothek auch zahlreiche Kultgegenstände wie Kidduschbecher, Sabbatleuchter und die Menorah das Leben prägten. In der Erinnerung von Erna Buschke findet die Entspannung, die ihr Mann beim Musizieren mit den Söhnen, beim Studium der Botanik und der Philosophie fand, einen wichtigen Platz. Dieses Heim mussten Erna und Abraham Buschke 1939 verlassen, nachdem das im selben Jahr erlassene „Gesetz zu Mietverhältnissen mit Juden" ihre Kündigung innerhalb von vier Wochen ermöglicht hatte. Sie zogen nach Schöneberg in die Motzstraße 72, in ein Haus, das dem jüdischen Kaufmann Schlome gehörte.

Von den Söhnen hatten sich die Eltern schon viel früher verabschieden müssen, alle drei emigrierten in die USA. Franz Julius, der Älteste, hatte in Berlin Medizin studiert und war Radiologe geworden. Er flüchtete im Zusammenhang mit dem Boykott-Tag im April 1933 nach Zürich. Ein Jahr später wanderte er in die USA ein und lebte zunächst in Chicago, später in Seattle. Nach dem Zweiten Weltkrieg wurde Franz Julius Buschke Professor an der University of California, San Francisco. Er war ein erfolgreicher Forscher und brachte die Entwicklung seines Faches wesentlich voran. Mit 80 Jahren starb er 1983 in San Francisco; eines seiner vier Kinder, Herman, lässt als renommierter Alzheimer-Forscher in New York den Namen Buschke in der Medizinwelt weiterleben.

Albrecht Buschke, der zweite Sohn, war als Jurist in den Vorstand der Berliner Gaswerke aufgerückt. Er verlor seine Stellung durch das „Gesetz zur Wiederherstellung des Berufsbeamtentums" und emigrierte 1938 mit seiner Frau Ruth, selbst auch Juristin, und der 1934 geborenen Tochter Marianne in die USA. Anders als seine Brüder, musste er sein Geld in einem neuen „Job" verdienen. Aus Berlin hatte der passionierte Schachspieler seine große Sammlung internationaler Schachbücher mitgebracht. Damit baute er ein in ganz Amerika gefragtes Antiquariat auf; in den 1940er Jahren erweiterte er den Sammelschwerpunkt um wissenschaftliche Literatur aus Russland. Russisch war eine der sieben Sprachen, die Albrecht Buschke fließend sprach. Nach dem Krieg war er ein gefragter Ratgeber beim Wiederaufbau wissenschaftlicher Sammlungen russischer Periodika in europäischen Bibliotheken. Er starb in Staten Island im Januar 1986.

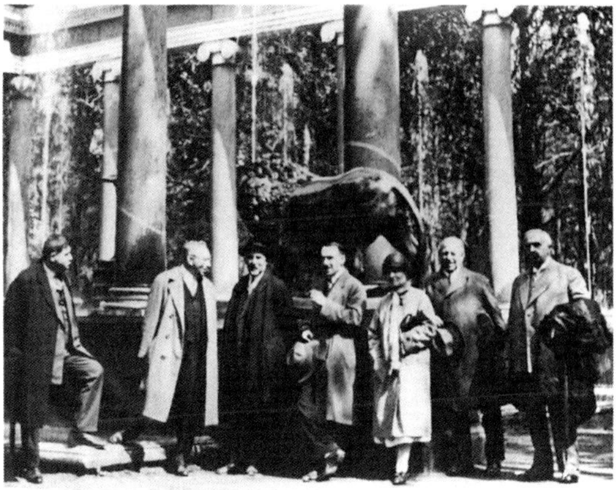

Abb. 3: Albrecht Buschke (li.) begleitete Prof. Felix Pinkus (2. von li.) und seinen Vater Abraham Buschke (re.) als Dolmetscher zu einem Treffen mit dem Ehepaar Pawlow, jr. (Mitte) in Leningrad, vermutlich Ende der 1920er Jahre.

Der jüngste Sohn Wilhelm Heinrich hatte sein Studium der Medizin 1932 abgeschlossen; zur Facharztausbildung in der Augenheilkunde wechselte er wegen der beginnenden Beschränkungen für jüdische Assistenzärzte in die Schweiz, zunächst nach Basel, dann nach Bern. Dort heiratete er 1934 die ebenfalls aus Deutschland geflüchtete Arzttochter Marie Löwenberg. Sie stammt aus der Familie von Ernst Cassirer. Mit ihren Cousins und Cousinen kamen die Buschkes in Berlin wie in der New Yorker Emigration zu gemeinschaftlichem Musizieren und Gesprächen zusammen. Marie Buschke bringt 1936 in Bern ihre erste Tochter zur Welt, Eva Renate. In ihrem Zuhause in New York bewahrt diese ein Foto, auf dem sie unter dem liebevollen Blick von Erna Buschke auf den Schoß des Großvaters krabbelt. Mit ihren Eltern wanderte sie 1938 ebenfalls in die USA ein. In der ophthalmologischen Forschungsabteilung der Johns Hopkins University findet ihr Vater, Wilhelm Heinrich Buschke als Hornhautspezialist Arbeit; 1944 wird die zweite Tochter Miriam Suzanne dort geboren. Nur sechs Jahre, später im Dezember 1950, stirbt der hoch angesehene Wissenschaftler, der inzwischen am Manhatten Eye, Ear and Throat Hospital tätig ist, unerwartet. Wilhelm Heinrich Buschkes Frau musste nun sich und die beiden Töchter als Histologin ernähren.

Die Eltern, Erna und Abraham Buschke, sahen den ältesten Sohn und seine Familie noch einmal bei einer USA-Reise im Jahr 1937, die Abraham Buschke und seine Frau nach New York führte. Die New York University, der eine der bedeutendsten Hautkliniken der USA angegliedert war, hatte den Berliner Professor für einen Vortrag auf einem dermatologischen Kongress eingeladen. Eine Studienreise schloss sich an. Erna Buschke schreibt dazu, dass ihrem Mann gleich nach der Ankunft in New York ein Stundenplan verabreicht worden sei, den er sehr genau eingehalten habe und der ihn zur Besichtigung verschiedener Krankenhäuser und zum Halten von Vorträgen verpflichtet habe. Sie fährt fort: „Leider kehrten wir gegen den Wunsch unserer Kinder (sie weilten in Chicago) wieder nach Berlin zurück, immer von dem Gedanke geleitet, ihnen nicht unnütz zur Last zu fallen – noch zumal damals in der Heimat zu viele Annehmlichkeiten aufzugeben waren. So zum Beispiel die Tätigkeit im Krankenhaus der jüdischen Gemeinde in Berlin, die Buschke ehrenamtlich bekleidete und die ihm Freude machte..."[3]

Eine zweite Chance Deutschland zu verlassen bekommt das Ehepaar nicht mehr. Abraham Buschke erhält zwar im darauf folgenden Jahr 1938 noch einmal eine Einladung in die USA, um dort einen Kongress zu leiten. Da er nicht gemeinsam mit seiner Frau dorthin reisen kann, sagt er seine Teilnahme ab, einige Monate später erfolgt der Zwangsumzug nach Schöneberg.

Ende Oktober 1942 erhalten Abraham und Erna Buschke die sogenannten Listen zugesandt, in die sie minutiös die noch verbliebenen Gegenstände ihres Haushalts, Sparguthaben und sonstigen Besitz eintragen müssen. Sie unterschreiben diese sogenannte Vermögenserklärung am 28. Oktober, am 4. November 1942 werden sie nach Theresienstadt deportiert. Im Alter von 74 Jahren stirbt Abraham Buschke dort völlig erschöpft und entkräftet am 24. Februar 1943. Erna Buschke verfasst, noch in Theresienstadt „von autoritativer Stelle" dazu aufgefordert, einen Lebenslauf ihres Mannes, „dessen guter Name hoffentlich in der Welt weiterleben wird – in der Wissenschaft, in seinen vielen, vielen dankbaren Schülern, und last not least in seinen Kindern und Enkeln." Dieser Lebenslauf ist auf unbekannten Wegen in die Bibliothek des Rudolf-Virchow-Krankenhauses gelangt, bei der Hundertjahrfeier der Berliner Dermatologie 1982 wurde er vorgetragen und später abgedruckt, das Schicksal von Abraham Buschke so ein wenig vor dem Vergessen bewahrt.

3 *Erna Buschke zitiert nach: Nürnberger 1984, S. 91.*

Erna Buschke überlebt die folgenden zwei Jahre in Theresienstadt und gehört im Februar 1945 zu der kleinen Gruppe von Häftlingen, die mit einem Sondertransport in die Schweiz gebracht wurden (s. Biografie Peltesohn). Später lebt sie in den USA. Im Mai 2012 gibt Florence Buschke den Lebenslauf ihrer Großeltern mit Fotos und weiteren Dokumenten weiter, damit diese Biografie an den nie gekannten Großvater erinnern kann.

Literatur:

Nürnberger, Friedrich, Abraham Buschke. In: Klaschka, Franz / Rauhut, Karl (Hg.): 100 Jahre Dermatologie in Berlin. Berlin 1984, S. 89–94.

Sterry, Wolfram / Haas, Norbert, Abraham Buschke. In: Losert, Christoph Hugo / Plewig, Gerd (Hg.), Pantheon der Dermatologie. Heidelberg 2008, S. 129–132.

Abbildungsnachweis: Privatbesitz (1 und 3), Universitätsbibliothek der FU-Berlin (2)

„Only an incorrigible, an inveterate (eingefleischt!) optimist can be a good doctor. (...) He must combine in himself: seriosity, dignity, goodness, gaiety, serenity, joyfulness"

Siegfried Peltesohn (1876–1968), Orthopäde

Ruth Jacob

Siegfried Peltesohn ist das, was man einen waschechten Berliner nennt, allerdings einer von der zurückhaltenden Sorte. Zartgliedrig und eher klein von Statur, lässt der bedächtige, zeitlebens eher in sich gekehrte Mann nicht sofort an einen orthopädischen Chirurgen denken, der stundenlang am Operationstisch steht. Peltesohn verfügt über beste Voraussetzungen für einen ausgezeichneten Operateur und Wissenschaftler. Stete Disziplin, äußerste Gewissenhaftigkeit, sorgfältiges Abwägen, akribisches Arbeiten und Pünktlichkeit sind sein Credo. Menschliche Wärme entsprang ohnehin seinem Naturell. Von den preußischen Tugenden wird er nicht abrücken, auch nicht als Deutschland ihm die Approbation und die Staatsbürgerschaft aberkennt und ebenso wenig während der dunkelsten zwei Jahre seines Lebens im Ghetto Theresienstadt.

Die Peltesohns – eine deutsche jüdische Familie

Siegfried Peltesohn kommt am 13. August 1876 in Berlin als drittes von fünf Kindern des Sanitätsrats Dr. Emil Peltesohn und Clara Peltesohn, geborene Meyer, zur Welt. Der Vater ist Arzt. Die Mutter stammt aus einer gut situierten Berliner jüdischen Familie. Die fünf Kinder Julius, Therese, Siegfried, Ernst und Martha werden zwischen 1864 und 1882 geboren. Martha Kahn stirbt etwa 1910 im Kindbett. Therese wird 1942 mit ihren Kindern nach Theresienstadt deportiert. Sie überleben nicht. Ernst ist Regierungsbaumeister, beteiligt am Bau des Jüdischen Krankenhauses. Über ihn schreibt Siegfried Peltesohn später an das Leo Baeck Institute in New York: „Meinen Bruder musste ich vor meinen eigenen Augen 1944 im Konzentrationslager Theresienstadt elend zu Grunde gehen sehen." Der Älteste, Julius Peltesohn, wird wie seine Frau und die 13-jährige Tochter 1942 deportiert. Allein Julius' 16-jährigem Sohn Fritz, heute Shlomo Palti, gelingt acht Tage vor Kriegsausbruch die Emigration nach Palästina.

Vom großzügigen Elternhaus am Magdeburger Platz 3 in Tiergarten hat Siegfried es nicht weit zum Königlichen Französischen Gymnasium, das damals noch am Reichstagsufer liegt. Das Abitur legt der gute Schüler 1895 ab. Anschließend studiert er in Berlin und Würzburg Medizin.

Peltesohn heiratet 1908 die elf Jahre jüngere Alice Maas. 1909 kommt Gertrud zur Welt. Mit nur 26 Jahren erliegt sie, kurz nach ihrer Hochzeit mit dem Arzt Bernhard Samter, einer Scharlacherkrankung. Die zweite Tochter, Edith, wird 1914 geboren. 25 Jahre später wird die in Bern approbierte Ärztin nach New York emigrieren und bis ins 21. Jahrhundert dort leben.

Unweit vom Kurfürstendamm, in der Rankestraße, wachsen die beiden Schwestern behütet auf. Sonntags trifft sich der Peltesohn'sche Geschwisterkreis. Die Synagoge bleibt den hohen Feiertagen vorbehalten. Religion spielt eher eine Nebenrolle. Die Familie liebt deutsche Musik und Literatur, Weihnachten schmückt ein stattlicher Tannenbaum die große Wohnung.

Chirurg und Wissenschaftler

Mit der Approbation 1901 und seiner Dissertation über „Das Verhalten der Kniescheibe bei der Little'schen Krankheit" wird Peltesohn im selben Jahr Assistent bei Professor Werner Körte am angesehenen Urban-Krankenhaus. Körte gilt als Kapazität in der sich modernisierenden Chirurgie. Peltesohn wird Körtes I. Assistent. Er publiziert, hält Vorträge und ist in den sich gründenden Fachgesellschaften aktiv. Mit der ersten Ausgabe der vielgelesenen *Medizinischen Klinik* wird er 1905 deren Referent für den Bereich Orthopädie und Unfallheilkunde. Nach fünf Jahren allgemeiner Chirurgie wechselt Peltesohn an die Königliche chirurgische Poliklinik in der Ziegelstraße, nahe der Spree. In dem Gebäude, das heute das Institut für Geschichte der Medizin beherbergt, wird Peltesohn 1906 Oberarzt. Sein Vorgesetzter ist Professor Georg Joachimsthal (1863–1914), einer der ersten Spezialisten für orthopädische Chirurgie und 1905 Verfasser des viel beachteten „Handbuch der orthopädischen Chirurgie". Sieben Jahre arbeitet, forscht und veröffentlicht Peltesohn mit Joachimsthal. Gemeinsam etablieren sie in der Klinik die erst 1895 entdeckte Röntgentechnik. Die „X-Strahlen", wie die Röntgenstrahlen zunächst heißen, sind für Peltesohn Grundlage eines ungewöhnlichen Aufsatzes über „Die Automobilfraktur des Kahnbeins", den er 1908 publiziert. Die neue Technologie kommt ihm auch bei seinem Forschungsschwerpunkt über die angeborenen und erworbenen Deformitäten des Knochengerüstes zugute. Joachimsthal ist Peltesohns Mentor und Weggefährte in der orthopädischen Wissenschaft. Überdies ist er Teil der Peltesohn'schen Familie. Joachimsthal ist mit Peltesohns Schwester Therese verheiratet. Als der Schwager im Dezember 1913 plötzlich schwer erkrankt und rasch verstirbt, wird Peltesohn kommissarischer Direktor der Poliklinik.

Am 1. August 1914, pünktlich zu Beginn des Ersten Weltkrieges, wird Peltesohn als Stabsarzt einberufen. Mehr als vier Jahre, bis zum 24. Dezember 1918, bleibt er eingezogen. Vieles spricht dafür, dass er danach seine universitäre Laufbahn fortführt. Peltesohn ist ein ausgezeichneter Operateur und Wissenschaftler. Auch außerhalb Berlins hat er einen Namen. Etwa 80 Publikationen werden bis 1933 von ihm erscheinen. In dem „Virchow-Hirsch-Jahresbericht über die Leistungen und Fortschritte in der gesammten Medicin" ist Peltesohn für Beiträge über die „Erkrankungen des Bewegungsapparates" verantwortlich. Hochmodern ist Peltesohns fachübergreifende Arbeit mit dem Berliner Neurologen und Musikwissenschaftler Kurt Singer über „Die hysterischen Deformitäten, Kontrakturen, Lähmungen", die im Standardwerk „Die Deutsche Orthopädie" ein 60 Seiten umfassendes Kapitel einnimmt. Peltesohn moniert darin, dass „die Spezialgebiete so ausgedehnt worden sind, dass für die Grenzgebiete zwischen den einzelnen Disziplinen kaum noch Raum und Zeit bleibt." Orthopäden würden aus Unkenntnis der Hysterien viele Patienten mit solchen Deformhaltungen nicht zum Neurologen überweisen. Als federführendes Mitglied der „Berliner orthopädischen Gesellschaft" hält Peltesohn regelmäßig Vorträge. 1919, unter dem Eindruck der „schier unglaublich in die Höhe" schnellenden „Kriegshysterien" referiert er dort „Über die Verkennung der Psychogenie von Deformitäten". Dass der Spezialist für orthopädische Chirurgie und Unfallheilkunde am Ende die Praxis und nicht die Habilitation wählt, hat viel mit der Benachteiligung von Juden zu tun. Trotz formaler Gleichberechtigung bleiben sie von höheren Laufbahnen im Militär, im Staatsdienst und in den Universitäten weitgehend ausgeschlossen. Eine Karriere in den prestigeträchtigen chirurgischen Fachgebieten ist besonders schwierig.

Aufstieg und Niedergang der orthopädisch-radiologischen Praxis

Im Juli 1919 eröffnet Dr. Peltesohn in der Rankestraße 9, Ecke Augsburger Straße, seine mit einem Röntgengerät hochmodern eingerichtete Praxis. Die Familie wohnt im hinteren Teil der großzügigen Altbauetage. Peltesohn ist zugelassener „Röntgenarzt". Es ist zu vermuten, dass er zudem außerhalb seiner Praxis operiert und Belegbetten hat. Peltesohns Praxis läuft ausgezeichnet – bis zur Machtübernahme der Nationalsozialisten.

Gegen den Entzug seiner Kassenzulassung 1933 ist sein Widerspruch als mehrfach ausgezeichneter Frontkämpfer im Ersten Weltkrieg noch erfolgreich. Seine Patienten bleiben ihm treu, auch die NSDAP-Mitglieder. Auch an anderer Stelle muss er „den Erfordernissen der Zeit Rechnung tragen"[1]. Medizinische Verlage gehen dazu über, Beiträge jüdischer Autoren nicht mehr zu veröffentlichen. Dieses faktische Publikationsverbot wird für Peltesohn ähnlich kränkend gewesen sein wie sein Ausschluss aus der „Berliner orthopädischen Gesellschaft". *Deutsche Medizinische Wochenschrift, Berliner klinische Wochenschrift, Medizinische Klinik* und *Charité-Annalen* drucken regelmäßig die wissenschaftlichen Beiträge des Spezialarztes für orthopädische Chirurgie ab. Die meisten seiner Artikel finden sich in der *Zeitschrift für orthopädische Chirurgie*, auf deren Ehrenliste er 20 Jahre lang stand. Vom gefragten Redner und Autor wird Peltesohn 1933 zur persona non grata.

Seine Tochter Edith hilft spätestens seit Beginn ihres Medizinstudiums 1932 in der Praxis mit. Von ihrem Vater lernt sie „Bandagistik" und das Anlegen von Gipsverbänden. Sie ahnt noch nicht, dass diese Fertigkeiten ihr 1939 in New York 10 $ in der Woche, den einzigen und lebenswichtigen Lohn, einbringen werden. Ihr Vater kann seine Praxis noch fünf Jahre in der Rankestraße fortführen, bis das deutsche Gesetz auch Dr. med. Siegfried Peltesohn seine Approbation als Arzt am 30. September 1938 entzieht. Praktisch heißt dies Arbeitslosigkeit und Berufsverbot. Peltesohn stellt einen Antrag auf Zulassung als „Krankenbehandler".

Zur gleichen Zeit, Ende 1938, heiratet Edith ihren Kommilitonen Arthur Grischmann aus Rathenau. Beide haben als frisch in der Schweiz approbierte Ärzte die für die Zulassung in den USA unerlässliche Urkunde in der Tasche. Ohne Nachweis der „arischen Abstammung" waren ihre Leipziger Staatsexamensnoten „gut" und „sehr gut" für die Ausübung des Arztberufes in Deutschland wertlos. Ein halbes Jahr Praktikum und weitere Prüfungen brauchten sie bis zum „doctor bernensis". In Bern wurde auch ihre Berliner Dissertation zugelassen, denn von der Promotion waren Juden in Deutschland längst per Gesetz ausgeschlossen. Grischmanns Doktorvater war Ferdinand Sauerbruch. Im März 1939 haben Tochter und Schwiegersohn „das Glück und den Verstand" Deutschland zu verlassen, schreibt das Ehepaar Peltesohn ihnen nach New York. „Geliebte Kinder", so werden fortan über hundert Briefe beginnen; auf dünner werdendem Papier teilen sie Sorgen und Hoffnungen mit. Die Frage nach der Emigration wird häufig thematisiert. Am 18. Mai 1939 schreiben die Eltern: „Wir sehen die Lage für uns nicht so pessimistisch". Nur eine Woche später rücken sie von dieser Haltung ab, ohne sich aber für die Ausreise entscheiden zu können: „Dass aber unsere Auswanderung beschleunigt werden muss, darüber möchte ich mich im Augenblick noch nicht abschließend äußern." Zu groß sind die Zukunftsängste, „was wir, selbst wenn es uns gelänge, beide zu euch zu kommen, in New York beginnen sollten. [...] Für uns gibt es doch wohl keine Institution, die eine Unterstützung zahlt [...]. Es ist doch vollkommen ausgeschlossen, dass wir euch irgendwie in Anspruch nehmen." Dass er mit Mitte 60 noch imstande sei, „drüben" das Examen zu machen, daran glaubt Siegfried Peltesohn nicht.

1 *Aus einem Brief der Verlagsbuchhandlung Julius Springer vom 2. Mai 1936 an Professor Wohlwill. Zitiert nach: Leibfried / Tennstedt 1981, S. 272.*

Inzwischen steht das Röntgengerät schon über sechs Monate still. Der Antrag auf Wiederzulassung dauert. Peltesohns Frau Alice schreibt: „Bei unserer wenigen Arbeit können wir uns eine gesunde Tageseinteilung leisten. Papa hat noch nichts über seine Wiederzulassung gehört. Jetzt sitzt er abgesehen vom Morgenspaziergang viel am Schreibtisch. Gesundheitlich ist dieses Leben für ihn viel zuträglicher als wenn er praktisch arbeiten müsste". Am 15. August 1939 wird ihm endlich „auf Vorschlag der Reichsärztekammer [...] widerruflich die Ausübung des Arztberufes mit folgenden Auflagen genehmigt: „Sie haben ein Schild zu führen, das auf blauem Grund einen gelben Kreis mit blauem Davidstern zeigt. Sie dürfen sich weder als Arzt bezeichnen noch ähnliche Bezeichnungen wie Sanitätsrat usw. führen." 63 Jahre alt und 37 Jahre Arzt in Deutschland ist Dr. Siegfried Peltesohn, als er dieses Schreiben öffnet. Jetzt braucht er neue Stempel.

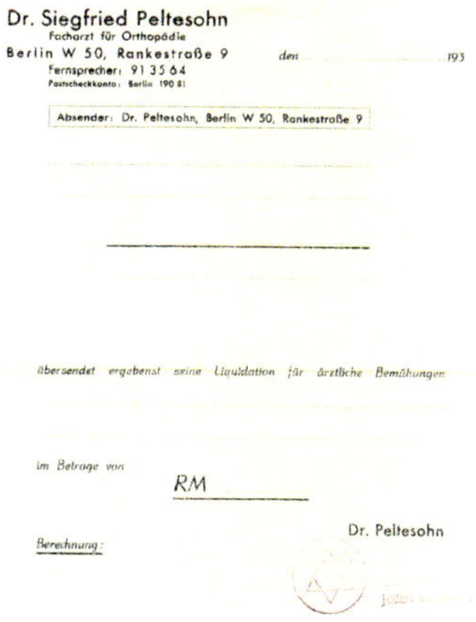
Dr. Siegfried Peltesohn
Facharzt für Orthopädie
Berlin W 50, Rankestraße 9 den 193
Fernsprecher: 91 35 64
Postscheckkonto: Berlin 190 81

Absender: Dr. Peltesohn, Berlin W 50, Rankestraße 9

übersendet ergebenst seine Liquidation für ärztliche Bemühungen

im Betrage von

RM

Dr. Peltesohn

Berechnung:

Abb. 1: Briefpapier von Dr. Peltesohn mit Pflichtzusatz für Krankenbehandler: „zur ärztlichen Behandlung ausschließlich von Juden berechtigt".

Wieder arbeiten zu dürfen, hat ihn vermutlich sehr erleichtert. Weniger, weil ihm die Muße nicht liegt, sondern vor allem der wirtschaftlichen Not wegen. Trotz reichlicher Arbeit ist die orthopädische Praxis seit 1933 schwer geschrumpft. Das Personal hat teils aus rassischen, teils aus finanziellen Gründen entlassen werden müssen. Die Sprechstundenhilfe übernimmt eine Bekannte. Doch die Praxis sichert nur noch ein spärliches Einkommen, auch wenn sie weiterhin voll ist. Besser gestellte jüdische Patienten haben Deutschland zumeist längst verlassen.

Der Alltag wird beschwerlicher. „Die Besorgungen für den Haushalt nehmen jetzt immer eine ganze Menge Zeit in Anspruch, doch sind sie insofern angenehmer, als das frühlingsmäßige Wetter den Aufenthalt in der frische Luft begünstigt", schreibt Alice Peltesohn am 24. März 1940. Mit der neuen Polizeiverordnung über die Einkaufszeiten für Juden vom 7. August 1940 werden Einkäufe noch mühsamer. Peltesohn wird als Arzt der Jüdischen Gemeinde erlaubt „von 1/2 12 bis 1 Uhr einzukaufen," und nicht nur, wie andere Juden, erst abends, wenn die Geschäfte leer und die Schlangen davor lang sind.

Über ihre nächste Sorge, die Wohnung zu verlieren, schreiben die Peltesohns im Frühjahr 1939 nach New York: „In arischen Häusern kann oder wird Juden bald gekündigt werden [...]. Täglich wandert doch eine Reihe von Leuten aus. Wir wissen nur, dass unser Hausverwalter sehr nett war und keine Kündigung beabsichtigt (wenn er nicht muss). [...] Unser Haus (Rankestr. 9, Anm. R. J.) wird jetzt von der ‚Victoria' übernommen." Teile ihrer Wohnung müssen sie räumen, ganz gekündigt wird dem Ehepaar nicht. Die Schiller-, Goethe- und Lessing-Gesamtausgaben, der Flügel, die Schreibmaschine und das Grammophon sind im Mai 1939 auf den „Lift" nach Übersee gegangen. Auch „alle medizinischen Apparate" hat Peltesohn, als an seine Berufstätigkeit als Arzt nicht mehr zu denken war, auf die Reise zur Tochter geschickt.

Dorthin wandern auch die täglichen Gedanken der Eltern. Aus ihrem Mühen spricht die Hoffnung. Bei Tisch parlieren die Peltesohns weiter Englisch, das „dictionary" stets zur Seite. In den Auswanderungskursen der Jüdischen Gemeinde lernt Alice Peltesohn die Herstellung von Konfekt. Doch als endlich das verzweifelt ersehnte Affidavit aus den USA eintrifft, ist ihre Ausreise nicht mehr möglich. Dazu kommen gesundheitliche Probleme: Peltesohn leidet seit

Jahren an Nierenkoliken und Geschwüren, die zu einer Magenverengung geführt haben. Anfang 1940 noch meldet er seiner Tochter beruhigend: „Meine Praxis ist einigermaßen lebhaft, wird aber gut von mir gemeistert, da sich der Magen zur Zeit kaum noch bemerkbar macht." Im März 1940 muss er „im schwersten Allgemeinzustand und Lebensgefahr" operiert werden. Professor Nordmann (s. Entlassung der jüdischen Ärzte) operiert ihn gegen die geltenden Vorschriften im Martin-Luther-Krankenhaus. Jüdischen Patienten ist einzig das Jüdische Krankenhaus zugedacht. Der eingefleischte Optimist Siegfried Peltesohn ist bald wieder mit Frohsinn für seine Patienten da.

Ab 1942 gibt es keine Briefe mehr, sondern nur noch Rotkreuzkarten. Peltesohn schreibt im Telegrammstil: „Praktizieren reichlich, da dritter Orthopäde (Friedberg) starb." Ob das heißt, dass Peltesohn alleine mit einem Kollegen die jüdische Bevölkerung Berlins orthopädisch versorgte, ist nicht ganz klar.

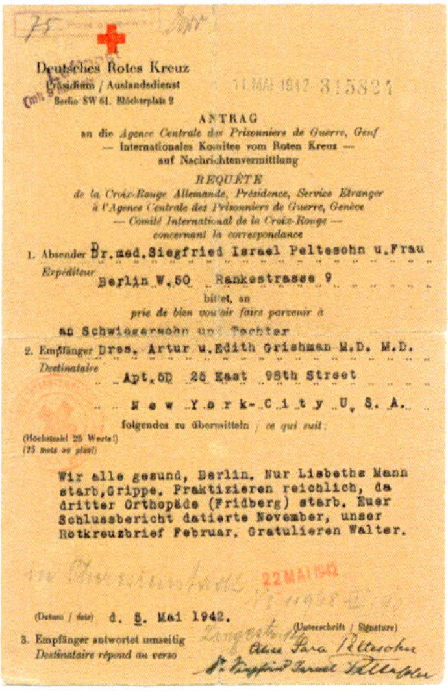

Deutsches Rotes Kreuz
Präsidium / Auslandsdienst
Berlin SW 61, Blücherplatz 2

11 MAI 1942 315821

ANTRAG
an die *Agence Centrale des Prisonniers de Guerre, Genf*
— Internationales Komitee vom Roten Kreuz —
auf Nachrichtenvermittlung

REQUÊTE
de la Croix-Rouge Allemande, Présidence, Service Etranger
à l'Agence Centrale des Prisonniers de Guerre, Genève
— Comité International de la Croix-Rouge —
concernant la correspondance

1. Absender / *Expéditeur* Dr.med.Siegfried Israel Peltesohn u.Frau
Berlin W.50 Rankestrasse 9

bittet, an
prie de bien vouloir faire parvenir à

an Schwiegersohn und Tochter

2. Empfänger / *Destinataire* Dres. Artur u.Edith Grishman M.D. M.D.
Apt.5D 25 East 98th Street
New York-City U. S. A.

folgendes zu übermitteln / *ce qui suit:*
(Höchstzahl 25 Worte!)
(25 mots au plus!)

Wir alle gesund, Berlin. Nur Lisbeths Mann starb,Grippe. Praktizieren reichlich, da dritter Orthopäde (Fridberg) starb. Euer Schlussbericht datierte November, unser Rotkreuzbrief Februar. Gratulieren Walter.

22 MAI 1942

(Datum / date) d. 5. Mai 1942.

(Unterschrift / Signature)
Alice Sara Peltesohn
Dr. Siegfried Israel Peltesohn

3. Empfänger antwortet umseitig
Destinataire répond au verso

Abb. 2: Rotkreuzpostkarte vom 11. Mai 1942. Die rückseitige Antwort „(Höchstzahl 25 Worte!)": „[…] Everybody well here, Arthur in practice […]" erreichte die Peltesohns am 30. Januar 1944 in Theresienstadt.

Theresienstadt

Am 15. März 1943 wird an die Rankestraße 9 eine vom 1. Oktober 1942 datierte „Verfügung" zugestellt, dass „das gesamte Vermögen des Dr. Siegfried Israel Peltesohn (...) zugunsten des Deutschen Reiches eingezogen" wird. Zwei Tage später werden Alice und Siegfried Peltesohn nach Theresienstadt deportiert. Alice wird in den „Hausdienst" eingeteilt: „Koffer tragen, Kleiderkammer, Wäscherei, Schuhreparaturannahme". Dr. Peltesohn wird ab dem 1. April 1943 Arzt der orthopädischen Ambulanz Block E VI. „Vom 1. Feb. 1944 bis 31. März 1944 wegen Krankheit nicht tätig, also 22-2 = 20 Monate als leitender orthopädischer Facharzt" habe er dort gearbeitet, gibt er 1946 auf seinem Einreiseantrag in die USA an. Sein Entwurf für ein Gesuch (vermutlich an den Ältestenrat, Anm. R. J.) beschreibt unter „Begründung" die Zustände am 3. September 1943 so:

„Bei 165 cm Körpergröße wiege ich nur noch 48 kg netto. Ich bin alleiniger Arzt (ohne ärztliche Assistenz) zweier (großer) Ambulanzen für Orthopädie, und zwar von E VI Block und H V Block (allein durch diese letztere Ambulanz passierten vom 27.7. bis 24.8.43 (vier Wochen) laut Monatsbericht 334 Kranke). Jede Ordination bringt 20–30 und mehr Kranke, deren Behandlung nicht nur in Beratung wie auch in Verbänden aller Art, insbesondere auch in Gipsverbänden sowie in eigenhändiger Bandagistiker Technik besteht, wodurch ich die bandagistische und die orthopädisch-mechanische Werkstatt wirkungsvoll zu entlasten suche. Endlich ließ und lasse ich mir die Fortbildung von Arztgehilfen angelegen sein.

Unter diesen Umständen darf ich hoffen, keine Fehlbitte zu tun. Ich bin mit größter Hochachtung ergebenst

Dr. med. Siegfried Israel Peltesohn

Orthopädische Ambulanz von E VI und H IV; Bis 1914 Oberarzt der Königlichen Universitätspoliklinik, orthopädische Chirurgie zu Berlin"

Leid, Hunger und Tod sind Alltag. Doch auch bei 70 Arbeitsstunden in der Woche erlahmt Peltesohns Interesse an Kultur und Wissenschaft nicht. Er sammelt Daten zu orthopädischen Fallbeispielen. Notizen über eine Patientin nimmt Peltesohn sogar samt Röntgenbildern aus dem Ghetto mit. Er berichtet darüber 1956 in der *Zeitschrift für Orthopädie und ihre Grenzgebiete*: „Tibia recurvata nach Unterschenkelamputation". Seinen Artikel nennt Peltesohn selbst „herzlich unbedeutend". Er habe ihn „publiciert, um unsere deutschen Fachkollegen, von denen manche fanatische Antisemiten waren, wissen zu lassen, dass ich ihre teuflischen Machinationen überlebt hatte, und um meinen Freunden meine damalige Adresse mitzuteilen", merkt er 1963 in einem persönlichen Brief an das Leo Baeck Institut an.

In dem Institut in New York lagert auch sein Bericht „Über die im Konzentrationslager getöteten Musiker" (s. exemplarische Biografien). „Von den nach körperlicher und geistiger Nahrung lechzenden Insassen" seien regelmäßig Vorträge organisiert worden. In seinen eng beschriebenen Seiten überwiegt das Englische. Übersetzt hat er sogar seine Anekdoten, wie die über eine Prüfung bei Virchow. In einem anderen Vortragsmanuskript diskutiert Peltesohn, was einen guten Arzt neben der medizinischen Kompetenz ausmacht: Humor müsse er haben und sein eigenes Leid hinten anstellen können.

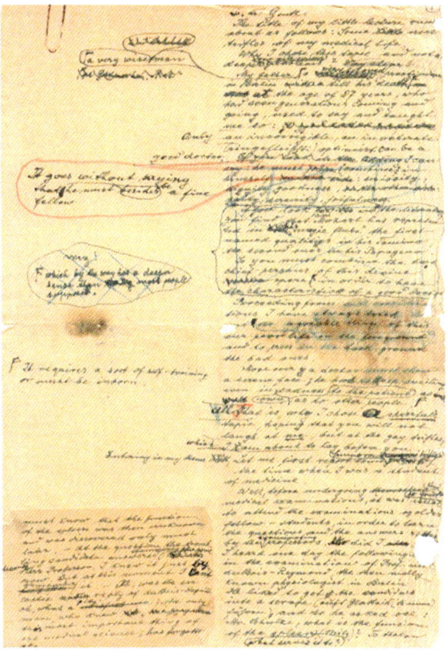

Abb. 3: Vortragsmanuskript von Siegfried Peltesohn aus Theresienstadt (1943 oder 1944).

Transkription des Vortragsmanuskripts von Siegfried Peltesohn

L[adies] a[nd] Gentl[men]

The title of my little lecture runs about as follows: Some nice trifles of my medical life. Why I chose this topic and not a deeper one with serious problems? Very clear! My father a very wise man, a very beloved practioner (sic!, Anm. R. J.) in Berlin till his death at the age of 87 years, who has seen generations coming and going, used to say and taught me so: Only an incorrigible, an inveterate (eingefleischt!) optimist can be a good doctor. Adding I can say: He must combine in himself: seriosity, dignity, goodness, gaiety, serenity, joyfulness. (Anm. Peltesohn: It goes without saying that besides he must be a fine fellow).[...]

Proceeding from such considerations I have always tried to put on the foreground the agréable things of this our poor life and to press in the background the bad ones. Moreover a doctor must show a serene face; he has to keep smiling even in own sadness as well to the patient as to other people. It requires a sort of self-training or must be inborn. [...] All that is, why I chose a cheerful topic, hoping that you will not laugh at me, but at the gay trifles, which I am about to lay before you [...] of the time when I was a student of medicine. [...]

Deutsche Übersetzung:

Der Titel meines kleinen Vortrages geht etwa wie folgt: Ein paar nette Kleinigkeiten aus meinem medizinischen Leben. Warum ich dieses Thema und nicht ein tieferes mit ernsthaften Problemen wählte? Sehr klar! Mein Vater, ein sehr weiser Mann, bis zu seinem Tod im Alter von 87 Jahren ein sehr beliebter Praktischer Arzt in Berlin, der Generationen kom-

men und gehen sah, pflegte zu sagen, und lehrte mich so: Nur ein unverbesserlicher, ein eingefleischter (eingefleischt!) Optimist kann ein guter Arzt sein. Ergänzend kann ich sagen: In seiner Person muss er verbinden: Seriosität, Würde, Güte, Fröhlichkeit, Gelassenheit, ein freudvolles Wesen. (Anm. Peltesohn: Es ist selbstverständlich, dass er nebenbei ein feiner Kerl sein muss.) […]

Ausgehend von solchen Überlegungen habe ich immer versucht, die angenehmen Dinge dieses unseres armseligen Lebens in den Vordergrund zu stellen und die Schlechten in den Hintergrund zu drücken. Darüberhinaus muss ein Arzt ein heiteres Gesicht zeigen; er muss selbst bei eigener Traurigkeit sein Lächeln bewahren, sowohl zu den Patienten als auch zu anderen Menschen. Dies verlangt eine Art von Selbsttraining oder muss angeboren sein. Das sind die Gründe, warum ich ein fröhliches Thema wählte, in der Hoffnung, dass Sie nicht über mich lachen, sondern bei den lustigen Anekdoten, die ich jetzt vor Ihnen ausbreite, […] aus einer Zeit, als ich noch Student der Medizin war. […]

Peltesohn berichtet, wie er auch seinen neurologischen Kollegen, den ehemaligen Leiter des Jüdischen Kulturbundes Dr. med. Kurt Singer, im Ghetto wiedertrifft. Singer und viele andere Berliner Bekannte, Ärzte, Freunde und seinen Bruder Ernst, sieht er dort sterben.

Peltesohn wird selbst schwer krank. Er notiert: „Jetziges Leiden beginnt am 25. Dezember 1943 mit nahezu plötzlicher Retentio urinae. Ursache lt. Dr. Pollack funktionell (!). Seitdem Dauerkatheter! Versuch der Fortlassung misslingt. Seit Jan. 44 zunehmende Mattigkeit, Taumeln, Parästhesien, Ödeme. Ab 10.1. wieder Dienst gemacht. 11. Januar Ödeme nehmen zu, es beginnt Glossitis. 14. 1: allg. Ambulanz (Dr. Oppenheimer) Ödeme kämen nicht vom Herzen; gibt Hefe (bisher 30.1: ca. 100 g genommen) und 3 Euphyllinsuppositorien. Am gleichen Tag hält Dr. Richmann und Dr. Feldmann Aufnahme für nötig. 25.1. beginnt fieberhafte Krankheit, zunehmende allgemeine Stomatitis; jetzt noch Gaumenbogenschmerzen […]. Aus Angst vor Schmerzen trotz Hungers Nahrungsaufnahme gering. 3. Februar: Beschwerden im Mund so gering, dass ich gut frühstücken konnte." Gegen den Vitaminmangel isst er seine Kartoffelration roh.

Seine Frau Alice, die ohnehin eine schmächtige Person ist, wiegt, als sie im Juli 1943 an Diphterie mit Gaumensegellähmung erkrankt, nur noch 37 Kilogramm. Im Februar 1944 auf dem Weg von der Arbeit („Geschirrwaschen, Siechenheim") bricht sie sich den Oberschenkel. Ihre Schenkelhalsfraktur wird als „Betriebsunfall" anerkannt. Sie ist 56 Jahre. Eine Heilung erfordert im Schnitt drei Monate Bettruhe, ein immenses Risiko für Infektionen, Thrombosen und Embolien. Alice Peltesohn kann erst neun Monate später entlassen werden. Die „Jüdische Selbstverwaltung Theresienstadt Gesundheitswesen u. Fürsorge" stellt ihr am 11. November 1944 den „Krankheitsbericht nach Entlassung" aus: „Pat. läuft gut […], Osteoporose mit Vigantol behandelt."

14 Tage zuvor erhält Alice Peltesohn den mit „Einberufung" überschriebenen Befehl, sie sei in einen „Transport eingereiht". Alice Peltesohn war noch zu krank oder hatte sehr viel Glück, dass sie am 28. Oktober 1944 nicht in diesen Zug steigen musste. Er ist der letzte von 25 Zügen mit dem Ziel Auschwitz.

Ein mit „Hochachtungsvoll. Dr. Siegfried Peltesohn, ehemals Facharzt für Orthopädie in Berlin" unterzeichneter Brief erklärt 1963: „Was mich selbst anbetrifft, so verdanken es meine Frau (jetzt 75) und ich (jetzt 86) dem Rat unseres gütigen Rabbiner Baeck, daß wir im Februar 1945 von Theresienstadt in die Schweiz gerettet wurden". Laut Lagerbescheid war das Ehepaar Peltesohn am 5. Februar 1943 erneut „eingereiht worden", jetzt in den einzigen

Transport der je aus der nationalsozialistischen Gefangenschaft in die Freiheit führte. Auch Erna Buschke hatte im Gegensatz zu ihrem Mann Abraham so lange überlebt, dass sie mit weiteren 1.200 Lagerinsassen durch die Nacht im D-Zug nach St. Gallen rollen konnte.

... überlebt

„Rettung aus Theresienstadt", in diesem Artikel des New Yorker *Aufbau* kann Edith schon am 8. Februar 1945 die Namen ihrer Eltern lesen. Aber erst 18 Monate später, eine Woche vor Peltesohns 70. Geburtstag, am 4. August 1946, landet das Ehepaar im Hafen von New York. Von nun an leben Alice und Siegfried Peltesohn mit ihren „geliebten Kindern" Edith und deren Mann Arthur in Queens unter einem Dach.

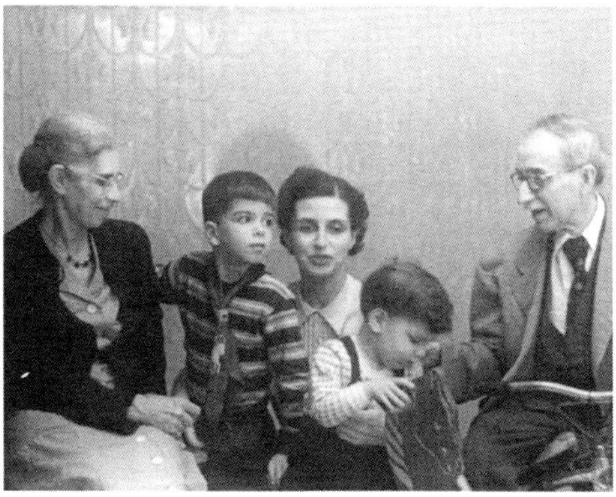

Abb. 4: Das Ehepaar Peltesohn in New York, Mitte der 1950er Jahre. In der Mitte Tochter Edith Grishman mit ihren beiden Söhnen Peter und Ralph.

Edith Grishman, wie ihr Vater von zurückhaltender Natur, wird nach vielen Mühen eine angesehene Professorin für Pathologie und Consultant am Mount Sinai Hospital. Arthur Grishman arbeitet nach seiner Rückkehr aus der US-Armee wieder als Kardiologe. Für das Ehepaar Peltesohn ist die englische Sprache auch im hohen Alter keine Hürde. Untereinander bleiben sie bei Deutsch, auch mit ihren Enkeln Peter und Ralph. Ein Foto von ihrer Goldenen Hochzeit zeigt das Paar 1958 im Central Park. Zehn Jahre später, im Alter von 91 Jahren, stirbt Siegfried Peltesohn in New York. Seine Frau ist 93 Jahre alt, als sie 1980 stirbt.

Vor dem Haus in der Rankestraße 9 berichten heute zwei Stolpersteine, eingelassen in das breite Trottoir, den vorbeigehenden Passanten von Alice Peltesohn, geb. Maas, 1887–1980 und Siegfried Peltesohn 1876–1968: „Theresienstadt überlebt". Die kleinen, fast unscheinbaren Mahnmale erinnern mit diesen Daten auf ihrer Messingplatte an einen geradezu übermenschlichen Lebenswillen, an die Stärke und Entschlossenheit des Ehepaars Peltesohn, aller Krankheit, Demütigung und Leid zu trotzen. Und sie zeugen davon, dass Juden „Masel" brauchten, um dem Massenmord zu entgehen.

Literatur:

Adler, Hans G.: Die verheimlichte Wahrheit: Theresienstädter Dokumente. Tübingen 1960.

Flügge, Manfred: Rettung ohne Retter oder: Ein Zug aus Theresienstadt. München 2004.

Leibfried, Stephan / Tennstedt, Florian: Berufsverbote und Sozialpolitik 1933. Die Auswirkungen der nationalsozialistischen Machtergreifung auf die Krankenkassenverwaltung und die Kassenärzte. Analyse. Materialien zu Angriff und Selbsthilfe. Erinnerungen. Bremen 1981 (= Arbeitspapiere des Forschungsschwerpunktes Reproduktionsrisiken, soziale Bewegungen und Sozialpolitik, Nr. 2, Universität Bremen).

Liste der Geretteten aus Theresienstadt. In: Der Aufbau Vol. XI, No. 7, February 16, 1945, S. 28.

Alle Abbildungen Privatbesitz

„[...] er wollte seine Patienten nicht verlassen, deshalb blieb er über 50 Jahre in Washington Heights"

Harry-Henoch Bettauer (1902–1986), Assistenzarzt

Ruth Jacob

Er ist der jüngste der hier vorgestellten Ärzte und der Einzige, der im 20. Jahrhundert geboren wurde. Entsprechend kurz war seine ärztliche Karriere in Deutschland. Und obwohl er vermutlich keine Praxis in Schöneberg hatte, darf seine Lebensgeschichte hier nicht fehlen. Bettauers Schicksal steht für die Generation junger Ärzte, deren Pubertät mit dem Ersten Weltkrieg zusammenfiel und die 1933 gerade am Anfang ihrer Karriere stand. Viele von ihnen waren Juden. Etwa 60 Prozent aller jüdischen Studenten waren in den medizinischen Fakultäten eingeschrieben.

Diese jungen Ärzte haben nur wenige, für uns greifbare Spuren hinterlassen: selten in den Kliniken, wo sie in der Weiterbildung waren, und kaum mit ihrer gerade neu eröffneten Praxis. Über sie wissen wir sehr wenig. Die meisten werden es, wie Harry Bettauer, in die Emigration geschafft haben. Dort hat sich der größte Teil ihres Berufslebens abgespielt. Bei Harry Bettauer war es ein halbes Jahrhundert, in dem er seinen Patienten in New York ein guter Arzt war. Darüber, dass er in Deutschland seiner Approbation als Arzt beraubt worden war, sprach er nie. „Er blickte immer in die Zukunft und niemals zurück", erzählt heute seine Tochter, Professorin für europäische Literatur in New Jersey.

Dass es 1933 in Berlin den Arzt Dr. Harry Bettauer gab, der als Jude seine Praxis aufgeben musste, wissen wir nur durch Zufall, durch einen privaten Kontakt zu seiner Familie. Natürlich stand er im Reichsarztregister – seit dem 26. April 1929 und auch noch 1933. Dass aber Dr. Harry Bettauer im Laufe desselben Jahres nicht mehr in seinem ärztlichen Beruf arbeiten durfte und Berlin verlassen musste, diese Lücke zeigt das Folgeregister nicht.

Es ist ein Problem, dass es in der Regel – zumindest bei der Archivarbeit – genau die nationalsozialistische Stigmatisierung ist, derer wir uns bedienen (müssen), um festzustellen, wer rassisch verfolgt wurde. Es ist nur ein zarter Doppelpunkt vor dem Namen, der uns im Reichsmedizinalkalender (RMK) von 1937 die bittere Spur der Opfer weist. „:" steht in der Legende für „mosaischen Glaubens".

Da ist Harry Bettauer schon drei Jahre in New York. Für ihn wäre ein Widerspruch gegen den Entzug seiner Kassenzulassung, den er am 29. August 1933 erhielt, sinnlos gewesen. Damit hatten nur ehemalige Frontkämpfer Erfolg. Bettauers Existenzgrundlage war der Arztberuf. Dafür hatte der jüngste Spross einer galizischen Einwandererfamilie bis 1928 in Heidelberg und Berlin studiert.

Bettauer war stolz, Arzt geworden zu sein; er war der erste Akademiker in seiner Familie. Mindestens ebenso stolz waren seine Eltern, die in der Linienstraße 7 ein koscheres Geflügel- und Kolonialwarengeschäft führten. Sie hatten erst in den 1880er Jahren vor den antisemitischen Pogromen in ihrer österreichischen Heimat nahe Lemberg (heute Lvov, Ukraine) Zuflucht in Berlin gefunden. Als Hermann Bettauer sich in Berlin eine neue Existenz aufbauen musste, war er etwa im dem Alter, in dem sein Sohn Harry die Stadt wieder verlassen musste.

Ein halbes Jahrhundert waren die Bettauers in Berlin zu Hause. Heute existiert ihr Name hier nur noch auf einem Grabstein in Weißensee: Hermann Bettauer 1860–1936 und Rosa Bettauer, geb. Gesund. Sie war 1929 verstorben. Tief erschüttert vom Tod seiner innig geliebten Frau schrieb Hermann, Harrys Vater, die bewegte Geschichte seines Lebens nieder. In Deutsch mit hebräischen Passagen steht diese bei seiner Enkelin Margot Bettauer in New York im Regal.

Harry-Henoch, wie sein streng religiöser Vater ihn gerne nannte, ist das jüngste von fünf Kindern. Der Vater ist Hilfsrabbiner in seiner Gemeinde, der Golnow Synagoge. Auch in der Lippmann-Tauß-Synagoge in Berlin-Friedrichshain las Hermann Bettauer aus der Thora und sprach die Gebete. Im Scheunenviertel, wo die Familie nahe der großen Synagoge in der Oranienburger Straße lebte, blühte das jüdische Leben mit zahlreichen Tempeln, Gebetsstuben, sozialen Einrichtungen und dem ersten jüdischen Krankenhaus in der Auguststraße.

Harrys Bruder Oskar ist Kaufmann, Alfred im Bankgeschäft, seine einzige Schwester, Meta, heiratet Adolf Weinberger. „Gebrüder Weinberger" war mit über 100 Filialen Berlins größte Lebensmittel- und Butter-Handlung. An ihre „Arisierung" erinnert seit 1995 eine Gedenktafel in der Berliner Senatskanzlei für Kultur, der früheren Geschäftszentrale der Firma und gleichzeitigem Eigner der „Otto Thürmann GmbH". Die Gebrüder Weinberger hatten ihr Geschäft 1936 unter dem Druck von Lieferbeschränkungen weit unter Preis an die Reichelt KG verkauft, die unter dem Namen Thürmann noch heute ihre Bäckereifilialen führt. Harrys 14 Jahre älterer Bruder Richard reiste als Einkäufer für „Gimbel", eines der damals in Midtown Manhattan so zahlreichen Warenhäuser.

Harry Bettauer schreibt sich nach seinem Abitur 1921 als Student der Medizin ein. Er begeistert sich für die Chirurgie. Seine Dissertation schreibt er 1927 „Über einen Fall von Schrotschußverletzung mit Doppelperforation beider Augen [...]".

Der zugewandte Arzt wird Assistent bei Ferdinand Sauerbruch. Seine Zulassung als Kassenarzt erhält er im April 1929. 1931 listet ihn das Reichsarztregister (RAR) in Berlin West 50, Ansbacher Str. 23. 1933 ist seine dort eingetragene Adresse mit der des Reinickendorfer Humboldt-Krankenhauses identisch. Bis mit dem „Gesetz zur Wiederherstellung des Berufsbeamtentums" im April seine Entlassung erfolgen musste, wird er, wie für Assistenzärzte seinerzeit üblich, hauptsächlich dort gewohnt haben – 1934 ist er bei seinem Vater gemeldet.

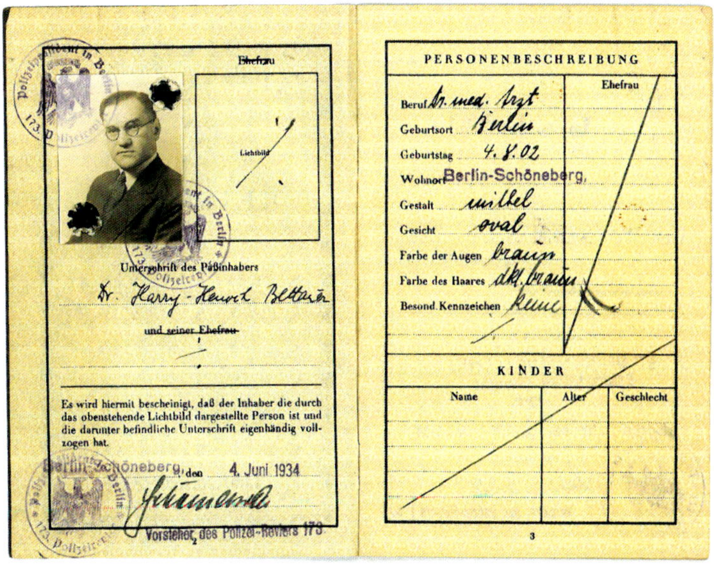
Ehefrau
Lichtbild
Unterschrift des Paßinhabers
Dr. Harry-Henoch Bettauer
und seiner Ehefrau
Es wird hiermit bescheinigt, daß der Inhaber die durch das obenstehende Lichtbild dargestellte Person ist und die darunter befindliche Unterschrift eigenhändig vollzogen hat.
Berlin-Schöneberg, den 4. Juni 1934
Vorsteher des Polizei-Reviers 173

PERSONENBESCHREIBUNG
Ehefrau
Beruf Dr. med. Arzt
Geburtsort Berlin
Geburtstag 4. 8. 02
Wohnort Berlin-Schöneberg,
Gestalt mittel
Gesicht oval
Farbe der Augen braun
Farbe des Haares dkl. braun
Besond. Kennzeichen keine

KINDER
Name | Alter | Geschlecht

3

Abb. 1: Harry Bettauers letzter deutscher Pass, ausgestellt 1934 in Schöneberg.

Ob Bettauer gehofft hatte, mit der Kassenzulassung seine Existenz in Berlin zu retten und ob er je eine eigene Praxis eröffnete, bleibt ungeklärt. Der Groß-Berliner Ärztebund schafft für ihn die Fakten. Er entzieht Bettauer am 29.8.1933 wieder die Kassenzulassung.

Harry Bettauer hatte Glück. Vermutlich gehörte er zu den Emigranten, die immer wieder beteuerten: „Es ist uns ja nichts passiert". Die Einschnitte in ihr Leben fanden sie selbst oft nicht so bemerkenswert. Zu dunkel ist der Schatten von Auschwitz. Und die Bettauers konnten entkommen, sie haben alle überlebt. „Uns ist ja nichts passiert" ist der Satz von Menschen, die dennoch ihre Schulausbildung nicht beenden konnten, deren Väter in New York Schreibhefte und Zigaretten verkauften, obwohl sie in Berlin an der Börse mit Weizen gehandelt hatten. Bettauers Bruder Alfred war Banker, in Amerika hatte er eine Hühnerfarm. Sein Bruder Oskar, in Berlin Kaufmann, ernährte in New York seine Familie als „Salesman". Seine Schwester Meta und ihre Kinder wurden nie in Amerika heimisch.

Wie war es nun also für den jungen Arzt in New York? Er ist 31 Jahre, im Familiengründungsalter und verlobt mit Elly Cohn, seine spätere Frau und rechte Hand, die allerdings zunächst in Berlin zurückbleiben muss. Seine Sorge galt ihr: „Könnt Ihr Euch ein bissl um die Elly kümmern?" bittet er seinen Bruder in der Postkarte, die er am 8. August 1934 von Bord der RMS Majestic am Beginn seiner transatlantischen Überfahrt schreibt.

Bettauer konnte froh sein, sehr früh nach Amerika ausgewandert zu sein. Und das sogar unter weit besseren Umständen als die meisten Juden, wenn es ihnen denn überhaupt gelang. Als der gleichmütige Berliner Arzt 1933 in New York an Land trat, lebte sein 14 Jahre älterer Bruder Richard bereits seit 20 Jahren dort. Er war zwar mit seinem kleinen Ex- und Importhandel in der Wirtschaftskrise 1929 Konkurs gegangen und hatte mit seiner vierköpfigen Familie in eine kleine Hinterhauswohnung ziehen müssen, 1933 reichte sein Geld aber gerade für das Affidavit, das seinem kleinen Bruder die Einreise ermöglichte.

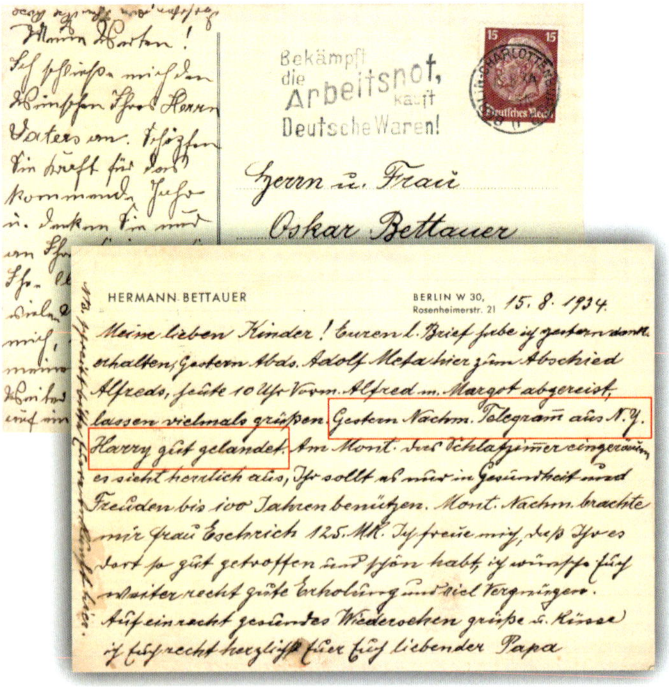

Abb. 2: Vater Hermann meldet die Ankunft seines Sohnes in New York und die Abreise seines Zweitgeborenen eben dorthin.

Im ersten Jahr kommt Bettauer bei seinem Bruder in Washington Heights unter. Hierher strömten die jüdischen Einwanderer aus Deutschland. Bald war auf Manhattans Nordspitze überall Deutsch zu hören. Bäckereien, Cafés, Zeitungen sprossen aus dem Boden. Noch gab es „opportunities" zum Wohnen und Jobs. 4 $ kostete ein Zimmer, vielleicht auch eine kleine Wohnung pro Woche. Ein Assistenzarzt verdiente 10 $.

Bettauer hatte auch Glück, dass Elly Cohn, seine in Berlin zurückgebliebene Verlobte, dank eines Affidavits ihrer amerikanischen Verwandtschaft wenige Monate später mit ihrer Familie nachkommen konnte. Sie heiraten 1935. Alle vier Bettauer-Brüder, Richard, Alfred, Oskar und Harry, sind jetzt zusammen mit ihren Frauen in New York versammelt. 1937 finden sich auch noch „reiche Verwandte“ aus Brooklyn, um für ihre Schwester Meta und deren inzwischen völlig mittellosen Mann, Adolf Weinberger, zu bürgen. Jetzt müssen diese, mit ihren Kindern, zehn und dreizehn Jahre alt, nur noch warten, unter die von den USA auf gut 25.000 begrenzten deutschen Einwanderer zu kommen. 1938 erlaubt diese jährliche „Quota“ ihnen die Einreise und bringt somit auch die letzte Bettauer nach New York.

Auch beruflich hatte Harry Glück. Er bekam seine Zulassung für den Staat New York noch ohne das medizinische Staatsexamen erneut ablegen zu müssen. Seine deutsche Approbation wurde überschrieben. Noch stellten die New Yorker Kliniken „Interns“ ein, schlecht oder gar nicht bezahlte Praktikanten. Wie in Deutschland wohnten die Assistenzärzte in der Klinik. Das Essen war meist frei. Harry, der kaum Englisch konnte, stand jetzt etwa an dem Punkt, an dem er fünf Jahre zuvor sein Studium beendet hatte, nur die Aussichten waren andere, ganz andere …

Seine Träume Chirurg zu werden, musste er an den Nagel hängen. Schnellstmöglich musste er als Allgemeinarzt arbeiten, um mit Anfang 30 endlich nicht mehr von seinem Bruder Richard abhängig zu sein. Noch 1934 bekam Dr. Bettauer seine Medical License für den Staat New York. Nahe der gerade erbauten Washington Bridge, in der Fort Washington Avenue, eröffnete er im Erdgeschoss des Hauses 370 eine Hausarzt-Praxis. Auch in New York war es in dieser Zeit üblich, die Praxis in der eigenen Wohnung zu führen. Der Zulauf war groß. Noch gab es nur wenige deutschsprachige Ärzte. Bis Ende 1934 waren gut 100 deutschstämmige Ärzte im Staate New York zugelassen worden. Danach kamen jährlich 150–200 dazu, was ab Ende 1936 zu erheblichen Zulassungseinschränkungen führte.

Als die Schwester Meta 1938 nachkam, nahm er sie und ihre Familie bei sich auf. Sein Neffe, Siegbert Weinberger, heute 88 Jahre alt, fand es mit 13 Jahren vor allem erst mal „furchtbar aufregend“, bei seinem Onkel aus Amerika einzuziehen: „Die Parterrewohnung war auch die Praxis, aber es gab einen separaten Eingang. Zwei Zimmer vorne waren für die Behandlung vorgesehen, in den übrigen zwei oder drei Zimmern wohnten mein Onkel und seine Frau. Das blieb auch so, als ihre Töchter geboren wurden und auch als diese groß waren und auszogen. Onkel Harry wollte nie wegziehen, Geld verdiente er nie richtig, dazu war er viel zu sehr Arzt, durch und durch. Einen besseren Menschen als Arzt kann man sich nicht vorstellen.“

Obwohl Harry Bettauer gerne ein großer Chirurg geworden wäre, war er nun mit Leib und Seele Hausarzt. Seine Tochter, Joan Hartman, erinnert sich, dass Harry, obwohl er als Hausarzt arbeitet, operierte, wann immer es ging. „Viele seiner Patienten wollten ihn als Chirurgen, obwohl sie ja auch einen Spezialisten hätten konsultieren können. Er war ein Allgemeinarzt (‚general practitioner'), der alles selber machte, vom Richten gebrochener Knochen bis zu (den damals für New Yorker Hausärzte üblichen, Anm. R. J.) Entbindungen.“

Bald wird er selber Vater. Seine Töchter Joan und Susan Ruth wurden 1939 und 1946 geboren. „Mein Vater war ein immer sanfter, leise sprechender, entspannter Mensch. Er hatte Freude daran, alles in vollen Zügen zu erklären (seine Patienten schätzten das sehr)“, erinnert sich Joan Hartman heute.

Gerade in der persönlichen Beziehung zu ihrem Arzt war es für viele Patienten wichtig, sich in der Muttersprache verständlich machen zu können. Mit Dr. Bettauer, aus eigener Erfahrung mit den Sorgen und dem Schicksal seiner Patienten wohl vertraut, sprachen sie in vieler Hinsicht eine Sprache.

Deutsch, wenn auch als Sprache der Verfolger, besonders nach Kriegsausbruch immer mehr gemieden, war in der Blütezeit von Washington Heights überall, in den Schulen, in den Geschäften und den neu gegründeten Kaffeehäusern und eben auch in den Arztpraxen zu hören. Und täglich kamen mehr deutsche Juden aus dem „Dritten Reich" hinzu, um in Höhe der 170. Straße, dort wo die Nordspitze von Manhattan nur noch wenige Blocks in der Breite misst, ein neues Leben zu beginnen. Als ihr „Viertes Reich" apostrophierten die Emigranten mit jüdischem Humor ihre immer dichter besiedelte Nachbarschaft.

Wenn sich die fünf Bettauer Geschwister in New York zu Pessach oder zu Familienfeiern trafen, unterhielt man sich in der Muttersprache. Auch in der großen, angeheirateten Verwandtschaft hatten alle Deutschland verlassen müssen.

Bei den mit ihrem Kiez verwobenen Bettauers wurde zu Hause immer Deutsch gesprochen, erzählt ihre Tochter.

„Harry und meine Mutter trafen hier viele alte Freunde wieder. Mein Vater gehörte der ‚Freedom Lodge' (Freiheitsloge, Anm. R. J.) an, deren Mitglieder allesamt alte Freunde aus Deutschland waren. Viele von ihnen waren Kollegen. Sie trafen sich am Donnerstagabend, einmal im Monat mit ihren Frauen in Downtown Manhattan. [...] Es gab nie einen Tag, an dem er nichts zu tun hatte."

Sozial engagiert und immer aktiv in Musik und Sport, liebte er es, zum Tanzen auszugehen, aber genoss das Alleinsein gleichermaßen. Der musikalische Hausarzt spielte Banjo in einer Band, die nur aus Medizinern bestand; er beherrschte das Klavier, liebte die Oper und malte. „Meine Eltern führten eine interessantes und ausgefülltes Leben", fasst seine Tochter, Joan Hartman, zusammen. „Als Vater und Großvater war er immer für uns da. Über seine Zeit vor der Emigration, seine Vergangenheit sprach er nie."

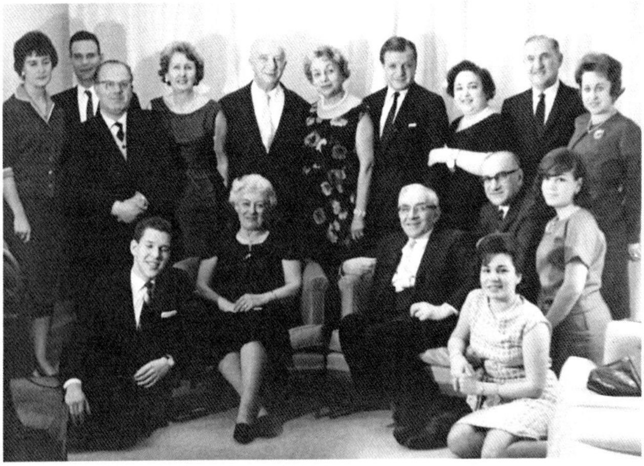

Abb. 3: Hochzeitstag von Wilmer und Alfred Bettauer (Mitte). Rechts sitzt Harry Bettauer, seine beiden Töchter knien. Dahinter von re. n. l.: Hilda und Oskar Bettauer, Elly, geb. Cohn, Siegbert Weinberger, Sohn von Meta und Adolf Weinberger.

Harry Bettauer blickte nicht zurück. Er verlor kein Wort über die Demütigung, dass er nicht mehr als Arzt in Deutschland arbeiten durfte. Seine Blickrichtung war die Zukunft, nicht die Vergangenheit. „Er begrüßte alles Amerikanische", erinnert sich seine Tochter. „Ich glaube, er fühlte, dass er in Deutschland niemandem mehr helfen konnte und da er sich berufen fühlte, immer zu helfen, so gut er irgend konnte, war er wohl glücklich hier zu sein."

Seine Patienten waren ihm sehr wichtig. Sie kamen aus allen sozialen Schichten: Vom irischen Polizeihauptmann und dem Feuerwehrchef von Washington Heights zu den Nachbarn und Emigranten aus der ganzen Welt. Der gesellige Doktor aus Berlin war zuständiger Arzt für das große jüdische Freizeitzentrum YMWHA, dem heute die bekannte Sexualforscherin Ruth Wertheimer vorsteht. Als Mitglied zweier Synagogen kamen auch viele Patienten aus dem Kreis von Bettauers lokaler Gemeinde. Er arbeitete von morgens bis abends, dazwischen machte der Allgemeinpraktiker Hausbesuche, im Notfall auch nachts und am Wochenende. Gerne nahm er sich für seine Familie Zeit. Seine Frau Elly war seine rechte Hand. Die studierte Juristin half ihm treu als Arzthelferin, Rezeptionistin und Buchhalterin. Den Beruf, auf den die Universität die Berlinerin vorbereitet hatte, konnte sie nie ausüben. Trotz eines 12-Stunden-Tags, mit vielen Hausbesuchen, waren seine finanziellen Verhältnisse nie üppig. Häufig habe er sich gescheut, seinen oft wenig bemittelten Patienten das übliche Honorar abzunehmen, oder es von seinen begüterten Verwandten anzunehmen.

Wer als Arzt Geld verdienen wollte, musste aus dieser Einwanderergegend fort. Als sich die jüdischen Emigranten etabliert hatten, zogen sie in die Suburbs. Ihnen folgten neue Patienten nach, wieder arme Einwanderer, jetzt aus der Dominikanischen Republik und Puerto Rico. Die Bettauers blieben dem Viertel und ihren Patienten treu, auch als es in den 1960er Jahren mit Washington Heights bergab ging. Der immer noch umtriebige Arzt wollte seine alten Patienten nicht verlassen, auch nicht als seine beiden Töchter fortzogen. Allen Überredungskünsten, in eine „gute" Gegend zu ziehen, auch um endlich mehr Geld zu verdienen, widerstand er, selbst als man auf den Straßen von Washington Heights fast nur noch Spanisch sprach und Drogendealer den Ton angaben. Immer noch kannte ein Jeder das Ehepaar Bettauer in dem Viertel, das ihnen eine neue Heimat geworden war.

52 Jahre war Dr. Bettauer Hausarzt in Washington Heights gewesen als er nachts auf dem Rückweg von einem Hausbesuch einen Autounfall hatte. Im Krankenhaus kam ein Herzinfarkt dazu. Dr. Hary Bettauer starb am 3.7.1986 im Alter von 84 Jahren. Seine Frau Elly lebte nur drei Wochen länger. Beide hatten fast bis zum letzten Tag gearbeitet.

Seine vielen Nichten und Neffen berichten, was für ein guter Arzt und Zuhörer er gewesen sei: „Meine Schwester und ich sagen noch heute, wenn wir mit einem Arzt zufrieden sind: ‚Er ist ein guter Arzt, aber kein Onkel Harry.'"[1]

Literatur:

Kreutzmüller, Christoph, Butterhandlung Gebr. Weinberger. In: Ders. / Kaspar Nürnberg (Hg.): Verraten und Verkauft. Jüdische Unternehmen in Berlin 1933–1945. O.O. 2008, S. 64–67.

Alle Abbildungen Privatbesitz

1 *Siegbert Weinberger, New York, in einem Interview am 19. Mai 2012.*

*„Ich habe mein Schild als Ohrenarzt abgenommen,
mein Instrumentarium nahm ich mit mir"*

Joseph Lachmann (1882–1961), Hals-Nasen-Ohrenarzt

Ruth Jacob

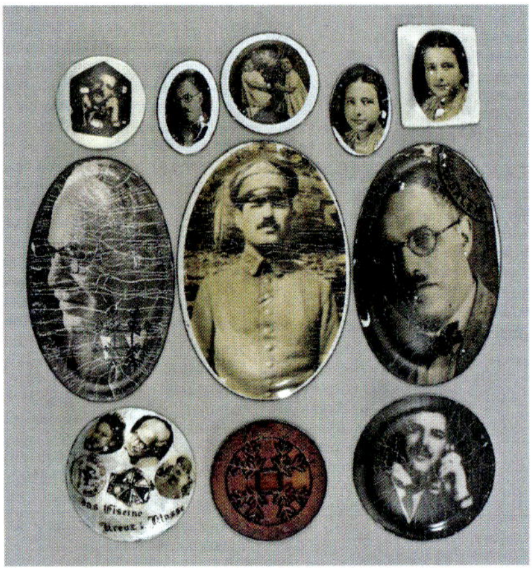

Abb. 1 :„Erinnern an eine verlorene Welt" – Familienfotos aus Deutschland und Palästina in Emaille. Werk der Goldschmiedekünstlerin Tamar De Vries Winter, Enkelin von Joseph Lachmann.

Schon im Alter von 20 Jahren begeistert sich Joseph Lachmann für den Zionismus. In einem ausführlichen Vortrag im Mai 1903 zum Thema „Die Judenfrage in Ost und West" hält er „in dem geistig wie wirtschaftlich hochstehenden Deutschland", Entwicklungen wie in Russland für möglich. Dort werde „alles, was den Juden heilig ist, geschändet". Der junge Lachmann schließt mit der Forderung: „Wenn wir also die osteuropäischen Juden aus ihrem Elend herausreißen, [...] wenn wir auch den westeuropäischen Juden, die in der Zurücksetzung in jeder Beziehung die Verabscheuung und den Hass ihrer nichtjüdischen Mitbürger wohl merken [...], dazu verhelfen wollen, so gibt es nur ein Mittel, ein gemeinsames Arbeiten durch die Wiederbelebung der jüdischen Nation zu einem Staatsvolke."

Lachmanns berufliche Kreise sind überwiegend jüdisch. Das mag Zufall, persönliche Verbundenheit oder Folge des leisen oder lauten Antisemitismus sein, den auch er unter Kollegen und Vorgesetzten erfährt. Die Ungerechtigkeit empört ihn: „Heißt es nicht eine Missachtung desselben [Gesetzes], wenn die Zahl jüdischer Notare und Richter auf ein Minimum beschränkt wird, wenn Juden, die sich in der Wissenschaft einen großen Namen erworben haben, zurückstehen müssen bei ihrer Ernennung zum Professor hinter weniger berühmten Nichtjuden?" Entschlossen engagiert er sich früh in der zionistischen Bewegung, bereist Palästina. Am Berg Carmel kauft er bereits 1920 Land. Nach der Machtübernahme der Nationalsozialisten zögert er nicht, sich und seine junge Familie durch die Emigration nach Palästina vor dem sicheren Tod zu retten.

Znin (Bezirk Bromberg), Provinz Posen – 31.568 Einwohner, davon 818 Juden

Dort wird Joseph Lachmann am 16. November 1882 in eine gläubige jüdische Familie hineingeboren. Seine Mutter Louise (1852–1942) ist hier aufgewachsen, ebenso wie sein Vater, der Kaufmann Nachmann Lachmann (1845–1887). Als dieser schon früh im Alter von 41 Jahren stirbt, bleibt Louise mit sechs Kindern zurück. Mit ihrem zweiten, ebenfalls aus Znin stammenden Ehemann, dem jüdisch-orthodoxen Moritz (Moses) Klein (1859–1938) hat sie zwei weitere Söhne. Beide, der Ältere bereits in den 1920er Jahren, wandern nach Palästina aus. Hierher flüchtet auch Joseph Lachmanns einziger Bruder Fabian Rafael (1887–1947). Seine Schwester Martha war 1918 gestorben, das Schicksal seiner Schwester Natalie ist ungewiss.

Anna, die Älteste, 1877 Geborene, überlebt mit ihrer Familie in Palästina, genauso wie die fünf Kinder der Schwester Cecilie (1878–1943). Deren Spuren und die ihres Ehemannes Joseph Goldschmidt verlieren sich nach der Deportation 1942 in Minsk. Nie wird Joseph Lachmann darüber mit seinen Töchtern oder den fünf Enkeln sprechen. Sie stoßen erst 2011 bei der Recherche für das biografische Album ihres Großvaters in der Ausstellung „Wir waren Nachbarn" auf diese Dokumente.

Medizinstudium und politisches Engagement: Joseph Lachmann, ein bekennender Zionist

Wie viele Juden zieht es die zehnköpfige Familie in den 1890er Jahren nach Berlin. Joseph ist etwa zehn Jahre alt, als er in Berlin auf das Humboldt-Gymnasium geht. Ab 1907 gehört er zu den ca. 30 Prozent jüdischer Medizinstudenten an der Berliner Friedrich-Wilhelms-Universität. Schon als Student engagiert sich Lachmann in der zionistischen Bewegung. Bewahrt hat seine Tochter das zwölfseitige Manuskript eines im Mai 1903 vor einer „Schul-Gruppe" gehaltenen Vortrags. Fakten und Zahlen für jedes osteuropäische Land zeugen darin von der „sogenannte(n) Judennot, eine Not [...], von der sie frei wären, wenn sie keine Juden wären". Den einzigen Ausweg sieht Lachmann in der „Wiederbelebung der jüdischen Nation zu einem Staatsvolke".

Bis 1933 wird er mehrfach nach Palästina reisen, zum ersten Mal vermutlich anlässlich seiner Hochzeitsreise im Jahr 1908. Sein Bericht nach einer Expedition, die ihn in jeden Winkel des Landes führt, zeigt seinen analytischen Blick: „Verhältnis zwischen Akademikern, Kaufleuten und Angestellten scheint ganz ungetrübt. Verhältnis der Ärzte miserabel." Er skizziert die vorhandenen Industrien. Nachdenklich fällt seine Betrachtung der Landwirtschaft aus: „Bebauung des Landes sehr schwierig und vorläufig unrentabel wegen der vielen Krankheiten (15% durchschnittlich Ausfall). [...] Die Siedler sind noch zu wenig verbauert, sie beschäftigen sich in ihren Mußestunden mit Literatur, usw." Politisch setzt er nicht auf die Verdrängung der arabischen Bevölkerung, sondern auf deren Partizipation. „Eine Verständigung mit den Arabern würde sich meines Erachtens in dem Augenblicke anbahnen, in dem sie den Aufschwung des Landes sähen und die Vorteile spürten, die sie selbst davon hätten."

Analytisch-wissenschaftliches Arbeiten bestimmt Lachmanns Wirken als Mediziner. Experimentelle Forschungsarbeiten bei namhaften Pathologen wie Carl Benda, dem Entdecker der Mitochondrien, sowie bei Dr. Adler und Dr. Cohn sind der Auftakt. Es ist die Zeit, in der sich neue Fachrichtungen ausbilden. Sie bieten jüdischen Ärzten eine Chance, deren berufliches Fortkommen an antisemitische Grenzen stößt. Lachmann wendet sich der noch jungen Hals-, Nasen- und Ohrenheilkunde zu. Erste Spezialisten in Berlin sind Professor Emil Aron, Professor Arthur Kuttner und Professor Joseph Herzfeld, der schon 1908 eine HNO-Spezialklinik in Berlin führt. Hier lernt und arbeitet Lachmann. Herzfeld, als Jude seiner Approbation beraubt und 1939 zum „Krankenbehandler" herabgewürdigt, nahm sich 1942 in Berlin das Leben.

Dr. Joseph Lachmann: HNO-Arzt, Wissenschaftler, Standespolitiker

Zusammen mit Herzfeld führt Lachmann systematische Gehör- und Gleichgewichtsprüfungen bei taubstummen Kindern an der jüdischen Schule in Weißensee durch. Die klinische Forschung und seine pathologischen Studien des Innenohrs verbindet Lachmann, der hierzu 1908 und 1911 am Berliner Urban-Krankenhaus gemeinsam mit Professor Carl Benda forscht. Die Hals-, Nasen- und Ohrenheilkunde ist zu dieser Zeit noch nicht als Fachgebiet etabliert. Die Deutsche HNO-Gesellschaft gründet sich 1921, die Berliner 1923.

Anders ist die Situation in Wien. Am ersten Lehrstuhl für Ohrenheilkunde auf dem Kontinent forscht und arbeitet Lachmann 1909 und 1910 unter anderen mit Viktor Urbantschitsch, Gustav Alexander, Markus Hajek, Hans Chiari und dem späteren Nobelpreisträger Robert Barany. Zurück in Berlin organisiert Lachmann hier 1913 den internationalen HNO-Kongress mit.

Joseph Lachmann – ein Schöneberger Arzt

Fast sein ganzes Leben als Arzt in Deutschland spielt sich im heutigen Schöneberg ab. Im Juli 1914 ziehen Lachmann und seine erste Frau in die Motzstraße 60 (heute Nr. 51), ein Haus vom Viktoria-Luise-Platz entfernt. Bis zu seiner Vertreibung 1933 wird er hier 19 Jahre lang als Facharzt für Hals-, Nasen- und Ohrenerkrankungen praktizieren. Wie damals üblich – und bis in die 1930er Jahre für Hausärzte Pflicht – führen Ärzte, aber auch Rechtsanwälte, ihre Praxen in der eigenen Wohnung. Täglich, auch Sonntags (8:30 bis 9:30 Uhr) hat der Ohrenarzt Sprechstunde.

Vormittags operiert er, Kassen- und Wohlfahrtspatienten ab 1913 in der Turmstraße 61, damals wie heute eine weniger privilegierte Wohngegend. Das „Ambulatorium" für HNO-Erkrankungen gründet er mit Dr. Heimann und dem 20 Jahre älteren Geheimen Sanitätsrat Arthur Kuttner. Professor Kuttner wird, weil er Jude ist, 1938 die Approbation entzogen. Er stirbt 1939 in Berlin.

Wie Kuttner hat auch Lachmann Belegbetten in der „Privatklinik des Westens". Für ihn fußläufig in der Kalkreuthstraße 12 gelegen, visitiert er täglich seine Privatpatienten. Acht bis zehn Operationen pro Woche stehen hier auf seinem Plan.

Zwischen Eisernem Kreuz und Kriegsüberdruss

Erst einen Monat lebt Lachmann in der Motzstraße, als der Erste Weltkrieg ihn an die Westfront verschlägt. In der Gegend um Lille im Lazarett von St. Paul, Besmé, Bourguignon obliegt dem Stabsarzt auch die Bekämpfung von Typhus und Diphtherie sowie die Überwachung der Brunnen für die örtliche Trinkwasserversorgung.

Seine Frau empfängt regelmäßig Feldpostkarten, die ihn mit seinen Kollegen im Schwerkrankensaal oder zwischen Leichtverwundeten mit Kopfverbänden aller Art zeigen. Seine Tagebucheintragungen werfen ein düsteres Bild auf die Grausamkeiten des Ersten Weltkrieges und die beschränkten Möglichkeiten, als Arzt helfen zu können. Auch von vergnüglichen Feiern erzählt das Tagebuch, doch überwiegt eine Grundstimmung wie am 3. April 1916: „Dr. F. macht das erste Mal, seitdem ich ihn während des Krieges gesprochen habe, einen sehr deprimierten Eindruck. Er hat den Krieg satt, wie Dr. J. und wir alle. Aber es heißt ja: Durchhalten." Lachmann notiert auch seine Beschwerde beim Oberst, dass er bei den Auszeichnungen übergangen worden sei. Vier Monate später im Juni 1916 wird er das Eiserne Kreuz II. Klasse an seiner Uniform tragen. 1917 erhält der viermal verwundete Frontkämpfer „im Namen seiner Majestät des Kaisers und Königs" das Eiserne Kreuz I. Klasse. Die höchste Auszeichnung, den Königlichen Hausorden der Hohenzollern, für die der Oberstabsarzt vorgeschlagen ist, wird abgeschafft, ehe Lachmann sie bekommen kann.

Leben und Praxis in der Motzstraße

Nach dem Krieg etabliert sich Lachmann rasch zu einem angesehenen HNO-Arzt. Mittelpunkt seines Lebens sind die Patienten, ob prominente Persönlichkeiten wie der amerikanische Botschafter oder Wohlfahrtspatienten. „14 Stunden in der Praxis, auch an Sonn- und

Feiertagen war er meist in der Arbeit", so erinnert sich später seine Privatsekretärin.[1] Die Poliklinik in der Turmstraße hat mit etwa 100 Patienten täglich einen solchen Zulauf, dass Lachmann zwei Assistenzärzte anstellt. Seine Privatsprechstunde besuchen weitere 30 bis 40 Patienten. An vier Tagen operiert er.

Für ein Privatleben war die Zeit knapp bemessen. Seine Adoptivtochter Evelyn erinnert sich an ihn als einen unermüdlich Arbeitenden. Wenn er keine Patienten sieht oder in der Klinik oder Poliklinik ist, sitzt er am Schreibtisch. Regelmäßig publiziert er in medizinischen Fachzeitschriften: mit Professor Kuttner 1921 über „Strahlenbehandlung der bösartigen Tumoren des Halses", 1930 über die „Resorption von Arzneien durch die Schleimhäute der oberen Luftwege und Demonstration eines neuen Inhalationsapparates". Abends oder am Wochenende hält er Vorträge und bildet Kollegen in der HNO-Heilkunde weiter. Von 1922 bis 1933 ist er festes Mitglied der Dozentenvereinigung für ärztliche Fortbildungskurse. Bis zu seinem Ausschluss 1933 gehört Lachmann in der Ärztekammer ebenso wie beim Groß-Berliner Ärztebund (heute Kassenärztliche Vereinigung) dem Vorstand an.

Nationalsozialistische Bedrohung und Vertreibung

Gedemütigt wurde der jüdische Standespolitiker nicht erst 1933. Doch er weigerte sich in den Ausschüssen von Kammer und Groß-Berliner Ärztebund mit NSDAP-Kollegen zu arbeiten, die ihn ja als minderwertig bezeichneten. Dafür musste Lachmann nach der Machtübernahme ständig Verhaftung und tätlichen Angriffe fürchten. „Ich entging der Verhaftung, [...], nur dadurch, dass ich von hohen Funktionären der Partei, die meine Patienten waren, rechtzeitig gewarnt wurde, sodass ich aus meiner Wohnung verschwinden konnte."[2] Bei den letzten Wahlen vor der Gleichschaltung des Ärztebundes, am 23. Februar 1933, wird Lachmann erneut für Schöneberg in den Bezirksausschuss gewählt.

Doch die Bedrohungen mehren sich, auch seitens ehemaliger Patienten und Mitarbeiter der Poliklinik. In der Turmstraße bedroht ihn der Sohn einer Patientin massiv. Aus Angst kehrt er nie wieder in die Klinik zurück. Lachmann, der „gewöhnt war, 14 Stunden und mehr täglich zu arbeiten, (und für den) auch die schwersten Anstrengungen bei der Infanterie nichts bedeuteten", beginnt an Herzanfällen zu leiden, die ihn „wie ein Blitz aus heiterem Himmel" treffen. Noch vor dem „Boykott-Tag" am 1. April 1933 überlässt er seine Poliklinik samt Kassensprechstunde Dr. Joseph Griesbeck, einem „arischen Kollegen". 2.500 Reichsmark sieht der Vertrag allein für das Instrumentarium vor. Lachmann erhält jedoch „niemals einen Pfennig".[3]

Lachmann ist zu dieser Zeit 50 Jahre alt und steht beruflich auf dem Höhepunkt seiner Karriere. Als Nachfolger des im Juni verstorbenen Professor Emil Aron ist er seit 1932 Chefarzt der HNO-Abteilung des Jüdischen Krankenhauses zu Berlin. Er ist finanziell gut situiert. Für seine Eltern hat er längst eine eigene Wohnung im Haus Motzstraße 60 angemietet. Er unterstützt sie großzügig. Seine inzwischen von ihm geschiedene erste Frau unterhält er auch später von Palästina aus mit monatlich 1.000 Reichsmark.

1932 heiratet er Valerie Lazarsfeld. Eigene Kinder hat Lachmann nicht. Durch die neue Ehe wird er zum geliebten Adoptivvater von Valeries Töchtern: Evelyn, damals elf Jahre, und Ellen, 13 Jahre alt. Beide Kinder lässt er zusammen mit seinen Eltern – die 80-jährige Mutter leidet an den Folgen eines Schlaganfalls – am 31. März 1933, dem Vorabend des Boykott-Tags, in

1 *Entschädigungsbericht von 1956.*
2 *Bericht von J. Lachmann vom 10. Februar 1953.*
3 *Eidesstattliche Versicherung vom 21. Oktober 1956 im Zuge des Entschädigungsverfahrens.*

„Begleitung eines ‚arischen' Patienten" nach Meran in Sicherheit bringen. Er und Valerie nehmen das Schiff nach Palästina, um ihre Auswanderung vorzubereiten.

Ende Mai 1933 kehrt die Familie noch einmal nach Berlin zurück, um alles aufzulösen. Bei Einreichung seines „Auswanderungsgesuchs" muss Lachmann aufgrund falscher Anschuldigungen seinen Pass abliefern. Die Grenzen seien für ihn geschlossen, heißt es. Wieder erleidet er Herzanfälle. Bis zu seiner endgültigen Auswanderung am 31. August 1933 lebt er „in dauernder Furcht vor einem neuen Anfall". Die Bitterkeit über die demütigende Ohnmacht klingt in seinem Schriftwechsel an das Entschädigungsamt in Berlin durch: „Herrn Dr. Goldschmidt-Osmund [...] musste ich [...] die Ausstattung seines Bestrahlungszimmers [...] mit einem Teil des Instrumentariums überlassen. [...] Habe aber niemals ein Entgelt erhalten." So geht es ihm auch mit dem Käufer das Instrumentariums der Poliklinik in der Turmstraße, die er wegen der Nachstellungen fluchtartig verlassen hatte. Zwei Drittel seines Honorars für die erbrachten Kassenarztleistungen hatte er 5 Jahre später noch nicht erhalten. Das gesamte Mobiliar seiner kranken Mutter und des Stiefvaters habe er „zum lächerlichen Preise für 550 RM weit unter dem Preis veräußern" müssen.[4] „Die Klinik in der Kalkreuthstr.", schreibt der in die Emigration Getriebene, „habe ich entschädigungslos und ohne einen Nachfolger zu finden, aufgegeben und verlassen. Ich habe mein Schild als Ohrenarzt abgenommen, mein Instrumentarium nahm ich mit mir".[5]

Neustart in Jerusalem und Tel Aviv

Bereits am 15. September 1933 landet die Familie, die sich gerade erst zusammengefunden hat, mit Lachmanns Eltern in Palästina. In Jerusalem wird der Rehavia-Bezirk ihnen zur neuen Lebensstätte. Bald richten sich die Lachmanns mit ihren Schöneberger Möbeln in der arabischen Windmühle ein, als ihr Freund, der Berliner Architekt Erich Mendelsohn, von dort nach London zieht. Sie verkaufen die alte arabische Windmühle Mitte der 1950er Jahre bei ihrem Umzug nach Tel Aviv.

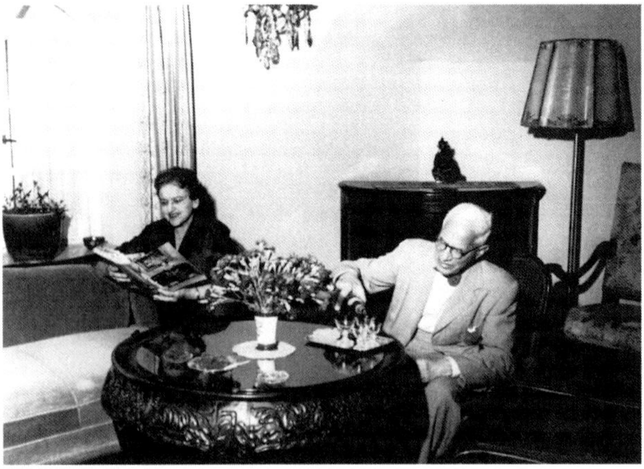

Abb. 2: Valerie und Joseph Lachmann in ihrem Jerusalemer Zuhause, das Mobiliar stammt aus der Motzstraße.

Ein unbekanntes Land, ein neuer Vater – für die beiden Mädchen sind diese Veränderungen gerade in ihrer Pubertät eine dramatische Umwälzung. Gut erinnert sich die Jüngere, die 1921 in Berlin geborene Evelyn, wie Lachmann ihnen Halt gibt und ganz selbstverständlich zum liebenden und fürsorglichen Vater wird. Die Kinder deutscher Emigranten helfen sich am „Gymnasia Rehavia" gegenseitig beim Hebräisch lernen. Alte Bekanntschaften intensivieren sich, neue werden geschlossen. Gemeinsames Ziel ist der Aufbau des Landes. Zum engen Freundeskreis der Lachmanns gehören neben Erich Mendelsohn auch der Berliner Kinderarzt und zionistische Politiker Oskar Wolfsberg, 1956 erster israelischer Botschafter in der Schweiz.

4 *Eidesstattliche Versicherung vom 21. Oktober 1956.*
5 *Dazu Antrag an das Entschädigungsamt Berlin vom 9. Dezember 1951.*

Auf einem Familienfoto stehen die vier Lachmanns mit dem späteren ersten israelischen Präsidenten Chaim Weizmann vor dessen Haus. In einem späteren Brief spricht Weizmann 1936 dem „hochverehrten Herrn Doktor" seinen „herzlichsten Dank" für die „große Hilfeleistung und Mühe" für seinen Sohn aus.

Für Lachmann steht die medizinische und klinische Entwicklung des Landes im Mittelpunkt seines Schaffens. Während sein Freund Mendelsohn die Entwürfe für das neue Hadassah-Krankenhaus zeichnet, baut er zusammen mit dem 1933 aus dem Berliner Urban-Krankenhaus vertriebenen Hermann Zondek die erste Universitätsklinik des britischen Protektorates auf. Lachmann berät die gesetzliche Krankenkasse Kupat Cholim, kümmert sich um die Prävention von Hörschäden bei Industriearbeitern und wird, als 1939 die neue Klinik auf dem Mount Scopus öffnet, den ersten Lehrstuhl für HNO-Heilkunde in Palästina bekleiden.

Als international publizierender Wissenschaftler war Lachmann 1937 korrespondierendes Mitglied der französischen Gesellschaft für Hals-Nasen-Ohrenerkrankungen geworden. 1951 ernennt das renommierte International College of Surgeons Lachmann zum „Fellow". Zu ärztlichen Konsultationen reist er gelegentlich auch nach Ägypten. Die Familie des damaligen Königs Faruk I. gehört dort zu seinen Patienten.

Die von ihm in Berlin ausgebildeten Spezialisten, aus Deutschland vertrieben, sind nun über die Welt verstreut. Ihre hervorragende Qualifikation als HNO-Fachärzte erleichtert ihnen die Emigration. Einem von ihnen, Fritz Brodnitz, widmet die *New York Times* 1982 einen ausführlichen Nachruf.

1948 bis 1949 erschüttert der israelische Unabhängigkeitskrieg auch das Leben der Lachmanns. Ihre Windmühle wird zum Hauptquartier der Haganah (zionistische paramilitärische Untergrundorganisation in Palästina während des britischen Mandats). Wieder verarztet der inzwischen 65-jährige Joseph Lachmann Kriegsverwundete, jetzt in einem von der Außenwelt abgeschnittenem Jerusalem.

Konferenzen und Reisen, häufig zusammen mit seiner Frau Valerie, führen ihn vor und nach dem Krieg regelmäßig nach Europa und in die Vereinigten Staaten. Beide Töchter studieren in England und den USA. In den 1950er Jahren kommen die Lachmanns auch mehrfach für einige Tage nach Berlin. Briefe an Anwälte, an das Entschädigungsamt und ein Ersuchen an den Berliner Innensenator Lipschitz vermerken Westberliner Pensionen als vorübergehende Anschriften. Zu dieser Zeit erfolgen in Berlin die ärztlichen Begutachtungen. Lachmann kämpft darum, dass seine Herzanfälle, von denen er sich seit 1933 nicht erholt hat, als verfolgungsbedingtes Leiden anerkannt werden. Ob die Lachmanns in Berlin auf Bekannte oder Kollegen treffen, ist nicht bekannt. Es zieht sie immer rasch in die Schweiz. Die Kuren dort helfen Lachmann am ehesten, seine anhaltenden Herzbeschwerden zu lindern.

Mit seiner Pensionierung ziehen die Lachmanns nach Tel Aviv. Dort lehrt und forscht er am Beilinson Hospital (heute Rabin Medical Center). Bis zu seinem Tod erforscht er zusammen mit dem Neurologen F. Bergmann den dissoziierten Nystagmus und andere zerebrale Prozesse bei Gleichgewichtsstörungen. Dr. Joseph Lachmann stirbt am 29. Juni 1961 in Tel Aviv.

An seine Tätigkeit in Berlin erinnert heute kaum noch etwas. Kurz nachdem die Lachmanns Deutschland 1933 fluchtartig verlassen, werden die Häuser in der Motzstraße umnummeriert: aus dem Haus Nummer 60 wird das heutige 51. Das zerbombte Haus ist einem Spielplatz gewichen. Auf dem Bürgersteig davor erinnern Stolpersteine an zwei deportierte jüdische Bewohner dieses Hauses: Edith und Walter Herzberg, beide in Auschwitz ermordet.

Alle Abbildungen Privatbesitz

Erna Falk (1890–1991), Praktische Ärztin

Ruth Federspiel

Erna Falk, geb. Levi kam am 14. August 1890 in Hannover zur Welt und wuchs dort in gut situierten Verhältnissen auf. Mit 14 Jahren war sie Waise geworden und in die Obhut einer katholischen Pflegemutter gekommen. Ostern 1910, mit knapp 20 Jahren, legte Erna Falk in Hannover das Abitur ab, anschließend studierte sie in Heidelberg, München, Berlin und Bonn Medizin. Im Juni 1915 bestand sie in München das Staatsexamen und gehörte damit zu den ersten im Deutschen Reich approbierten Ärztinnen. Ein Jahr lang, von Juli 1915 bis Juli 1916 arbeitete sie als Assistenzärztin im Kaiser- und-Kaiserin-Friedrich-Kinderkrankenhaus, danach war sie als Ärztin auf der Infektionsabteilung des Rudolf-Virchow-Krankenhauses tätig, die eng an das Robert-Koch-Institut angeschlossen war und sehr forschungsorientiert arbeitete; der Chefarzt Dr. Ulrich Friedemann war zugleich Abteilungsleiter im Robert-Koch-Institut. Zu der Abteilung im Rudolf-Virchow-Krankenhaus gehörten mehrere Infektionsbaracken und das Reichsseuchenlazarett; in diesem arbeitete und forschte die junge Ärztin. Im August promovierte die noch unverheiratete Erna Levi mit der Studie: „Kasuistische und statistische Beiträge zur Serumkrankheit", bald drauf heiratete sie Dr. Albert Falk. Im Medizinalkalender von 1919 wird sie als niedergelassene Ärztin geführt, ab 1920 hatte sie ihre Praxis für Allgemeinmedizin in der Hauptstraße 30 in Schöneberg; hier war auch die Kinderarztpraxis ihres Mannes, hier wohnte die Familie.

Nachdem ihrem Mann gleich im April 1933 die Kassenzulassung entzogen worden war, übernahm Erna Falk zum Teil auch die Behandlung der Kinder. Der 1923 geborene Sohn Werner erinnert sich, dass seine Mutter eine außerordentlich beliebte Ärztin gewesen sei und die Kinderwagen der zum großen Teil nicht-jüdischen Patienten in einer langen Reihe im Erdgeschoss des Hauses standen und dafür Quittungsscheine ausgegeben wurden. Erna Falk konnte noch bis zum Sommer 1938 praktizieren, zum 30. September 1938 wurde auch ihr die Approbation entzogen. Die Praxis musste sie an die „arische" Ärztin Dr. Schulz-Weida abgeben, über die genauen Bedingungen ist nichts bekannt. Für die Familie bedeutete das zugleich den Verlust der Wohnung. Familie Falk, die zu dieser Zeit auf eine Einreiseerlaubnis nach Australien wartete, zog zu Freunden in die Hauptstraße 5.

Albert und Erna Falk hatten schon 1933/34 Pläne zur Emigration gehabt. Sie wollten gemeinsam mit den hochbetagten Eltern von Albert Falk emigrieren. Da die alten Leute Deutschland nicht verlassen wollten, stellte die Familie die Emigrationspläne zurück. Nach ihrem Tod versuchte das Ehepaar Falk erneut, ein Emigrationsland zu finden, zunächst die USA, danach Australien. Sie bekamen nach der Erinnerung des Sohnes etwa 1935/36 über Freunde der Eltern ein Affidavit für die USA. Die Emigration dorthin scheiterte im letzten Moment, weil Erna Falk einer schwerkranken Patientin einmal mehr Morphium verschrieben hatte als es gesetzlich erlaubt gewesen war. Dies hatte ein Verfahren vor der Ärztekammer nach sich gezogen, das mit der vollen Rehabilitation der Ärztin endete. Doch trotz ihres Freispruchs wurde ihr deswegen die Einwanderung in die USA verwehrt. Albert Falk war daraufhin 1936 allein in die USA gereist und begeistert gewesen von diesem Land, kehrte aber zu seiner Familie zurück.

Das Ehepaar Falk erkundete andere Möglichkeiten zur Emigration für die Familie, schließlich bemühte es sich um eine Einreisegenehmigung nach Australien. Dr. Albert Falk besuchte zur Vorbereitung Englischkurse für Erwachsene, die an der privaten Goldschmidtschule angeboten wurden, die auch die beiden Kinder der Falks besuchten, nachdem sie vom Besuch der städtischen Gymnasien ausgeschlossen worden waren.

Nach der Reichspogromnacht am 9. November 1938 versteckte sich Dr. Albert Falk, da er mit seiner Verhaftung rechnen musste. Tief gedemütigt von den Lebensumständen der vergangenen Jahre beging er am 18. Dezember 1938 Suizid. Zwei Tage später erhielt die Familie die Einreisegenehmigung für Australien.

Im Frühjahr 1939 flog die Witwe mit den Kindern Werner und Renate von Tempelhof nach Amsterdam. Dort traf Erna Falk noch italienische Freunde aus Berlin, die ihr geholfen hatten, einen wertvollen Ring zu retten. Von Amsterdam aus ging es nach England und von dort per Schiff nach Australien.

Während der Überfahrt auf der MS Orama betreute Erna Falk 25 jüdische Kinder, die in Melbourne in dem Kinderheim Larino ein neues Zuhause finden sollten. Erna Falk sollte dieses Kinderheim auch leiten, doch in Australien angekommen erfuhr sie, dass ihr diese Aufgabe in der Zwischenzeit wieder entzogen worden war. Daraufhin eröffnete sie eine kleine Pension für ältere Menschen. Sie wollte ihren Beruf als Ärztin weiterführen und begann noch einmal Medizin zu studieren, da ihre Approbation in Australien nicht anerkannt wurde. Ob sie am Ende dieser Anstrengungen tatsächlich noch einmal als Ärztin ihre Familie ernähren könnte, blieb ungewiss. Erna Falk blieb Pensionswirtin und fand im Laufe der Jahre viele Freunde unter den Emigranten. Ein einziges Mal noch kam sie 1976 zu Besuch nach Berlin. Im Alter von 100 Jahren ist sie 1991 in Melbourne gestorben.

Literatur:

Bleker, Johanna / Schleiermacher, Sabine (Hg.): Ärztinnen aus dem Kaiserreich. Lebensläufe einer Generation. Weinheim 2000.

Kunstamt Schöneberg / Schöneberg Museum in Zusammenarbeit mit der Gedenkstätte Haus der Wannsee-Konferenz (Hg.): Orte des Erinnerns, Bd. 2, Jüdisches Alltagsleben im Bayerischen Viertel. Berlin² 1999.

Interview mit Werner Falk im März 2005 im Rahmen der Ausstellung „Wir waren Nachbarn".

„Du darfst nie vergessen, dass du nicht Krankheiten, sondern Kranke heilen willst. Darum kann auch nur ein guter Mensch ein guter Arzt sein."

Bruno Wolff (1874–1941), Frauenarzt und Geburtshelfer

Ruth Jacob

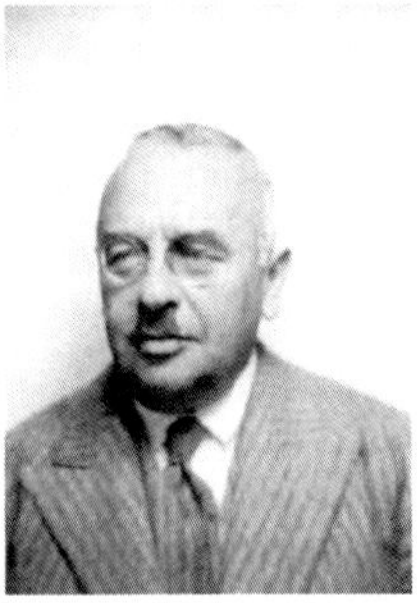

Abb. 1: Dr. Bruno Wolff.

Tragödie eines deutschen Patrioten

„Mein Vater war sehr deutschnational." Das weiß sein 91-jähriger Sohn Frederick Wolff, der als Fritz 1920 in der Motzstraße auf die Welt kommt. „Vater war so begeistert für den Kaiser und den Stahlhelm. Er war sehr militärisch, sehr preußisch. Er liebte die Armee und sang, wenn er durch die Wohnung ging, oft militärische Lieder, am liebsten ‚Fredericus Rex unser König und Herr'. Dass wir Juden waren, darüber haben wir nie gesprochen, auch mit meiner Mutter nicht, nach dem Krieg. Mein Vater fühlte sich nicht als Jude und wollte auch keiner sein."

Bruno Wolff ist katholischen Glaubens, wie seine in einem belgischen Klosterinternat erzogene Frau Ella, die aus der angesehenen jüdischen Bankiersfamilie Landau in Bingen stammt. 1958 blickt sie zurück: „Als wir dann am 9. Juli 1939 das Flugzeug nach Brüssel bestiegen, war mein Mann praktisch ein körperlich und seelisch gebrochener Mensch, der kaum noch Lebensmut hatte." Einmal noch, vorübergehend gesundheitlich gebessert, bricht im Frühjahr 1940 aus Bruno Wolff die Wut hervor, darüber wie sein Vaterland ihn verraten hat: „Studiere nur fleißig, aber Medizin anwenden nur gegen Deutschland", mahnt er seinen Sohn. Mit 66 Jahren stirbt Bruno Wolff Anfang Juni 1941, in seinem inzwischen von den Deutschen besetzten Emigrationsland Belgien.

Familie Wolff – Leben in der Motzstraße zwischen Nollendorfplatz und Martin-Luther-Straße

Bis zu ihrer kurzfristig angeordneten Zwangsräumung am 1. September 1938 hat die Familie Wolff mehr als ein Vierteljahrhundert in der Motzstraße gelebt. Als Bruno Wolff 1912 mit seiner frisch angetrauten Ehefrau Ella die Belle Etage in der Motzstraße 14 (heute Nr. 22) bezieht, ist sie noch ein Neubau. Unter dem Asphalt hat gerade zwei Jahre zuvor die erste sich im kommunalen Besitz befindende U-Bahn Deutschlands ihren Betrieb aufgenommen. Aus ihrem Fenster hätten die Wolffs Emil und die Detektive bei ihrer Verfolgungsjagd zum heutigen Hotel Sachsenhof am östlichen Ende der Motzstraße beobachten können. Gustav mit der Hupe forderte nebenan, in der Hofdurchfahrt des Neuen Schauspielhauses, dem heutigen Metropol Theater, die „Parole Emil" an.

Zwischen der 1908 als Eispalast eingeweihten späteren Scala an der (Martin-) Luther-Straße und dem 1906 eröffneten Neuen Schauspielhaus reihen sich Bars und Etablissements. Das Eldorado, nach 1933 SA-Quartier, bietet – wie noch in der Nachkriegszeit – Travestieshows. Sexuelle Freizügigkeit ist hier genauso zuhause wie ihre Widersacher. Im dem von den Wolffs bewohnten Haus hält von 1918 bis 1933 der konservative „Juniclub" seine Männern vorbehaltenen Debattenzirkel ab und gibt die völkisch-nationalistische Zeitschrift *Gewissen* heraus.

1921 spricht Thomas Mann vor dem „Juniclub", ein Jahr später heißt der Gastredner Adolf Hitler.

Herkunft und Ausbildung

Bruno Wolff wird am 23. Juni 1874 in eine alteingesessene Potsdamer Familie geboren. Sein Onkel, der Chirurg Geheimrat Dr. Zielenziger, ist der Arzt von Kaiser Friedrich III. Bruno Wolffs leiblicher Vater, ebenfalls Chirurg, stirbt früh. An seine Stelle tritt als Stiefvater Wilhelm Wolff, ein Berliner Fabrikant. 1893 nach dem Abitur am Friedrich-Wilhelm-Gymnasium in der Kreuzberger Kochstraße, beginnt der 19-jährige Bruno Wolff selbst mit dem Medizinstudium an der Berliner Universität.

Wolff wird nach seiner Dissertation 1898 über die „Congenitale Aortenstenose" Assistent bei Rudolf Virchow am Pathologischen Institut. Gemeinsame Publikationen folgen. Seine Forschungsarbeiten an dem berühmten Institut resultieren unter anderem in der erstmaligen Anfertigung von Gefrierschnitten mit flüssiger Luft, ein aus Kosten- und Beschaffungsgründen aber wenig praktikables Verfahren. 1901 gelingt es Wolff, Proben für feingewebliche Untersuchungen mittels Äthylchlorid zu gefrieren, eine neue Technik, mit der sich die Präparate wesentlich einfacher zum Mikroskopieren aufbereiten lassen.

Es zieht ihn aber in die Klinik, zunächst 1901 an die Frauenklinik von Dr. Abel in Berlin. 1904 wird er I. Assistent von Professor Alfred Dührssen, dem Begründer der modernen operativen Gynäkologie. An dessen privater Klinik für Frauenkrankheiten wird er 1909 Oberarzt. In der Zwischenzeit hatte Wolff einige Jahre in Königsberg als Oberarzt der Universitäts-Frauenklinik bei Professor Georg Winter seine Expertise als Operateur und Geburtshelfer weiter verfeinert.

Militär

Der kaisertreue Arzt setzt 1898 seine bereits im Medizinstudium begonnene Militärdienstzeit als „Einjährig-Freiwilliger" fort. „Seine Königliche Hoheit Prinz Luitpold, des Königreichs Bayern Verweser" verleiht Wolff am 18. Dezember 1910 das Patent als Stabsarzt. Als Wolff am 3. August 1914, drei Tage nach der Ausrufung des Kriegszustandes, Richtung Bayern ausrückt, ist seine Frau Ella hochschwanger. Am 30. August 1914 bringt sie die Tochter Hilde zur Welt. Für seine Verdienste als Bataillonsarzt im Kriegsgefangenenlager Nürnberg, 1915 im Festungslazarett Lille und im Reservelazarett im Berliner Stadtschloss wird Wolff mit dem Eisernen Kreuz II. Klasse ausgezeichnet. Dieser Orden bleibt sein großer Stolz und auch seine Beförderung 1919 zum Oberstabsarzt der Reserve, wie die Militär-Dienstzeitbescheinigung vom 17. Mai 1933 verzeichnet.

Um diese Bescheinigung wird Wolff im April 1933 dringend ersuchen. Angelehnt an das „Gesetz zur Wiederherstellung des Berufsbeamtentums" vom 7. April 1933 erlässt das Reichsarbeitsministerium bereits am 22. April 1933 eine Verordnung, nach der „nicht arische Ärzte nur dann ihre Kassenzulassung behalten können, wenn sie bereits vor Kriegsbeginn niedergelassen waren oder während des Ersten Weltkrieges als Soldaten an der Front gekämpft bzw. als Ärzte in einem Seuchenlazarett gedient hatten". Fragebögen zur Abstammung haben alle Kassenärzte – unter Androhung von Strafe für verspätete oder falsche Angaben – bis zum 15. Mai 1933 an die kassenärztlichen Vereinigungen zurückzuschicken.

Wolffs besondere Tragik liegt darin, dass seine nationale Begeisterung und sein mit Ehrbekundungen ausgezeichnetes militärisches Engagement sein Vaterland nicht daran hindern wird, ihn als Volksfeind zu demütigen und auszugrenzen. Diese bittere Enttäuschung teilt Wolff mit einer Vielzahl der mehr als 100.000 jüdischen Soldaten und Frontkämpfer.

Frauenarztpraxis Motzstraße 14

Mit dem Ersten Weltkrieg endet Wolffs Kliniktätigkeit. 1918 lässt er sich als Facharzt für Frauenkrankheiten und Geburtshilfe nieder. Mit zehn Zimmern bietet die Wolffsche Wohnung genügend Platz für Familie, Bibliothek und Praxis. Das Behandlungszimmer, das Wartezimmer und die Empfangs- und Büroräume gehen zur Straße. Hier, in der Motzstraße 14, werden 20 Jahre lang kranke und schwangere Patientinnen die Treppe in den ersten Stock zu ihrem Dr. Wolff nehmen.

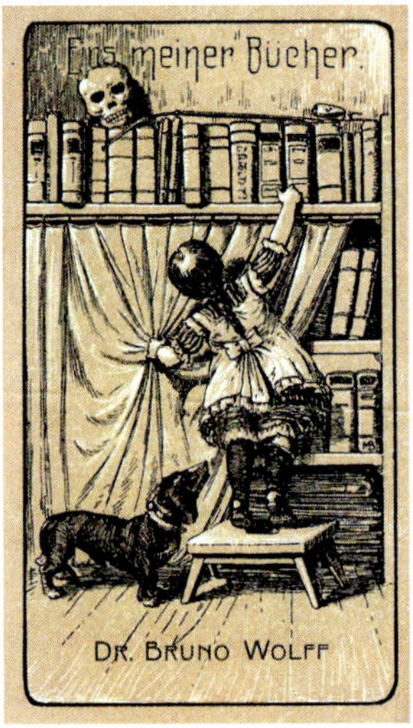

Abb. 2: Ex libris Dr. Bruno Wolff. Schädel als Referenz an den Arztberuf.

Mit Sohn Fritz bekommt die Familie Wolff am 21. August 1920 ein zweites Mal Zuwachs. Fritz und seine sechs Jahre ältere Schwester Hilde wachsen behütet auf. Ein Kindermädchen, wie in gutbürgerlichen Verhältnissen seinerzeit üblich, umsorgt sie und bringt Fritz zur Volksschule. Zum Hohenzollern-Gymnasium nimmt Fritz später den „Neuner Bus", der die Martin-Luther-Straße hinauffährt. An Ressentiments oder gar an Ausgrenzung dort kann er sich nicht erinnern, nur daran wie der Direktor ihn knapp anweist, ab morgen nicht mehr zur Schule zu kommen. „Da war ich etwa 16 Jahre alt. Auch mein Klassenkamerad Blankenfeld musste die Schule verlassen. Wir waren ein bisschen befreundet. Darüber, dass wir jüdisch sind, hatten wir nie gesprochen; ich wusste es von mir selbst ja auch gar nicht", blickt Frederick (Fritz) Wolff zurück. „Mein Vater sagte auch nichts, nur, dass ich ab sofort die amerikanische Schule besuchen würde." Dazu verhilft Bruno Wolffs Freund Douglas Miller. Miller ist seit 15 Jahren im Dienst der amerikanischen Botschaft in Berlin tätig. Er wird später bekannt durch sein Buch „You Can't Do Business With Hitler" („Man kann mit Hitler keine Geschäfte machen"), das 1941 unter den Top Ten der Sachbücher in den USA rangiert. Es ist auch Miller, der die treu-deutschen Wolffs immer wieder zur Emigration drängt.

Das Familienleben in der Motzstraße ist stark vom Beruf des Vaters geprägt. Visiten und Sprechstunde schließen den Sonntag mit ein. Das Abendessen wird meist erst nach acht serviert, wenn Wolff aus der Klinik kommt. Gelegentlich begleitet Fritz seinen Vater in die Klinik. Stolz steigt er dann in den Fond ihres Acht-Zylinder „Horch" oder später des „Wanderer". Der Chauffeur ist einer ihrer treuesten Angestellten. Als Mann darf er bis 1938 bei den Wolffs bleiben.

In der wenigen Freizeit reitet Bruno Wolff im Tiergarten aus. Wöchentlich trifft sich im Herrenzimmer die Skatrunde. Meist dabei ist auch das schon früh mit besten SA- und SS-Kontakten ausgestattete NSDAP-Mitglied Hüttmann. Hin und wieder geht die Familie im Tiergarten spazieren oder fährt hinaus an den Wannsee zum Rudern mit Cousins und Cousinen. Zu den ganz besonderen Jugenderinnerungen zählen für Sohn Frederick (Fritz) noch heute die gemeinsamen Besuche in der Scala, gleich um die Ecke in der Luther-Straße, wie sie damals noch heißt. Das Gastspiel des weltberühmten Clowns Grogk lässt Vater und Sohn noch Wochen davon reden und lachen. „Aber noch lieber hat Vater mich zu Zirkus Busch mitgenommen und zu den Militärkonzerten."

Sommeridylle und Familienparadies ist die „Wolffsschlucht". Das fast alpenländisch anmutende Holzhaus, nur wenige Minuten vom S-Bahnhof Schlachtensee entfernt, hatte Wolff in den 1920er Jahren erworben. Im September 1938 bei der Zwangsräumung wird es der Familie Wolff zum rettenden Zufluchtsort, aber nur für einige Monate. „Wir mussten aus Gemeinheit eines Tages am Schlachtensee raus", erzürnt sich Vater Wolff im Rückblick auf seine letzten Wochen vor der Emigration.

Wolffs Ehefrau Ella fühlt sich ebenso wenig jüdisch wie ihr Mann. Als Kind katholischen Glaubens wird sie im belgischen Institut St. Joseph, einem katholischen Internat, erzogen. Mit der Heirat entscheidet sich Wolff, den Glauben seiner Frau anzunehmen. Aus Überzeugung, wie aus einem Brief von 1939 an den Sohn deutlich wird: „Wie stehst du denn zu deinem Glauben, ich finde in ihm einen großen Halt und er tröstet mich über vieles." Der Glaube, daran lässt Wolff keinen Zweifel, kann nur ein christlicher sein. Schon früh ermahnt er den Sohn: „Wenn Du 16 oder 17 bist, musst Du Dich entscheiden, Dich protestantisch oder katholisch taufen zu lassen." Fritz lässt sich 1937 evangelisch taufen. Er hält zeitlebens an seinem protestantischen Bekenntnis fest, wie seine Schwester Hilde an ihrem katholischen. Nur durch die Verfolgung wird den beiden Kindern ihre jüdische Herkunft bewusst – jedem allein und ohne je mit den Eltern darüber gesprochen zu haben.

Die Familie lebt christlich. Weihnachten wird unter einem großen Tannenbaum gefeiert. Zuvor fährt Wolff mit Fritz in die Klinik und verteilt an die Angestellten Geschenke. „Das kleine Orchester der Mitarbeiter spielte ‚Stille Nacht, heilige Nacht' und ‚Oh Tannenbaum'. Alle sangen. Wir waren etwa 30 Personen. Schließlich hat mein Vater ‚Deutschland, Deutschland über alles' angestimmt und mit einem ‚Hoch' auf Deutschland geendet. Es war ein doller Eindruck für mich", erinnert sich der Sohn Jahrzehnte später.

Stresemannstraße 57, Klinik für Chirurgie und Frauenkrankheiten

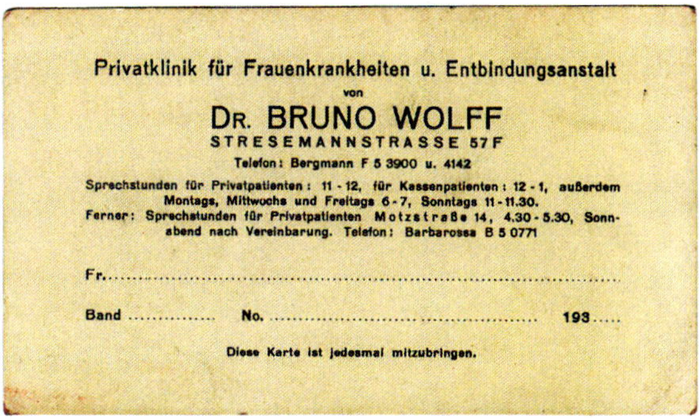
Privatklinik für Frauenkrankheiten u. Entbindungsanstalt
von
DR. BRUNO WOLFF
STRESEMANNSTRASSE 57F
Telefon: Bergmann F 5 3900 u. 4142
Sprechstunden für Privatpatienten: 11 - 12, für Kassenpatienten: 12 - 1, außerdem Montags, Mittwochs und Freitags 6 - 7, Sonntags 11 - 11.30.
Ferner: Sprechstunden für Privatpatienten Motzstraße 14, 4.30 - 5.30, Sonnabend nach Vereinbarung. Telefon: Barbarossa B 5 0771

Fr. ....

Band .... No. .... 193....

Diese Karte ist jedesmal mitzubringen.

Abb. 3: Visitenkarte Dr. Bruno Wolff von 1932.

1911 war Wolff Mitinhaber einer von dem Chirurgen Dr. Perl gegründeten Klinik geworden. Mit dessen Nachfolger Dr. Arthur Schlesinger baute er Ende der 1920er Jahre die Klinik am Anhalter Bahnhof zu einer modernen chirurgisch-gynäkologischen Klinik um. Frederick (Fritz) Wolff: „Mein Vater hatte den Ruf, ein ausgezeichneter Operateur zu sein. Er hatte sehr schöne Hände. Ich erinnere mich, dass er immer Angst um seine Hände hatte. Deshalb hat er nie Autofahren gelernt. Wir hatten immer einen Chauffeur. Seine Patientinnen kamen aus ganz Berlin und Umgebung, auch viele sogenannte Prominente."

Bei ihrem 25-jährigen Jubiläum 1932 verfügt die komplett neu ausgestattete Klinik über zwei Operationsräume, vier Krankensäle und 14 Einzelzimmer. Eine der damals so zahlreichen Berliner Zeitungen berichtet anerkennend: „Dr. Arthur Schlesinger und Dr. Bruno Wolff [...] haben sich einen großen Patientenkreis erworben und ihrer Klinik einen geachteten Namen verschafft". Die 60 konzessionierten Betten sind oft überbelegt. Schlesinger und Wolffs Patienten sind überwiegend „arisch". Aber bereits 1933 dürfen den jüdischen Kliniken „im nationalen Interesse" keine „arischen" Kassenpatienten mehr zugewiesen werden. Der Niedergang der Klinik ist absehbar.

Der von dem Nazi-Regime ausgerufene Boykott aller jüdischen Einrichtungen am 1. April 1933 lässt Schlesinger schier verzweifeln. Wolff, von seiner guten deutschen Gesinnung so sehr überzeugt, ist sich dagegen sicher, dass vor ihrer Klinik keine SA-Wachen aufgestellt würden. Verdienten Offizieren wie ihnen gelte der geplante Schlag nicht, versucht Wolff seinen Kollegen inständig zu beruhigen. Am 1. April hatte der Chauffeur Schlesinger die Morgenzeitung mit der Schlagzeile „Wachen vor allen jüdischen Betrieben – ohne Ausnahme" gebracht. Wenig später findet seine Frau ihn tief komatös. Schlesinger stirbt noch in der Nacht des Boykott-Tages an einer Überdosis Morphium.

In der Not verpachtet Wolff die vierstöckige Klinik wenig später an einen „arischen Domänenpächter". Nun dürfen jüdische Ärzte die Klinik nicht mehr belegen. Obwohl Wolff dort weiter tätig ist, folgt schon 1936 der Konkurs. Das gesamte, nur wenige Jahre alte Inventar von Krankenzimmern und OP, aus den Wohnräumen der Schwestern und der Klinikküche wird für knapp 8.000 Reichsmark verschleudert.

Nicht nur den Boykott schätzte Wolff falsch ein, auch in der Hebamme Nanna Conti täuschte er sich. Fast 20 Jahre hat sie Wolff in der Geburtshilfe zur Seite gestanden. Sie ist seine Stütze in der Klinik. Ihr vertraute Wolff und übertrug ihr zahlreiche Kompetenzen. Für ihren Sohn, den späteren Reichsärzteführer Leonard Conti, hat Wolff sich verbürgt, um ihm bei der Zulassung zum Medizinstudium zu helfen. Wie ihr Sohn entflammt auch Nanna Conti für den Nationalsozialismus. Mit der Machergreifung beginnt ihr Aufstieg zur Vorsitzenden der „Reichsfachschaft Deutscher Hebammen", in der alle Hebammenverbände ab 1933 gleichgeschaltet sind. Dass Nanna Conti 1934 eine denunziatorische Anzeige gegen Wolff wegen angeblicher illegaler Abtreibungen stellt, trifft ihn schwer. Vor Wolffs drohender Verhaftung warnt ihn sein Freund und Skatbruder Hüttmann, ein ambitionierter Nazi. Für etwa zwei Monate flüchtet Wolff in die Tschechoslowakei, bis seine Unschuld bewiesen ist. Dass ein deutscher Richter ihn freispricht, versöhnt ihn, nicht aber dass die Verleumdung nicht gesühnt wird. Auch in Hüttmann, damals Freund und Helfer, irrt er sich: „Denke dir", schreibt 1939 Wolff fassungslos an seinen Sohn, „Hüttmann hat noch zuletzt wie ein Schwein mit Geld betrogen. Eine schwere Enttäuschung, wirklich einer wie der andere."

Demütigung und Vertreibung

Es gibt eine Zeit, in der Bruno Wolff überzeugt ist, Hitler werde dem Deutschen Reich Gutes bringen. Gerade weil Wolff, wie sein Sohn ihm attestiert, durchaus Sympathien für die Nationalsozialisten hat und sich selbst nicht als Juden sieht, erschüttern ihn die gegen ihn und seine Familie einsetzenden Verfolgungen umso mehr. So vermerkt seine Frau Ella nach dem Krieg: „Am Boykotttag, dem 1. April 1933, [...] drangen [...] um 7 Uhr Zollbeamte mit Gestapobegleitung bei uns ein und durchsuchten die gesamte Wohnung, um angeblich Devisen und ausländische Wertpapiere zu suchen. Mein Mann, der sich bis dahin immer als aufrechter Deutscher gefühlt hatte, war durch diese Diskriminierung tief beeindruckt und niedergeschlagen". Weitere Demütigungen folgen, überall, auch im Kollegenkreis. Bei der letzten Tagung des „ärztlichen Süd-West Vereins" wurde der für seine „außerordentliche manuelle Geschicklichkeit anerkannte" Frauenarzt gezwungen, sich mit seinen jüdischen Kollegen abseits aufzustellen und mit einen Fußtritt herausbefördert.

Als nächstes wird Wolffs Bruderschaft, der „Burschenbunds-Convent", aufgelöst. „Die Möbel wurden in meinem Zimmer untergestellt. Etwa 1936 hatten meine Eltern ihr Schlafzimmer und die hinteren Räume abgeben müssen", erinnert sich Sohn Frederick (Fritz). Als Wolffs Freund und „Bruder" im Burschenkonvent, Rechtsanwalt Naumann, den „Verband nationaldeutscher Juden" gründet, ist Wolff Mitglied der ersten Stunde. Der aktive Sportler und stets gesunde Mediziner beginnt an Herzbeschwerden zu leiden. Für die Kur 1936 in Bad Tölz ist ihm einzig das jüdische Hotel Hellmann gestattet. Als es in einer nächtlicher Razzia als NSDAP-Erholungsheim beschlagnahmt wird, wird Wolff mit allen jüdischen Gästen vor die Tür gesetzt.

Während Wolff gedemütigt und gesellschaftlich wie beruflich ausgegrenzt wird, erhält er in zynischer, deutsch-korrekter Formerfüllung 1935 „im Namen des Führers" das Ehrenkreuz für Frontkämpfer. Über seine existenzielle Not vermag die Auszeichnung nicht hinwegzuhelfen. Ohne die Kassenpatienten geht es wirtschaftlich bergab. Auch die Beamten fallen durch die fehlende Kostenübernahme weg. Und so bleiben ihm „nur noch wenige Patienten", wie seine Frau ihre wachsende Not skizziert. Es folgt der Entzug seiner Approbation. Praktizieren kann der„ausgezeichnete Diagnostiker" ohnehin ab dem 1. September 1938 nicht mehr. Denn auf behördliche Anordnung hat das Ehepaar Wolff binnen 14 Tagen die verbliebenen Teile ihrer Wohnung, in der sie seit 27 Jahren leben, zu räumen. Es sind die Monate um die „Kristallnacht". Aus Angst vor Naziaktionen, bei denen „jüdische Männer und Söhne ohne Grund von der Polizei abgeholt und in Konzentrationslager verschleppt wurden, versteckte sich Wolff mit seinem Sohn mehrere Male in der Woche bei Freunden. Jedes Mal hatte er bei dieser Gelegenheit einen Herzanfall. Er litt an einer starken seelischen Depression, die ihn zu einem ganz anderen Menschen machte, als wir ihn früher kannten", erinnert sich seine Frau Ella.

Das Ehepaar Wolff hat praktisch sein ganzes Vermögen verloren. Die Erlöse der teils erzwungenen Veräußerungen von Immobilien und der Wohnungseinrichtung werden auf Sperrkonten gezahlt, teils auch erst nach der Auswanderung. Bis Mai 1939 zahlen sie für die „Judenvermögensabgabe", die „Reichsfluchtsteuer" und weitere Zwangsabgaben über 90.000 Reichsmark.

Die Emigration

Im April 1939 legt Fritz an der amerikanischen Schule in Grunewald das Abitur ab. Wenige Tage später ist er bereits allein auf dem Weg nach England. „Mit Trotz und Dickköpfigkeit", wie der Vater schreibt, gelingt ihm noch im selben Jahr die Aufnahme des Medizinstudiums. Dass Exzellenz für Juden die Voraussetzung ist, um in der Gesellschaft zu bestehen, ist die bekannte Lektion der Diaspora. Dass es in einem neuen Exilland umso wichtiger ist, „hervorzustechen" unterstreicht die väterliche Botschaft an den Sohn: „Du musst dich aber auch in deiner Lage überall besonders auszeichnen. Das ist ja der Vorteil derjenigen, denen es ursprünglich nicht ganz gut geht, sie müssen hervorstechen. Tue es dann wirst du die größte Befriedigung, den größten Stolz finden." Aber der 65-jährige Bruno Wolff mahnt vor allem die Achtung des Patienten an: „Du darfst nie vergessen, dass du nicht Krankheiten, sondern Kranke heilen willst. Darum kann auch nur ein guter Mensch ein guter Arzt sein. Jetzt genug Weisheiten."

Den Vater drängt die Sorge: „Wie lebst du und wovon?" In seiner Klage, „es ist ja zu scheußlich, dass wir hier nichts schicken können außer alten Hosen", lässt sich ahnen, wie sehr er sich in seiner Würde beschädigt fühlt.

Fritz, ab nun Frederick, hat Glück. Er bekommt eine „Freistelle" für sein gesamtes Medizinstudium. Doch das erhoffte englische Visum für die Eltern bleibt aus. Es findet sich niemand, der sich mit seinem Affidavit für den Lebensunterhalt von Bruno und Ella Wolff im Exil verbürgt. Dank Ellas schulischer Beziehungen wird ihnen aber keine zwei Monate vor Kriegsbeginn die Einreise nach Belgien genehmigt. Eine Woche nach der Ankunft im belgischen Exil klingen Bruno Wolffs Worte an seinen Sohn froh und bitter zugleich: „Jetzt, wo alles vorbei ist, kannst du wissen, dass ich mich zuletzt fast drei Wochen ins Krankenhaus legen musste. [...] Ich möchte aus allerlei Gründen das englische Visum haben. Es darf aber nichts kosten, da wir ziemlich arm sind. Hoffentlich sehen wir uns dann bald, denn ich habe überlebensgroße Sehnsucht."

Spätestens in der Emigration schlägt Bruno Wolffs glühende Verehrung für das deutsche Vaterland in den Wunsch nach Rache um. Am 22. April 1940 schreibt er seinem Sohn: „Hoffentlich bekommen die Hitler-Leute in Norwegen richtige Keile (am 9. April 1940 griff die deutsche Wehrmacht das neutrale Norwegen an, eine Woche später hatten die Alliierten die meisten Schiffe der Wehrmacht versenkt, Anm. R. J.). Ich werde immer deutschfeindlicher, kein Wunder nach dem was sie uns und aller Welt angetan haben. Du darfst nichts vergessen und nie! Ich werde Dich schon noch aufrütteln. Jetzt endlich bin ich von all dem Leid, das man mir angetan hat, so ziemlich wieder hergestellt. Dafür sollen mir aber auch alle früheren Landsleute, fast ohne Ausnahme, büßen. [...] Der Gott der Eisen werden ließ, der wollte keinen Hitler. Aber jetzt sind sie alle Knechte dieses verfluchten Burschen und mit diesem Einen soll Deutschland erweckt werden, aber im eigenen Blutbad, bei dem wir noch beide mitwirken wollen."

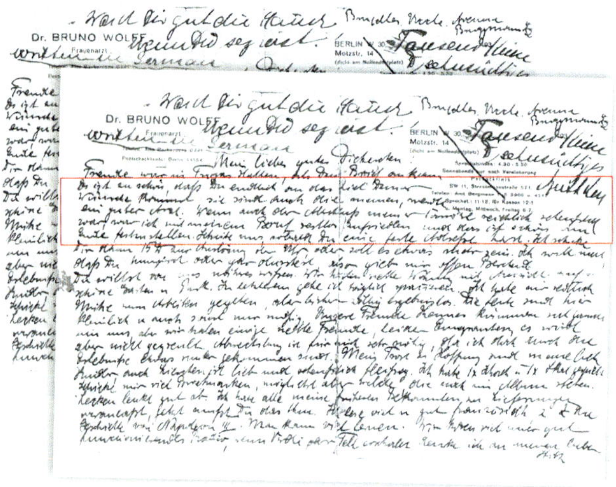
Dr. BRUNO WOLFF
Frauenarzt
BERLIN W 30
Motzstr. 14

Abb. 4: Brief aus Brüssel mit durchgestrichener Praxisadresse.

Transkription der Passage aus dem obenstehenden Brief

Bruno Wolff schreibt aus dem belgischen Exil an seinen frisch in England immatrikulierten Sohn: „Es ist zu schön, daß Du endlich an das Ziel Deiner Wünsche kommst, sie sind auch die meinen, werde ein guter Arzt. Wenn auch der Abschluss meiner Karriere reichlich scheußlich war, war ich mit meinem Beruf restlos zufrieden und das ist schön am Ende festzustellen. Schreibe uns sobald Du eine feste Adresse hast."

Verarmt in Brüssel lebend, fehlt es an Geld für eine gute medizinische Versorgung. Mit dem Einmarsch deutscher Truppen im Mai 1940 beginnt die Verfolgung aufs Neue. Wolffs müssen ihre Kennkarten mit einem J abstempeln lassen, sich zwecks späterer Deportation in besondere Listen eintragen und bekommen nur noch gering rationierte Lebensmittelkarten. Dazu müssen sie sich regelmäßig auf dem unter deutscher Gestapoaufsicht stehenden Gemeinderat melden. Bruno Wolff stirbt im Juli 1941. In ihrem Bericht an das Entschädigungsamt schreibt Ella Wolff: „Sein Herz war durch die furchtbaren Aufregungen, die Diskriminierung, den Kummer um sein verlorenes Leben und sein verlorenes Vaterland gebrochen. Er starb am 3. Juli 1941."

Nachtrag – Ella Wolff und ihre Rückkehr nach Berlin

Ella Wolff überlebt mit Hilfe katholischer Nonnen in Belgien. Nach dem Krieg kommt sie zunächst bei ihrer Tochter Hilde in Mailand unter. „In Berlin konnte ich nicht länger bleiben, weil es für mich unmöglich war, eine Wohnung zu finden", klagt die 76-Jährige. 1957 appelliert sie an den Berliner Senator für Bau und Wohnungswesen, ihr Wohnraumhilfe zu gewähren. Für die „Soforthilfe von 6.000 Deutsche Mark als Rückwanderin müsste ich eine Deviseninländerbescheinigung vorlegen. Diese will mir die Zentralbank nicht geben, ehe ich nicht eine Wohnung habe. Auf diese Weise drehe ich mich dauernd im Kreise, statt endlich zur Ruhe zu kommen, ganz abgesehen davon, dass ich herzleidend bin." Die Entschädigung und die ihr zustehenden Hilfen werden gewährt. Ella Wolff lebt bis zu ihrem Tod 1968 in einer Sozialwohnung in der Charlottenburger Wundtstraße.

Die Kinder und Enkel heute

Die Tochter Hilde, seit 1936 mit einem Italiener verheiratet, bleibt mit ihrer Familie in Mailand, wo sie 1998 im Alter von 84 Jahren verstirbt. Ihre Tochter und die Enkeltochter leben ebenfalls in Mailand.

Sohn Frederick wird Pharmakologe. Einer Gastprofessur 1958 am National Institute of Health in den USA folgt ein Ruf an das John Hopkins Hospital in Baltimore. Ab 1961 und bis heute engagiert er sich für eine „starke, effektive und vernünftige Arzneimittelbehörde" und vor allem für deren Unabhängigkeit. In der weltweit wichtigsten medizinischen Fachzeitschrift *The Lancet* publiziert er bereits 1961 einen äußerst kritischen Artikel: „The pharmaceutical Persuaders – The Industry, The Doctor, and the Clinical Trial". In den 1970er Jahren arbeitet er in der wissenschaftlichen Aufsicht der FDA, der amerikanischen Arzneimittelbehörde. Bis Anfang 1980 forscht und lehrt er klinische Pharmakologie an der George Washington University. Frederick Wolff lebt 91-jährig mit seiner zweiten Frau in der Umgebung von Washington D.C. Seine Kinder aus erster Ehe leben in Schottland.

Alle Abbildungen Privatbesitz

Paul Fleischmann (1879–1957), Internist

Susanne Doetz / Christoph Kopke

Der Mediziner Paul Siegmund Fleischmann, der die zweite Innere Abteilung am städtischen Auguste-Viktoria-Krankenhaus (AVK) in Berlin-Schöneberg leitete, wurde 1934 im Zuge der nationalsozialistischen „Säuberungen" des kommunalen Gesundheitswesens entlassen. Er war zu diesem Zeitpunkt fast 55 Jahre alt.

Paul Fleischmann war als Sohn des Fabrikbesitzers Max Fleischmann und seiner Ehefrau Frieda, geb. Romberg am 23. Juli 1879 in Fürth geboren worden. Laut seiner Personalakte bei der Berliner Friedrich-Wilhelms-Universität gehörten alle vier Großeltern der jüdischen Religionsgemeinschaft an. Er selbst war evangelischer Konfession. Sein Vater starb bereits 1885. 1888 zog Frieda Fleischmann mit ihrem Sohn nach Berlin, wo Paul Fleischmann das renommierte Königliche Wilhelms-Gymnasium besuchte. 1897 legte er dort sein Abitur ab. Anschließend studierte er in Berlin, Freiburg und München Medizin. In München diente er 1899/1900 sechs Monate als Freiwilliger beim Ersten Bayerischen Feldartillerie-Regiment. 1902 erfolgte in München die Approbation und mit der Arbeit „Casuistischer Beitrag zur Lehre von den diffus-eitrigen Entzündungen der Gallenblase" die Promotion zum Dr. med. Von September 1902 bis Ende Februar 1903 diente er als Freiwilliger Arzt beim Kaiser-Franz-Garde-Garnison-Regiment in Berlin.

Paul Fleischmann arbeitete nach dem Medizinstudium in verschiedenen europäischen Kliniken und wissenschaftlichen Einrichtungen – am Pasteurinstitut in Paris (1903/04), am St. Mary's Hospital in London (1904) und bei dem Internisten Hermann Sahli und dem Physiologen Hugo Kronecker in Bern, wo er über die Hormonbildung der Schilddrüse forschte (1909/10). 1904 trat er als Assistenzarzt in die I. Medizinische Klinik der Charité ein, die zunächst noch unter der Leitung des bekannten Internisten Ernst von Leyden stand. Auf ihn folgte 1907 der nicht weniger bekannte Wilhelm His. Dieser betonte in einem Empfehlungsschreiben, dass Fleischmann der Einzige unter den Assistenten seines Vorgängers gewesen sei, den er bei seinem Amtsantritt übernommen habe. 1911 habilitierte Fleischmann. Im selben Jahr erfolgte seine Ernennung zum Oberarzt. Im Zuge der groß angelegten Modernisierung der Charité leitete er maßgeblich den Neubau der I. Medizinischen Klinik. Während des Ersten Weltkrieges war Fleischmann als beratender Internist und Stabsarzt mit der Leitung von Seuchenlazaretten betraut. 1916 wurde er zum stellvertretenden Direktor der I. Medizinischen Klinik an der Charité ernannt. Diese Funktion übte er bis zum Kriegsende aus.

Eine 1910 geschlossene erste Ehe blieb kinderlos und wurde 1920 geschieden. Im Januar 1921 heirateten Paul Fleischmann und die neun Jahre jüngere Krankenschwester Elsa Hilliger. Im Oktober desselben Jahres kommt der Sohn Peter-Paul zur Welt, zwei Jahre später folgen die Zwillinge Jutta und Udo.

Elsa Hilliger war eine beruflich und sozialpolitisch stark engagierte Frau. Gemeinsam mit dem Arzt Paul Mollenhauer gab sie seit 1918 die monatlich erscheinende Fachzeitschrift *Die Schwester* heraus. Allerdings stellte die Zeitschrift aus ökonomischen Gründen Ende 1922 ihr Erscheinen ein. Seit Mitte der 1920er Jahre war Elsa Hilliger-Fleischmann zunehmend in der bürgerlichen Frauenbewegung aktiv, u.a. im Vorstand des Staatsbürgerinnenverbandes.

1923 übernahm das Ehepaar Fleischmann ein Sanatorium im mecklenburgischen Fürstenberg: „Im Sommer 1923 pachteten mein Mann und ich Schloß Fürstenberg, großherzoglich mecklenburgischen Besitz, und gestalteten daraus nach unseren eigenen Ideen ein ideales

Krankenhaus"[1], fasste Elsa Fleischmann-Hilliger dies später zusammen. Doch angesichts der hohen Arbeitsbelastung – neben den vielfältigen ärztlichen und wissenschaftlichen Tätigkeiten Paul Fleischmanns in Berlin – gaben sie das Projekt schon im Herbst 1925 wieder auf.

Seit Anfang 1923 wirkte Fleischmann als nicht beamteter außerordentlicher Professor an der Berliner Universität. In seinen Forschungen beschäftigte er sich mit Erkrankungen des Herzens und des Blutes, mit Stoffwechselerkrankungen und Vergiftungen, aber auch mit allgemeinen physiologischen Fragen, wie der Regulation der Körpertemperatur.

1929 wurde Fleischmann leitender Direktor der Inneren Abteilung des Hindenburg-Krankenhauses und nach dessen Auflösung 1931 Leiter der II. Inneren Abteilung des AVK in Schöneberg. Als „Nichtarier im Sinne des Gesetzes zur Wiederherstellung des Berufsbeamtentums" wurde er 1934 in den Ruhestand versetzt: „Sie sind als dirigierender Arzt leitender Beamter, dem eine Reihe arischer Beamter usw. unterstellt ist, und kommen durch Ihr Amt in eine besondere laufende enge Berührung mit der Bevölkerung"[2] hieß es zur Begründung.

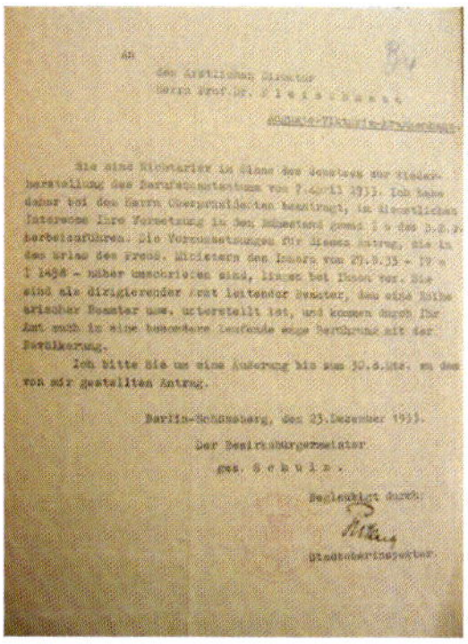
An

Berlin-Schöneberg, den 23.Dezember 1933.

Der Bezirksbürgermeister

gez. Schulz.

Beglaubigt durch:

Abb. 1: Entlassungsschreiben an Paul Fleischmann vom 23.12.1933.

Da er als „Frontkämpfer" formal nicht nach dem sogenannten Arierparagraphen hätte entlassen werden können, erfolgte sein Ausschluss unter dem Vorwand der „Vereinfachung der Verwaltung". Elsa Fleischmann wird den Vorgang und die Reaktion ihres Mannes Jahrzehnte später so beschreiben: „Bei seinem Eintreffen im Krankenhaus am Weihnachtstage 1933, am 25. Dezember, fand mein Mann auf seinem Schreibtisch die Kündigung mit sofortiger Wirkung vor. [...] Zeitpunkt und Ton dieses Schreibens trafen meinen Mann zutiefst. Ein gebrochener und um Jahre gealterter Mensch kehrte an jenem Tage zu mir in sein Heim zurück."[3]

Im Oktober 1935 wurde Paul Fleischmann von der Berliner Friedrich-Wilhelms-Universität mit sofortiger Wirkung beurlaubt. 1936 folgte der Entzug der Lehrbefugnis, damit war ihm auch untersagt, den Titel außerordentlicher Professor zu führen. Das Ehepaar entschloss sich zur Auswanderung, wobei hier wohl vor allem Elsa Fleischmann die treibende Kraft war. Nachdem das Ehepaar Fleischmann bereits 1934 und 1935 durch kurze Reisen die dortigen Verhältnisse sondiert hatte, emigrierten Elsa und Paul Fleischmann mit ihren drei Kindern 1936 nach England. Elsa Fleischmann traf mit den Kindern am 12. Januar 1936 ein. Die Kinder wurden im Internat bzw. zunächst bei englischen Familien untergebracht. Mitte Februar fuhr Elsa Fleischmann nochmal zurück nach Berlin, Paul Fleischmann wohnte zu dieser Zeit in einer Pension am Kurfürstendamm. Die endgültige Übersiedlung nach England erfolgte schließlich am 29. Februar 1936.

Zuvor hatten die Fleischmanns im Dezember 1935 einen Großteil des Hausrates ihrer 11-Zimmer-Wohnung in der Landhausstraße 9 in Berlin-Wilmersdorf versteigert, der standesgemäß aus vielen Kunstgegenständen und wertvollen antiken Möbeln bestand. Die Auktion war durch eine Zeitungsannonce öffentlich beworben worden, brachte aber nur mäßigen

1 *Zitiert nach: Ulmer 2008, S. 271*

2 *Schreiben des Bezirksbürgermeister von Berlin-Schöneberg Schulz an Paul Fleischmann vom 23.12.1933, in: Landesamt für Bürger- und Ordnungsangelegenheiten Berlin (LABO), Entschädigungsakte Fleischmann, Paul, B4.*

3 *Eidesstattliche Erklärung von Elsa Fleischmann vom 8. September 1962, in: LABO, Entschädigungsakte Fleischmann, Paul, B 16.*

Ertrag. Auch die umfangreiche wissenschaftliche und bildungsbürgerliche Bibliothek musste weit unter Wert veräußert werden.

Die Situation in Großbritannien war einerseits durch die feindliche Haltung der medizinischen Standesorganisationen geprägt, die die Zulassung von „Fremden" (aliens) ablehnten. Andererseits gab es Einzelpersonen und Gruppierungen, die sich für geflohene Ärzte und Ärztinnen einsetzten. So erhielten Elsa und Paul Fleischmann materielle und ideelle Unterstützung durch das Academic Assistance Council in London, das sich seit 1936 Society for the Protection of Science and Learning nannte. Diese Organisation war 1933 unter dem Eindruck der durch das NS-Regime initiierten Entlassungen zahlreicher Hochschullehrer gegründet worden. Der damalige Generalsekretär der Gesellschaft Walter Adams – seit 1945 Sir Walter Adams – organisierte zum einen finanzielle Hilfe für die Fleischmanns, denen es zunächst nicht erlaubt war, in England zu arbeiten. Zum anderen setzte er sich beim „Aliens Department" (der Abteilung für „Fremde" im britischen Innenministerium) für sie ein.

Paul Fleischmann besuchte im Alter von 57 Jahren ein Jahr lang die Medical School und legte die britischen Examina ab, weil die medizinischen Abschlüsse deutscher Universitäten in Großbritannien nicht anerkannt wurden. Da Fleischmann allerdings nach den geltenden Bestimmungen dazu verpflicht gewesen wäre, nach dem Bestehen der Prüfungen England zu verlassen oder auf die Ausübung der ärztlichen Praxis zu verzichten, setzte sich Adams für eine Ausnahmegenehmigung ein. Unterstützung erhielt er hierbei durch britische Verwandte, Freunde und Bekannte der Fleischmanns, wie Sir Henry Dale, dem Direktor des National Institute for Medical Research oder der Präsidentin der International Alliance of Women for Suffrage and Equal Citizenship, Margery Corbett Ashby.

Im Herbst 1937 konnte Paul Fleischmann eine Privatpraxis in der Londoner Harley Street gründen – eine Straße, die für ihre Ärztedichte legendär war und es immer noch ist. Einer drohenden Internierung als „feindliche Ausländer" konnten er und seine Frau mit Hilfe der Society for the Protection of Science and Learning entgehen. Ihre drei Kinder schlossen sich den alliierten Streitkräften an. Jutta Fleischmann war 1945 als Sergeant der Women's Auxillary Air Force (W.A.A.F.) in Deutschland stationiert. 1948 erhielten Paul und Elsa Fleischmann schließlich die britische Staatsbürgerschaft.

Im Januar 1957 verstirbt Paul Fleischmann in London. Die Auseinandersetzungen über Entschädigung und Wiedergutmachung ziehen sich noch über Jahre hin. Seine Frau Elsa Fleischmann stirbt am 14. März 1976.

Quellen:
Bodleian Library Oxford, Special Collection, Landesamt für Bürger- und Ordnungsangelegenheiten Berlin (LABO) – Entschädigungsamt, Landesarchiv Berlin, Universitätsarchiv der Humboldt Universität Berlin

Literatur:
Ulmer, Eva-Maria, Eine Schwester und ihre Zeitschrift: Elsa Fleischmann, geb. Hilliger (27.10.1888–14.03.1976). In: Thiekötter, Andrea / Recken, Heinrich / Schoska, Manuela / Ulmer, Eva-Maria (Hg.): Alltag in der Pflege – Wie machen sich Pflegende bemerkbar? Beiträge des 8. Internationalen Kongresses zur Geschichte der Pflege 2008. Frankfurt/Main 2008, S. 263–273.

Weindling, Paul, Medical Refugees and the Modernisation of British Medicine, 1930–1960. In: Social History of Medicine 22 (2009), S. 489–511.

Abbildungsnachweis: LABO Berlin, Entschädigungsbehörde, Entschädigungsakte 50443, Fleischmann, Paul.

Erich Simenauer (1901–1990), Chirurg, Psychoanalytiker

Ruth Federspiel

Erich Simenauer wurde am 31. August 1901 in Gleiwitz (Oberschlesien) als zweiter Sohn des Kaufmanns Leo Simenauer und seiner Frau Jenny geboren. Die Eltern führten einen traditionellen, aber nicht orthodoxen jüdischen Haushalt. Kindheit und Jugend verbrachte er in Gleiwitz, besuchte dort das humanistische Friedrich-Wilhem-Gymnasium; hier begann seine Vorliebe für die klassische Rhetorik. Seine musischen Talente waren vielseitig ausgeprägt und er hatte eine gut ausgebildete Stimme. Sein Abitur bestand er 1920 mit Auszeichnung. Nun begann Erich Simenauer das Studium der Philosophie und Medizin in Freiburg i. Br.; nach dem vorklinischen Studienabschnitt wechselte er 1922 an die Friedrich-Wilhelms-Universität nach Berlin. Zuvor hatte er sich bei einem Aufenthalt in Wien erstmals mit der Psychoanalyse beschäftigt und an wissenschaftlichen Sitzungen der Wiener Psychoanalytischen Gesellschaft teilgenommen. In Berlin konzentrierte er sich vorrangig auf das Medizinstudium, hörte allerdings gelegentlich Vorlesungen am Berliner Psychoanalytischen Institut. Das Physikum bestand er 1923, es folgte das Staatsexamen im Jahr 1925 und die Promotion zum Dr. med. mit der klinisch-experimentellen Arbeit „Die Sensibilität von Pleuren, Perikard und Peritonealüberzug des Diaphragma mit besondere Berücksichtigung des Nervus Phrenikus."

Nach dem praktischen Jahr arbeitete Erich Simenauer zunächst an der III. Medizinischen Universitätsklinik der Charité bei Professor Goldscheider, dann wechselte er an die Frauenklinik der Charité. Ab 1927 war er Assistenzarzt im Städtischen Krankenhaus Am Urban. Dort arbeitete er unter Professor Schück in der I. Abteilung der Chirurgischen Kinik. Eine seiner klinischen Veröffentlichungen erhielt den ersten Preis der Werner-Körte-Stiftung. Er wurde erster Assistent und 1931 von der Berliner Ärztekammer als Facharzt für Chirurgie anerkannt. In diesem Jahr wurde Erich Simenauer „vorübergehend als Assistenzarzt an die gynäkologisch-geburtshilfliche Universitätsklinik der Charité abgeordnet,"[1] da er Chefarzt der am Urban-Krankenhaus geplanten Frauenklinik werden sollte. Im September 1932 heiratete er die Studienrätin Erna Zoller, die vor der Hochzeit zum Judentum übertrat.

Jüdische Ärzte wurden als Konkurrenz empfunden und daher kam es nach der nationalsozialistischen Machtübernahme zu einem heftigen Kampf um ökonomische Ressourcen. Die schnelle Ausgrenzung der jüdischen Ärzte von der Kassenzulassung und ihr Ausschluss aus dem kommunalen Gesundheitswesen hatten die Voraussetzungen geschaffen, um eine stärkere Position auszuspielen. Erich Simenauer stellte 1980 dazu fest: „Denn eine Praxis zu übernehmen von jemand, der hinausgeworfen wird, ist einfach und schön, wenn man es selbst nicht fertiggebracht hat, sich Klientel zu schaffen; Assistentenstellen zu bekommen, Oberarztstellen zu bekommen, Chefarztstellen zu bekommen – das war ein Anreiz, dem nur wenige Leute widerstanden haben."[2]

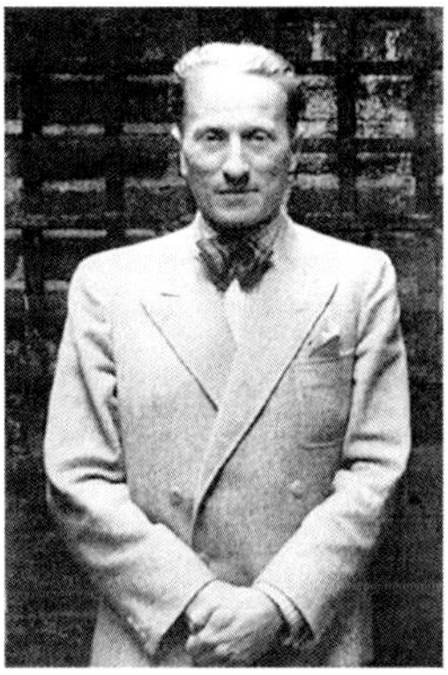

Abb. 1: Erich Simenauer.

1 *Zitiert nach: Simenauer 1993, Band 2, S. 616.*
2 *Baader / Schultz 1983, S. 175. Die Anregung zur Auseinandersetzung mit Simenauers Engagement in den 1980er Jahren in Berlin und mit seinem Rückblick auf die 1930er Jahre stammen von Wilhelm Rimpau, der viel zum Entstehen dieser Biografie beigetragen hat.*

Als Simenauer im Februar 1933 seine 265 Seiten umfassende Habilitationsschrift „Grundriss der Unfallchirurgie. Zur Begründung eines neuen Fachgebiets“ einreichte, hatten die Nationalsozialisten die Regierung gerade erst übernommen, doch die Zulassung zur Habilitation wurde schon wenig später aus politischen Gründen abgelehnt. Mitte April 1933 wurden Erich Simenauer und seine anderen jüdischen Kollegen aus der Deutschen Gesellschaft für Chirurgie ausgeschlossen.

Bereits am 11. März 1933 hatten SA-Mannschaften das Urban-Krankenhaus besetzt und dessen jüdische Direktoren Franz Schück und Hermann Zondek sowie mehrere jüdische und einige politisch missliebige Ärzte abgesetzt. Der Berliner Leiter der SA, Graf Helldorf, zerschlug dabei persönlich die vor dem Krankenhaus aufgestellte Büste von Dr. Albert Fraenkel, der das Krankenhaus mit aufgebaut und bis zu seinem Tode 1916 die Innere Abteilung geleitet hatte. Die jüdischen Assistenzärzte wurden im zuvor konfiszierten Wagen von Professor Zondek abgefahren und danach entsetzlich verprügelt. Zondek floh umgehend aus Deutschland und erinnert sich später: „Noch im letzten Moment traf mein Assistent Dr. Leo Wislicki auf dem Bahnsteig ein, um sich zu verabschieden. Er erschien mit blutunterlaufenem, verbundenem Gesicht. Er gehörte zu denen, die mittags in meinem Wagen abtransportiert und dann jämmerlich verprügelt wurden.“[3]

Wie zahlreiche andere jüdische Kollegen wurde Erich Simenauer am 1. April 1933 – dem sogenannten Boykott-Tag – von der SA-Hilfspolizei im Krankenhaus Am Urban verhaftet und in das SA-Gefängnis General-Pape-Straße verbracht. Hier erhielt er die Gefangenennummer 235, die Zelle teilte er mit dem im Krankenhaus Moabit verhafteten Neurologen Kurt Goldstein.

Hier stand er plötzlich einem Bewacher gegenüber, dem er kurz zuvor den Blinddarm operiert hatte. Um sich erkenntlich zu zeigen, schrieb dieser auf die Rückseite des Laufzettels „nicht mißhandeln“. In der folgenden Nacht veranstaltete die SA-Mannschaft eine wilde Prügelorgie, Erich Simenauer hielt ihnen nun seinen Laufzettel entgegen. „Darauf befahl mir einer: Hinlegen! und ich warf mich zu Boden und wurde verschont. Rechts und Links von mir wurden einige Leute mit Knüppeln so lange geschlagen, bis sie tot waren, es war entsetzlich. Wenn sie sie wenigstens erschossen hätten, aber sie haben sie zu Tode geknüppelt! Mir hat dieser Zettel das Leben gerettet.“[4]

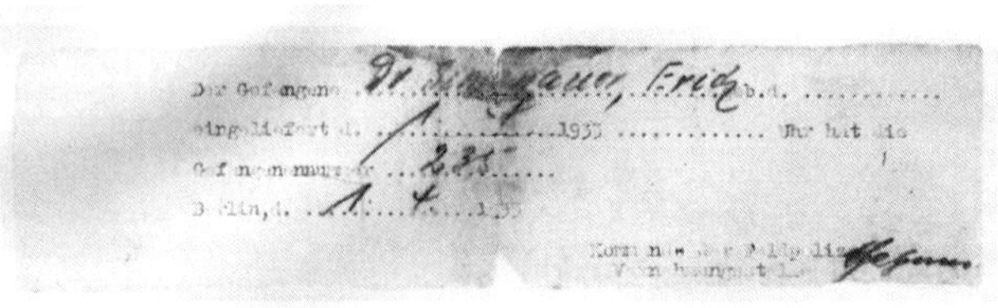

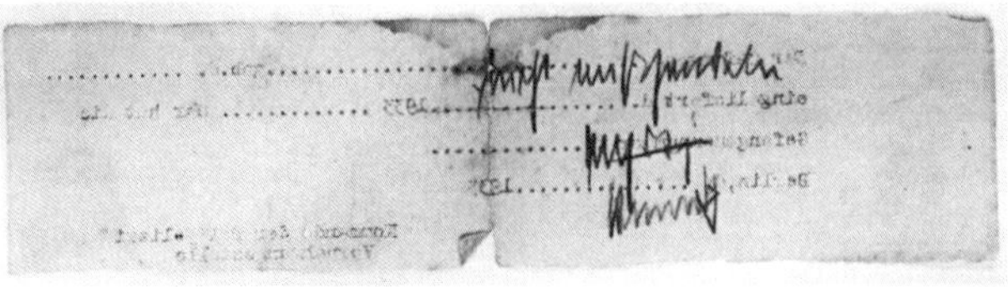

Abb. 2: *Laufzettel: „nicht mißhandeln“.*

Nach vier Wochen erfolgte seine „vorläufige“ Entlassung, noch am selben Tag brachte ein befreundetes Ärztehepaar ihn und seine Frau nach Prag. Seine Frau kehrte nach Berlin zurück, Erich Simenauer emigrierte von Prag über Kreta nach Zypern, das damals britische Kolonie war. In Nikosia eröffnete er 1934 eine

3 *Bolk 1983, S. 70.*
4 *Pross / Winau 1984, S. 185.*

chirurgisch-gynäkologische Privatklinik, nachdem er zuvor ergebnislos versucht hatte, den Kanzler der Hebräischen Universität in Jerusalem davon zu überzeugen, beim Aufbau der Hadassah Universitätsklinik eine Abteilung für Unfallchirurgie einzuplanen. Seine Frau folgte ihm nach Nikosia und unterstützte ihn bei der Klinikführung. Als das Ehepaar beim Deutschen Konsulat die Pässe verlängern lassen wollte, wurde dies abgelehnt. Die Simenauers beantragten daraufhin die britische Staatsbürgerschaft und erhielten sie.

Als die deutsche Wehrmacht im Mai 1941 Kreta besetzte, befürchteten die Briten einen Angriff auf Zypern und evakuierten alle britischen Zivilpersonen mit unbekanntem Ziel. Erich Simenauer berichtet dazu: „Auf hoher See wurde uns mitgeteilt, dass wir nach Tanganyika Territory, British-Ost-Afrika gebracht werden sollten. Dort, in der Hafenstadt Tanga, nahm ich meine ärztliche Tätigkeit wieder auf. Ich sammelte in Anlehnung an das Regierungskrankenhaus Erfahrungen in Tropenmedizin und wurde als ärztlicher Leiter einer Anzahl von Krankenhäusern und Ambulatorien für Arbeiter und Angestellte von Sisal-Plantagen angestellt."[5] In seiner Privatpraxis behandelte er darüber hinaus Patienten aus allen Schichten der Bevölkerung. Bei der Versorgung der einheimischen Bevölkerung erlernte er Kisuaheli.

Das Leben in Tanga war nicht zuletzt wegen des feucht-heißen Klimas beschwerlich, so oft wie möglich zog sich das Ehepaar Simenauer in die Usambara Berge nach Lushoto zurück. Erich Simenauer nahm die Arbeit an seiner schon Jahre zuvor begonnenen tiefenpsychologischen Studie über Rainer Maria Rilke wieder auf. Als das Reisen nach dem Ende des Zweiten Weltkrieges wieder möglich war, hielt er sich oft für mehrere Monate in der Schweiz auf, um seine Rilkeforschung hier mit den entsprechenden wissenschaftlichen Hilfsmitteln voranzutreiben, seine Frau unterstützte ihn dabei durch ihre Kontakte zu dem Kreis um Rilke. 1949 erschien in der *Schweizer Zeitschrift für Psychologie* ein erster Aufsatz zum Thema, 1953 dann die viel beachtete Monografie.

Da Erich Simenauer es als seine Aufgabe ansah, am Wiederaufbau der Psychoanalyse in Deutschland mitzuarbeiten, kehrten er und seine Frau 1957 nach Berlin zurück. Er selbst schreibt dazu: „Ich hatte 1926–1930 am damaligen Berliner Psychoanalytischen Institut eine Ausbildung genossen, unter nachmals berühmten Lehrern, und diese wollte ich nun zu einem formalen Abschluss bringen."[6] Bald schon wurde er zum Motor des Wiederaufbaus des Psychoanalytischen Instituts (Karl-Abraham-Institut), wirkte dort als Dozent und Lehranalytiker. Ab 1968 war er Vorstandsmitglied der Deutschen Psychoanalytischen Vereinigung. Ganz heimisch ist er nie wieder geworden, in einem Brief an einen amerikanischen Kollegen schrieb er gar, dass er nicht hätte zurückkehren sollen, die Patienten ihn aber nun festhielten, ansonsten fühle er sich fast so isoliert wie im tiefsten Afrika.

Mehrfach war er in Wiedergutmachungsverfahren von KZ-Häftlingen als Gutachter tätig und machte dabei die Erfahrung, dass seine Stellungnahmen – wie die anderer seinerzeit Emigrierter – meist von ihren in Deutschland verbliebenen Kollegen verworfen wurden. Dies erklärte Simenauer damit, dass es sich hierbei oft um psychische Spätfolgen handelte, die Anerkennung des Unbewußten jedoch bis heute (1980) in der deutschen Ärzteschaft nur unvollkommen erreicht worden sei. Darüber hinaus fänden sich deren Wurzeln in der Ablehnung der Psychoanalyse als „jüdischem Produkt"; für diesen Antisemitismus unter den Ärzten könne gerade die Einstellung zur Psychoanalyse als Schulbeispiel angeführt werden.

5 *Zitiert nach: Simenauer 1993, Band 2, S. 616.*
6 *Ebd.*

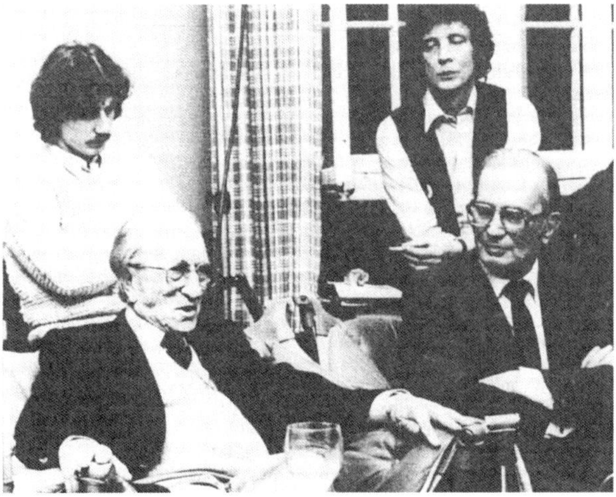

Abb. 3: Prof. Dr. Erich Simenauer und der Vizepräsident der FU Prof. Dr. Friedrich Bschor beim Berliner Gesundheitstag 1980.

1980 wurde Erich Simenauer für seine Verdienste um die Psychoanalyse in Berlin der Titel Professor ehrenhalber verliehen. Im selben Jahr feierte das Krankenhaus Am Urban sein 90-jähriges Bestehen, die Festansprache hielt der Präsident der Berliner Ärztekammer Professor Wilhelm Heim, einst Nutznießer der Vertreibung jüdischer Kollegen und direkt beteiligt an der Vertreibung der jüdischen Ärzte des Urban-Krankenhauses. Erich Simenauer ist ebenfalls unter den Festgästen, er verlässt die Veranstaltung vorzeitig, da er zu einem weiteren Termin muss.

Am 7. Oktober 1988 ist Erich Simenauer im 88. Lebensjahr in Berlin gestorben. Mehr als 30 Publikationen über Klinik und Theorie der Psychoanalyse stammen aus seiner Feder.

Literatur:

Baader, Gerhard / Schultz , Ulrich (Hg): Medizin und Nationalsozialismus. Tabuisierte Vergangenheit – Ungebrochene Tradition? Dokumentation des Gesundheitstages Berlin 1980, Bd. 1. Berlin 1980.

Bolk, Reinhard: Das Krankenhaus Am Urban. Medizingeschichtliche Untersuchung eines Krankenhauses der Stadt Berlin von seiner Gründung (1887) bis zum Ende des Zweiten Weltkrieges (1945). Berlin, Bonn 1983.

Pross, Christian / Winau, Rolf (Hg.): nicht mißhandeln. Das Krankenhaus Moabit. 1920–1933: Ein Zentrum jüdischer Ärzte in Berlin, 1933–1945: Verfolgung – Widerstand – Zerstörung. Berlin 1984.

Pross, Christian, Die „Machtergreifung" am Krankenhaus. In: Deutsches Ärzteblatt 86, 16 (1989), A1105–12.

Simenauer, Erich, Die zweite Generation – danach. Die Wiederkehr der Verfolgermentalität in Psychoanalysen. In: Jahrbuch Psychoanalyse 12 (1982), S. 8–17.

Simenauer, Erich, Rilkes Darstellung der Dinge im Lichte der „Metapsychologie" Freuds. In: Schweizer Zeitschrift für Psychologie 8 (1949), S. 277–294.

Simenauer, Erich: Rainer Maria Rilke – Legende und Mythos. Bern 1953.

Simenauer, Erich: Wanderungen zwischen den Kontinenten, hg. und mit einem Nachwort versehen von Ludger M. Hermanns. Mit einer Einführung von Hermann Beland, 2 Bde. Stuttgart 1993.

Abbildungsnachweis: Abb. 1 Jüdisches Museum Berlin. Abb. 2 aus Pross / Winau 1984, Innenseite. Abb. 3 aus Baader / Schultz 1980, S. 169.

Alfred Willy Bruck (1877–1967), Allgemein- und Schularzt

Susanne Doetz

Der im Dezember 1877 in Dortmund geborene Sohn des Amtsgerichtsrates Adalbert Bruck lebte seit seiner Gymnasialzeit in Berlin. Er studierte dort sowie in Heidelberg Medizin und promovierte in München mit einer kinderärztlichen Doktorarbeit über Keuchhusten. Von 1909 bis 1928 war er Fürsorgearzt des zunächst unter deutscher und dann polnischer Verwaltung stehenden Stadt- und Landkreises Kattowitz/Kattowice. Außerdem leitete Alfred Bruck dort das Städtische Kinderkrankenhaus. Nachdem er in Kattowice als Deutscher entlassen worden war, übernahm ihn die Stadt Berlin als Schul- und stellvertretenden Stadtarzt des Bezirks Wedding sowie als Beamten auf Lebenszeit. Im April 1933 wurde Bruck aufgrund seiner jüdischen Abstammung zunächst „beurlaubt" und im Juli des folgenden Jahres zwangspensioniert. Mehrere Versuche eine Kassenzulassung zu erhalten schlugen fehl.

Bruck, der selbst der protestantischen Konfession angehörte, zog 1935 mit seiner Frau, der Nicht-Jüdin Toni Bruck, geb. Möhle und ihrer gemeinsamen Tochter in ein Siedlungshäuschen in Kleinmachnow. Dort wurden die Brucks von den anderen Siedlern angefeindet, sodass sie sich gezwungen sahen, ihr neues Zuhause nach nur 18 Monaten wieder zu verlassen. Auch an ihrem nächsten Wohnort in der Bamberger Straße 36 in Schöneberg war Toni Bruck Beschimpfungen durch den zuständigen NSDAP-Zellenleiter ausgesetzt, weil sie sich nicht von ihrem „jüdischen" Ehemann trennen wollte. Ihre Tochter durfte weder das Abitur noch das Kindergärtnerinnenexamen machen und im Lettehaus keine Prüfung absolvieren. Unter Tarnung gelang es ihr, die Dolmetscherprüfung abzulegen. Sie war danach für eine deutsch-spanische Firma als Korrespondentin tätig. Ab 1943 musste sie Zwangsarbeit bei einer Tiefbaufirma leisten. Eine Schwester Alfred Brucks war Patientin in der Heil- und Pflegeanstalt Buch. 1938 erfolgte ihre Verlegung in die Kükenmühler Anstalten bei Stettin, im Juni 1940 die Verlegung nach Wittstock. Sie wurde im Rahmen der NS-Euthanasie ermordet.

Im Frühjahr 1943 wurde Alfred Bruck Opfer der sogenannten Fabrik-Aktion, bei der die letzten, bislang von den Deportationen verschont gebliebenen Berliner Juden verhaftet wurden. Diese Aktion löste Protestreaktionen nicht-jüdischer Angehöriger aus, die die Freilassung der Inhaftierten forderten. Am bekanntesten ist heutzutage der Protest vor dem Gebäude der ehemaligen Behörde für Wohlfahrtswesen und Jugendfürsorge der Jüdischen Gemeinde in der Rosenstraße in Berlin-Mitte. In seinem Antrag auf Anerkennung als Opfer des Faschismus schilderte Bruck das zum damaligen Zeitpunkt nur wenige Jahre zurückliegende Geschehen: „Im März 1943 wurde ich durch einen SS Wachtmeister verhaftet, mußte einen Judenwagen besteigen und wurde im Verlaufe der Judenaktion zunächst in die Levetzowstr. später in die Rosenstraße gebracht. Meine mich begleitende Ehefrau wurde von einem Naziuntermenschen, der mit einer Nilpferdpeitsche herumlief, unter Drohungen hinausgewiesen, wobei sie zu ihrer ‚Beruhigung' sagten, daß ich evakuiert werden würde. Meine Tochter wurde am gleichen Tage verhaftet, aber ebenso wie ich nach einiger Zeit wieder entlasse[n], nachdem sie wie ich Schreckliches durchgemacht hatte. Meine Frau wurde nur durch einen Zufall vor dem Selbstmord bewahrt."[1] Im Herbst desselben Jahres sollten die Brucks in die Grenadierstraße übersiedeln. Ihre Wohnung in der Bamberger Straße war einer SS-Familie zugesprochen worden. Die Umsiedlung wurde jedoch durch Ausbombung verhindert.

1 *Landesarchiv Berlin, C-Rep. 118-01, Nr. 31588, Bl. 2.*

In der Folge tauchte Bruck mit seiner Familie in die Illegalität ab. Mithilfe verschiedener Personen überlebte die Familie das Ende des „Dritten Reiches": „Seit 1943 lebten wir getarnt von antifaschistischen Freunden in Schöneiche [Kieferndamm 9 bei Budig], später in Pankow [Berliner Str. 53 bei Gertrud Moebs] und schließlich in der Siedlung Köpenick, Heidekrugstraße bei dem antifaschistischen Ehepaar Dr. Schneider unter größter persönlicher Gefahr, dazu kam, daß meine Frau auf Tod und Leben an Blutvergiftung erkrankte [...]. Erst durch den Russeneinmarsch wurde unser Leben wieder menschenwürdig. Wäre dieser Einmarsch auch nur um Wochen verzögert worden, so wären die festgelegten Pläne der Nazis in die Wirklichkeit umgesetzt worden und meine Tochter und ich abgeholt."[2] Nach der Befreiung eröffnete Alfred Bruck eine Kinderarztpraxis in Köpenick. Aufgrund eines Herzleidens konnte er dort jedoch nur in eingeschränktem Umfang arbeiten. Ab 1949 bemühte er sich um eine Wohnungszulassung für Westberlin, die er schließlich 1954 erhielt. Er siedelte daraufhin gemeinsam mit seiner Frau nach Charlottenburg über, wo er im Februar 1967 im Alter von 89 Jahren verstarb.

Literatur:

Doetz, Susanne / Kopke, Christoph: Verfolgte Ärzte und Ärztinnen des Berliner kommunalen Gesundheitswesens. Ein Gedenkbuch. Berlin 2013 [in Vorbereitung].

Gruner, Wolf: Widerstand in der Rosenstraße. Die Fabrik-Aktion und die Verfolgung der „Mischehen" 1943. Frankfurt/Main 2005.

Prause, Pascal, Juden in „Mischehen" und „jüdische Mischlinge" als Opfer der „Fabrik-Aktion" – zur Notwendigkeit einer Re-Interpretation der Ereignisgeschichte. In: Leugers, Antonia (Hg.): Berlin, Rosenstraße 2–4: Protest in der NS-Diktatur. Neue Forschungen zum Frauenprotest in der Rosenstraße 1943. Annweiler 2005, S. 19–46.

Schwoch, Rebecca (Hg.): Berliner jüdische Kassenärzte und ihr Schicksal im Nationalsozialismus. Ein Gedenkbuch. Berlin, Teetz 2009.

2 Ebd.

Ärzte in ihrer Schöneberger Nachbarschaft

Ruth Jacob

Hier wird die Vertreibung einer Berufsgruppe in einen lokalen Kontext gestellt; es ist eine Bestandsaufnahme für den Bezirk Schöneberg-Friedenau in seinen heutigen Grenzen. So werden erstmals für einen Berliner Bezirk die Zahlen, Adressen und Verfolgungsschicksale der im Zeitraum von 1933 bis 1945 ansässigen Ärzte nachvollziehbar. Die einstige Präsenz der jüdischen Ärzte in Schöneberg im realen städtischen Raum wird damit erfahrbar, sichtbar und greifbar.

Die Idee dieser „Befunderhebung" ist es, den kaum vorstellbaren Eingriff in das Leben der einzelnen Ärzte, ihre Berufsausübung und in die Patientenversorgung auf lokaler Ebene zu untersuchen. Bis in die 1930er Jahre waren es maßgeblich die jüdischen Ärzte, die die Berliner Bevölkerung versorgten, zu dieser Zeit waren es mehr als 60% aller Ärzte in Berlin. Nach 1938 war keiner der jüdischen Kassenärzte noch als Arzt zugelassen. Ganz im Sinne von „Geschichte konkret" soll die physische Adresse die frühere Existenz der jüdischen Ärzte auf dem Stadtplan sichtbar machen. Die bildliche Konkretisierung bleibt der Ausstellung vorbehalten, da das Format dieses Buches keine sinnvolle grafische Darstellung erlaubt.

Straßen, Häuser und Plätze als physische Strukturen bilden trotz der Kriegszerstörung die stärkste Kontinuität zu den damaligen Bewohnern. Der Blick auf den Stadtplan erlaubt es jedem Betrachter, einen realen Bezug zu seinem aktuellen Wohn- bzw. Aufenthaltsort herzustellen. Die Verortung vertriebener Nachbarn – hier der Ärzte – verleiht vergangenen Ereignissen eine Wirklichkeit. Es ist der Blick unter die Schichten, die den städtischen Raum einem Palimpsest[1] gleich bis zur Unkenntlichkeit „überschrieben" haben.

Jede Hausnummer steht für einen Menschen, eine Familie, gezwungen die Heimat zu verlassen. Diese Verletzung der Integrität von Mensch und Lebensraum, die Verletzung des Grundvertrauens, im eigenen Wohn- und Arbeitsumfeld geschützt zu sein, also die Wahrung eines der menschlichen Grundbedürfnisse, stellt der Stadtplan in Form physischer Defekte in seiner Oberfläche dar.

Ärzte als Berufsgruppe zu untersuchen bedeutet keineswegs, dass diese von der nationalsozialistischen Verfolgung besonders hart betroffen waren, eher ist das Gegenteil zu vermuten. Dr. Wolff und Dr. Lachmann berichten, wie ihnen sogenannte arische Patienten geholfen oder sie vor Verhaftung gewarnt haben. Die meisten ihrer Patienten waren ihrem Arzt sehr verbunden und nicht jüdisch. Berufliche Kontakte ins Ausland halfen bei der Emigration. Für Dr. Peltesohns Tochter, selbst Ärztin, hatte ein amerikanischer Kollege das Affidavit gegeben. Ohne eine solche Bürgschaft für den eigenen Lebensunterhalt zu finden, war es fast unmöglich ein Einreisevisum zu bekommen.

Allerdings litten jüdische Ärzte schon Anfang 1933 unter den spezifischen Einschränkungen ihrer Berufsausübung, was sich auch bald auf die Praxiseinnahmen auswirkte. In anderen freien Berufen wurden Juden ähnlich entrechtet. Schon im April 1933 waren Juden fristlos von den Universitäten und aus dem öffentlichen Gesundheitswesen entlassen worden.

Die Ärzte, die größte Gruppe der zulassungspflichtigen Berufe, sind samt ihrer Adressen im Reichsarztregister systematisch erfasst worden. Der Entzug der Kassenzulassung durch die örtliche Kassenärztliche Vereinigung (Groß-Berliner Ärztebund) zog dort einen Eintrag nach

1 *Eine antike Manuskriptrolle, die beschrieben, durch Schaben oder Waschen gereinigt und danach neu beschrieben wurde.*

HilfsA a. GesundhAmt Spandau, ~SW 61, Blücherplatz 2
: Wolfermann, Ludwig 24, ~ Friedenau, Hauptstr. 80
: Wolff ○, Arthur 10, ~W 50, Augsburger Str. 46
: Wolff ○, Bernhard 95, ~Lichtenr., Roonstr. 41
Wolff, Botho 36, VolA, ~Pankow, Schloßstr. 8
: Wolff, Bruno 98, ~W 30, Motzstr. 22

= Knappschaftsarzt
= Direktor, Chef-Arzt oder dirigierender Arzt
= besitzt Sanatorium, Privatklinik
= unkündbarer, aktiver Beamter mit Pensionsberechtigung
: = Jude im Sinne der »Ersten Ver-Ordnung zum Reichsbürgergesetz vom 14. November 1935« (RGBl. I Seite 1333)
○ = weder Privat- noch Kassenpraxis
♀ = Ärztin
~ = Wiederholung des Ortsnamens

Abb. 1: Legende und Auszug RMK von 1937, vor dem Namen des Gynäkologen Bruno Wolff steht nun der stigmatisierende Doppelpunkt.

sich. Die Approbation, die mit der Reichsärzteordnung vom Dezember 1935 strikt an die „arische" Abstammung gebunden war, wie auch deren Aberkennung waren amtliche Vorgänge. Auf die rassische Zugehörigkeit wies ab 1937 der Reichsmedizinalkalender (RMK), ein Adressverzeichnis, mit einem Doppelpunkt vor den Namen jüdischer Ärzte hin.

Diese Daten hat Rebecca Schwoch in mühsamer und meisterhafter Pionierarbeit zusammengetragen. Ihr Buch „Berliner jüdische Kassenärzte und ihr Schicksal im Nationalsozialismus" ist dank ihrer freundlichen Genehmigung die Grundlage des hier neu erstellten Verzeichnisses für die jüdischen Ärzte in Schöneberg. Dennoch kann uns diese Datenbank kein originalgetreues Abbild der Schöneberger Praxen liefern, die nach 1933 aufgrund von Verfolgung geschlossen oder an sogenannte arische Ärzte abgegeben werden mussten. Wohn- und Praxisadressen sind nicht immer ganz eindeutig zuzuordnen gewesen, auch wenn diese in den 1930er Jahren größtenteils identisch waren.

Jüdische Ärzte in Schöneberg

Von 221.111 Schönebergern waren nach der Volkszählung vom 16. Juni 1933 16.261 Juden. Dies entsprach einem Bevölkerungsanteil von 7,4%. In „Groß-Berlin" betrug der Anteil der Juden zu diesem Zeitpunkt 3,8% (161.215), während er in der deutschen Gesamtbevölkerung nur bei 0,8% lag. Die einzige Stadt, in der 1933 prozentual (4,7%) mehr Juden lebten, war Frankfurt am Main.

Im Deutschen Reich waren nach nationalsozialistischer Einordnung durchschnittlich 16% der Ärzte jüdisch, in Frankfurt am Main und Berlin machten sie allerdings 60% der gesamten Ärzteschaft aus. Für einen Berliner war es somit sehr wahrscheinlich bis selbstverständlich, bei mindestens einem jüdischen Arzt in Behandlung zu sein.

Die Wohnortnähe spielt bei der Arztwahl eine entscheidende Rolle, angesichts geringerer Mobilität in den 1930er Jahren vermutlich eine noch größere als heute. Die meisten Ärzte waren auch wortwörtlich „Nachbarn". Sie wohnten mit ihren Familien im Bezirk, in der Regel sogar in der gleichen Wohnung oder zumindest im gleichen Haus. Hausärzte waren bis in die 1930er Jahre hinein gesetzlich zur Angliederung der Wohnung an die Praxis verpflichtet. Als Bürger sowie als medizinische Versorger waren jüdische Ärzte ein wichtiger Teil im sozialen Leben des Bezirks. Man kann davon ausgehen, dass sehr viele Menschen im Bezirk die jüdischen Ärzte nicht nur kannten, sondern zu „ihrem" Arzt oft auch eine persönliche und sehr vertraute Beziehung aufgebaut hatten.

Dieses Bild einer engen Verbundenheit vieler nicht-jüdischer Patienten zu ihren Ärzten wirft, bei aller Vorsicht gegenüber Spekulationen, doch die Frage nach der „nachbarschaftlichen" Reaktion auf die Verfolgung und Vertreibung der jüdischen Ärzte auf: Eine Frage, die weniger nach Antworten als nach Reflexion ruft. Fragen über die Beziehung zwischen den jüdischen Ärzten und ihren Schöneberger Nachbarn und Patienten „in den Raum zu stellen", soll eine spätere Aufgabe dieser Untersuchung sein.

Exkurs Wohnungsräumungen

„Zur planvollen Gestaltung des Stadtbildes der Reichshauptstadt Berlin" – bekannt als Germania – hatte Hitler 1937 Albert Speer zum Generalsbauinspektor (GBI) ernannt. Die Speer'sche Stadtplanung setzte den großflächigen Abriss von über 50.000 Wohnungen voraus. Als Ersatzwohnraum sollten die Wohnungen von Juden dienen. Dafür legte eine eigene Durchführungsstelle bei der Generalbauinspektion eine Kartei der Mietwohnungen, die von Juden bewohnt waren, an. 1938 wurde im Spreebogen begonnen, für die neue Große Halle und in Tempelhof für den Südbahnhof Platz zu schaffen.

Vier „judenreine Gebiete" wurden bereits im Laufe des Sommers 1939 benannt, alle im Berliner Westen gelegen, dort wo die hochwertigsten Wohnungen zu erwarten waren, auch Schöneberg gehörte dazu. Der Plan im Umschlag zeigt die Planung von 1939. Hier, zwischen Motzstraße und Wexstraße, zwischen Kaiserallee (heute Bundesallee) und Martin-Luther-Straße sollten die Rechte jüdischer Mieter von Mittel- und Großwohnungen vollständig aufgehoben werden. Seit Mai 1939 stand für diese Gebiete eine „Aktion zur zwangsmäßigen Räumung der Juden-Wohnungen in arischen Hausbesitz" auf der Agenda des GBI. Den gesetzlichen Mieterschutz hatte das „Gesetz über Mietverhältnisse mit Juden" vom 30. April 1939 für Juden abgeschafft.

Ende Mai 1939 schildert Alice Peltesohn ihrer Tochter in New York, wie „eine neue Wohnungsverordnung [...] uns und alle übrigen Juden sehr in Unruhe versetzt [...]", und beschreibt: „In arischen Häusern kann oder wird Juden bald gekündigt werden [...]. Uns Außenstehenden fehlen ja auch alle Unterlagen über die Anzahl der zur Verfügung stehenden Judenhäuser in erlaubten Straßen und die Anzahl der suchenden Mieter. Täglich wandert doch eine Reihe von Leuten aus. Wir wissen nur, dass unser Hausverwalter sehr nett war und keine Kündigung beabsichtigt (wenn er nicht muss) [...]. Unser Haus (Rankestr. 9, Anm. R. ...J.) wird jetzt von der ‚Victoria' übernommen".

Alice Peltesohn und ihr Mann Siegfried denken über einen freiwilligen Wohnungswechsel in ein „nicht-arisches" Haus, „derer es immer noch einige gibt", nach. Bereits gekündigte Verwandte seien schon verzweifelt auf der Suche. (Quelle: Brief Alice Peltesohn an Edith Grishman, Mai 1939.)

Methode

Um in dem Bild der auf die Geschichte blickenden Ärztin zu bleiben, ist hier der Bezirk Schöneberg unser Patient. Anders als in den Biografien betrachten wir nun nicht Einzelschicksale, sondern wie sich die Verfolgung jüdischer Ärzte und ihre Vertreibung auf das Leben im Bezirk ausgewirkt hat. Deshalb wurden alle zwischen 1933 und 1945 ansässigen jüdischen Ärzte in diese Untersuchung aufgenommen, einschließlich der im Laufe dieser Jahre zugezogenen Ärzte.

Wir müssen uns bewusst sein, dass Aussagen über die Zahl jüdischer Ärzte fast ausschließlich auf Quellen basieren, die die deutschen Institutionen zum Zwecke der Ausgrenzung erstellt haben. Die Schöneberger Datenbank basiert auf dem Gedenkbuch, das die von den Nationalsozialisten aufgrund ihrer „jüdischen Abstammung" verfolgten Berliner Kassenärzte verzeichnet. Die aus dem öffentlichen Gesundheitswesen entlassenen Ärzte wurden nur aufgenommen, sofern sie auch niedergelassen waren. Mithilfe der Adress- und Branchenbücher der Jahre 1933 bis 1943 und dem unverzichtbaren Straßenverzeichnis der Internetseite Luise-Berlin.de wurde in Einzelfällen die Stimmigkeit von Adressen überprüft.

Zu jedem Arzt sind folgende Daten erfasst worden: Name, Vorname, Geburtsdatum, letzte Adresse(n) in Schöneberg, letztes Jahr der Registrierung im Bezirk (sofern vorhanden), Facharzt, ggf. Wiederzulassung als „Krankenbehandler", Datum oder Alter bei Entzug der Kassenzulassung / der Praxisaufgabe, Verfolgungsschicksal (sofern bekannt) und ggf. Ziel (Land bzw. Kontinent) der Emigration, ggf. Angabe der Passageländer (besonders Shanghai, Kuba, Dominikanische Republik).

Die Schöneberger Adressen – Probleme der Topographie

Als einheitliche kartografische Referenz dient der Stadtplan von 1939 (s. Umschlag). Eine Übertragung auf die heutige Topographie Berlins lassen die starken Bombenschäden in der Innenstadt und die noch massiveren Eingriffe in der Nachkriegszeit, etwa durch die Veränderung von Straßenverläufen, nicht zu. Bei mehreren verzeichneten Adressen wurden, sofern erkennbar, nur die Ärzte in die Datenbank aufgenommen, die nicht nur vorübergehend in Schöneberg gemeldet waren. Eindeutig erkennbare Zwangsumzüge in sogenannte Judenhäuser wurden nicht als Schöneberger Adresse gewertet. Damit eventuell verbundene Aussagen zum letzten Aufenthaltsjahr wurden mit einbezogen, sofern der jeweilige Arzt bereits zuvor im Bezirk ansässig war.

Um die Vertreibung der jüdischen Ärzte auf der Zeitachse sichtbar zu machen, ist auch das Jahr, in dem sie zuletzt im Bezirk registriert waren, in die Datenbank eingegangen. Die Quellenlage ist allerdings heterogen, nicht selten fehlen Jahresangaben. Dann ist der Zeitpunkt der Deportation oder der Emigration ausschlaggebend. Zur Auswanderung selbst gibt es gelegentlich nur indirekte Daten, zum Beispiel die Zulassung als Arzt im Aufnahmeland. Diese lag, wenn sie denn überhaupt gelang, teilweise mehrere Jahre hinter dem Zeitpunkt der Emigration. Sofern kein früheres Emigrationsdatum bekannt ist, sind in dieser Datenbank Emigranten erfasst, die 1939 noch in Berlin waren, da nach Kriegsbeginn, am 1. September 1939, die Ausreise aus dem Deutschen Reich kaum noch möglich war. Hingegen ist nicht nur das Jahr, sondern meistens sogar das Datum der Deportation bekannt. Verlässliche Quellen sind hier die Karteikarten der Oberfinanzdirektion. Sie wurden zu den Vermögenserklärungen, die die zur Deportation bestimmten Bürger abzugeben hatten, angelegt. Darauf wurde dann auch das „Transportdatum" vermerkt. Die mit der Deportation einhergehende „Einziehung volks- und staatsfeindlichen Vermögens" hatte der Reichsminister der Finanzen am 4. November 1941 in seinem Schnellbrief „Abschiebung von Juden" den Oberfinanzpräsidenten übertragen.

Die topografische Genauigkeit bereitet in Folge einer Reihe bezirkspolitischer Entscheidungen größere Probleme: etwa die Änderung der Bezirksgrenzen, die Umbenennung von Straßen und Teilabschnitten. Die Verlängerung der Motzstraße nordöstlich des Nollendorfplatzes wurde von den Nationalsozialisten 1934 in Mackensenstraße umbenannt, heute heißt sie Else-Lasker-Schüler-Straße. Es gab im Bezirk keine Lietzenburger Straße, während die im Zweiten Weltkrieg massiv zerstörte Nettelbeckstraße vom Stadtplan gänzlich verschwunden ist. Über ihr erhebt sich heute die Urania. Bis 1954 führte die Ansbacher Straße auf einem Teilabschnitt „Neue" im Namen, genauso wie die Augsburger und die Winterfeldtstraße. Die sich daraus ergebende Umnummerierung ist nicht überall offensichtlich. So war die Bemerkung des Sohnes von Dr. Bruno Wolff bei einer Autofahrt durch die Motzstraße: „Hier haben wir gewohnt, damals war's noch die Nummer 14 und gehörte zu Charlottenburg" hilfreich, da sie die Verschiebung von Hausnummern und Bezirksgrenzen virulent machte.

Allgemein zugängliche Angaben, die eine Zuordnung der Adressen zum heutigen Stadtplan oder zumindest zu dem von 1939 zulassen, fehlen. Hier muss, um Genauigkeit herzustellen, ein Abgleich mit dem Katasteramt erfolgen.

Ergebnisse

Zu den Ergebnissen, die räumliche Struktur und Dichte der in Schöneberg angesiedelten Ärzte betreffend, gehört es die Präsenz der jüdischen Ärzte im öffentlichen Raum darzustellen.

Zwischen 1933 und 1945 verzeichnet das „Gedenkbuch" 368 Ärzte, die als Juden rassisch verfolgt wurden, mit einer Adresse in Schöneberg oder Friedenau: Bei zehn Ärzten ließ sich auch mit den oben genannten Behelfskriterien keine eindeutige Angabe zum letzten Aufenthaltsjahr im Bezirk ermitteln. Sie sind daher bei der zeitlichen Aufschlüsselung nicht berücksichtigt worden. Dass als letztes Aufenthaltsjahr 1939 angegeben war, traf noch auf 129 Ärzte zu. Ein Jahr später, also nach Beginn des Zweiten Weltkrieges, sind noch 80 Ärzte in Schöneberg zu finden. Dagegen hatten 284 Ärzte einen Adresseintrag, der aus dem Jahre 1936 oder früher stammte. Von sieben jüdischen Ärzten lässt sich sicher sagen, dass sie durchgehend und bis in das Jahr 1945 hinein im Bezirk ansässig waren.

Bei der Betrachtung dieser Zahlen sind zwei Aspekte ganz wesentlich: Erstens demografische Einflüsse, vor allem die natürliche Sterberate. Zweitens darf die Gesamtzahl von 368 Schöneberger Ärzten nicht mit einem Ausgangswert verwechselt werden.

Als der RMK 1937 erstmals die „Rassenzugehörigkeit" auswies, listete er in diesem Jahr 294 jüdische Ärzte für Schöneberg auf. Hier sind schon nicht mehr diejenigen Ärzte verzeichnet, die, wie Dr. Bettauer und Dr. Lachmann, schon 1933 oder 1934, und somit vor ihrer amtlichen Stigmatisierung im Arztregister, ausgewandert waren. Besonders junge Ärzte, die nicht als Frontkämpfer den Entzug ihrer Kassenzulassung am 1. Juli 1933 abwenden konnten, waren bereits 1933 bis 1936 emigriert. Auch der Chirurg Dr. Arthur Schlesinger fehlt. Er hatte sich am Boykott-Tag, also am 1. April 1933, als seine Klinik von SA-Leuten belagert wurde, das Leben genommen. Diese jüdischen Ärzte sind nur schwer als Verfolgte identifizierbar.

Gemessen am Berliner Durchschnitt (2.018 Ärzte jüdischer Herkunft auf 4.300.000 Einwohner) wären für Schöneberg nur 111 Ärzte zu erwarten gewesen. In die neue Datenbank wurden 368 jüdische Ärzte mit einer dauerhaften Schöneberger Adresse aufgenommen, das sind 74 mehr als im RMK. Da die Ärzte im Gedenkbuch aus einer Vielzahl an Quellen zusammengetragen worden sind, war zu erwarten, dass die hier erhobene Gesamtzahl der Schöneberger Ärzte die Zahlen im RMK überschreitet. Dass sich dies aus der Abwanderung vor 1937 erklärt, ist nicht beweisbar, aber sehr wahrscheinlich, da bei 84 Ärzten in der neuen Datenbank das letzte Aufenthaltsjahr mit 1936 angegeben ist. Diese negative Entwicklung verlief in ganz Berlin noch drastischer: Im Oktober 1933 waren von 3.500 zugelassenen Kassenärzten 2.000 jüdischer Herkunft. Ihre Zahl hatte sich im Mai 1937 auf etwa 1.000 halbiert. Jetzt waren in ganz Berlin nur noch 2.800 niedergelassene Ärzte registriert.

Bei den Verfolgungsschicksalen, die mit Emigration, Deportation, Ermordung, Suizid überschrieben sind, überwiegen erwartungsgemäß die emigrierten Ärzte. Dies entspricht den Zahlen in der Literatur. Von den 368 Schöneberger Ärzten haben 204 im Ausland Zuflucht gesucht, deutlich weniger als in anderen Städten. Für Hamburg und Stuttgart ist bei den Ärzten sogar ein Emigrantenanteil von 79% angegeben, in Thüringen gelang nur 59,7% die Auswanderung. Auch nach 1939 in den Bezirk zugezogene Ärzte sind in die Datenbank eingegangen. Sie hatten keine Chance mehr zur Emigration. Zum Beispiel Professor Abraham Buschke und seine Frau Erna (s. Biographie Buschke). Wer, wie sie, vermutlich die angestammte Wohnung und Praxis räumen musste, dem wurde in der Regel eine Wohnung in noch nicht „arisierten" Häusern oder als Untermieter bei anderen jüdischen Familien zugewiesen. Und in Schöneberg waren diese immer noch zahlreicher vorhanden als in anderen Gegenden Berlins.

Von 92 der 368 in Schöneberg gemeldeten Ärzte wissen wir, dass sie deportiert worden sind. Zwölf der hier betrachteten 368 Ärzte haben ihrem Leben nachweislich selbst ein Ende gesetzt. Bei den Suiziden ist die Dunkelziffer besonders hoch. Wir wissen aus den Untersuchungen an anderen Orten, dass dort 5% der Ärzte den Selbstmord als einzigen Ausweg sahen, häufiger als andere Verfolgte. Erklärungen hierfür sind die leichtere Zugänglichkeit zu toxischen Substanzen und die enorme „Fallhöhe" durch die starke mit dem ärztlichen Beruf verbundene Neigung zur (Über-) Identifizierung mit dem Beruf.

204 Ärzte konnten emigrieren, davon fast die Hälfte (97) in die USA. Dazu kommen 15 Ärzte, die in Berlin überlebt haben, zwei davon in der Illegalität; die meisten geschützt durch ihre nicht-jüdische Ehefrau. Von den 45 verbleibenden Ärzten sind die meisten in Berlin verstorben, wobei unklar bleibt, ob es sich immer um einen natürlichen Tod handelte. Nur bei einigen fehlten Angaben zum weiteren Schicksal völlig.

Wanderungsbewegungen zwischen den Bezirken konnten nicht berücksichtigt werden. Allerdings deckt sich in fast allen Fällen das letzte Aufenthaltsjahr mit dem der Emigration, nach 1939 häufig mit der Deportation. Die wenigen Ärzte, die in andere Berliner Bezirke umgezogen waren und dort überlebt hatten, wurden zu der Gruppe „nach 1945 in Berlin" hinzugezählt. Insgesamt sind dies 19 Ärzte. Bis 1946 waren von diesen Überlebenden einer emigriert, zwei weitere verstorben. Somit blieben 16 der verfolgten Ärzte längerfristig – einige bis in die 1960er und 70er Jahre – in Schöneberg ansässig. Zehn von ihnen hatten in sogenannten Mischehen gelebt, was keineswegs einen zuverlässigen Schutz vor Deportation bedeutete. Ärzte, die mit einer Nicht-Jüdin verheiratet waren, wurden, wie oft auch ihre Ehefrauen, zur Zwangsarbeit herangezogen. Dr. Max Löwenstein, ein Freund von Professor Abraham Buschke, hatte seine Praxis in der Motzstraße 22 ab 1939 als „Krankenbehandler" fortführen können. Nach seiner Verhaftung durch die Gestapo im selben Jahr wurde er verpflichtet, als Zwangsarbeiter die aus den Konzentrationslagern kommenden Wertgegenstände und Schuhe auszusortieren. Seine Frau Marie musste Uniformen nähen. 1946 emigrierte das Paar in die USA. Löwenstein war 1945 in Berlin wieder als praktischer Arzt zugelassen worden.

Aus der Emigration sind zwei Ärzte nach Schöneberg zurückgekehrt, zwei weitere ließen sich, nachdem sie Theresienstadt überlebt hatten, wieder als Ärzte in ihrer Heimatstadt nieder und weitere zwei hatten, eben dort versteckt, überlebt.

Ausblick und Desiderate

Diese erste bezirkliche Zuordnung von vertriebenen jüdischen Ärzten braucht weitere Recherchen und Aufbereitungen, um verlässliche Aussagen auch zu den Versorgungsstrukturen machen zu können. Dazu müssten reine Wohnanschriften identifiziert und ausgeklammert werden. Diese Differenzierung hat hier keine Relevanz, da sich diese Arbeit als eine erste Übersicht zu den vertriebenen Schöneberger Ärzten versteht, die über den Beruf hinaus den Menschen, der seine Nachbarschaft geprägt hat, im Blick hat.

Was für die jüdischen Ärzte nach der Vertreibung kam, beantworten die hier zusammengetragenen Verfolgungsschicksale. Von einzelnen persönlichen Erfahrungen legt das Kapitel „Biografien" eindrücklich Zeugnis ab. Wie es in Schöneberg weiterging, darüber wissen wir sehr wenig. Hier müssten wir die nächste Schicht des Palimpsests rekonstruieren. Dies wäre ein interessantes zukünftiges Forschungsprojekt. Aufbauend auf den „bereinigten" Daten, ließe sich die Frage klären, welche ehemals von jüdischen Ärzten betriebenen Praxen fortgeführt, unter welchen Umständen sie übernommen wurden, und in welcher Form eine „Arisierung" stattfand. Wie funktionierte seitens der privaten und gesetzlichen Krankenkassen die Abwicklung der ausstehenden Honorare nach der Emigration bzw. Deportation? Besonders wünschenswert wäre es, möglichen Berührungsängsten zum Trotz, die aktuell in Schöneberg niedergelassenen Ärzte für ein solches Forschungsvorhaben zu gewinnen. Gleiches gilt für die Kassenärztliche Vereinigung Berlin und die privaten Versicherer.

Die überproportionale Ansiedlung jüdischer Ärzte macht Schöneberg zu einem besonders interessanten Ort für weitergehende Forschungen. Wie unter einer Lupe können wir hier, anhand der lokalen Strukturen, die die jüdischen Ärzte entscheidend geformt haben, die konkreten Veränderungen im medizinischen und nachbarlichen Bereich untersuchen.

Das gilt auch für das kommunale Gesundheitswesen. Werfen Sie im Internet einen Blick in den Teil III des Berliner Adressbuches von 1932. Vier Seiten listen alleine Schulärzte und Fürsorgeeinrichtungen auf. Der gesamte Abschnitt VIII (Seite 90–98) gibt eine eindrucksvolle Vorstellung von der Fülle der Einrichtungen, die wir auf einem fiktiven Schöneberger Stadtplan aus der Weimarer Republik finden würden.

Susanne Doetz und Christoph Kopke werden mit ihrer laufenden Forschungsarbeit zu den „biografischen, personalpolitischen und strukturellen Auswirkungen der Vertreibung jüdischer und politisch missliebiger Ärztinnen und Ärzte aus dem kommunalen Gesundheitswesen im Nationalsozialismus" weitere, mit Spannung erwartete Erkenntnisse zu den Einrichtungen des öffentlichen Gesundheitswesens bereitstellen. Die Entlassungen dort waren, wie im 1.Kapitel dargestellt, der Auftakt der vollständigen Vertreibung jüdischer und linker Mediziner.

Zusammen mit der jetzt vorliegenden Datenbank ließe sich ein „Gesundheitsatlas" für das Schöneberg von früher nachzeichnen. Hier wäre die Auswirkung, die die rassische und politisch bedingte Vertreibung auf die Gesundheitsversorgung im Bezirk hatte, noch deutlicher abzulesen. Im Vergleich mit den Strukturen der Gesundheitsversorgung heute müssten wir uns fragen, inwieweit die heutigen Verhältnisse aus der Kontinuität nationalsozialistischer Gesundheitspolitik oder nur als zufällige Folgen der Gesundheitsökonomie entstanden sind?

„Du darfst nie vergessen, dass Du Kranke und nicht Krankheiten behandelst", hatte der ehemalige Frauenarzt aus der Schöneberger Motzstraße an seinen Sohn geschrieben, als dieser anfing Medizin zu studieren. Zahlen über die emigrierten und deportierten Ärzte und ihre physischen Adressen sind Fakten. Der Zugang zu viel subtileren Fragen, etwa wie sich der Umgang der Ärzte mit den Patienten veränderte, die Frage, wie sich die Medizin als gesellschaftlicher Teilbereich durch das Fehlen der jüdischen Ärzte verändert hat, ist eher zu erahnen, als wirklich erforschbar. Anhaltspunkte gibt die Reichsärzteordnung (RäO), die am 1. April 1936 in Kraft trat; sie verpflichtete den Arzt nicht mehr in erster Linie gegenüber seinem individuellen Patienten, sondern der „Volksgesundheitspflege", die auf den Prinzipien der „rassischen" Selektion unter den Patienten basierte:

§ 1: „Der Arzt ist zum Dienst an der Gesundheit des einzelnen Menschen und des gesamten Volkes berufen [...]"

§ 4: Regelte 1. die Berufsausübung im Sinne der nationalsozialistischen Weltauffassung und 2. die Berufsausübung dem jeweiligen Stand der ärztlichen Wissenschaft entsprechend. Der Arzt hatte die Pflicht, „ohne Voreingenommenheit für oder gegen eine bestimmte Richtung in der Heilkunde, sich mit allen wichtigen Heilverfahren vertraut" zu machen und bei jedem Krankheitsfall, auf einfachstem Wege, den besten Heilerfolg zu erzielen.

Die Reichsärztekammer wurde als Körperschaft des öffentlichen Rechts neu formiert, der Leiter wurde von Hitler persönlich ernannt. Unabhängig von der aktiven Einflussnahme auf die ethische Haltung der deutschen Ärzte, wirkte sich der Exodus der jüdischen Mediziner doch auf die Behandlung der Kranken aus. Nur ein Beispiel dafür liefert die Urologie. Das innovative Verfahren der Endoskopie erlaubte weitaus schonendere urologische Behandlungen. Sie war eine Domäne der jüdischen Ärzte. Nach 1938 standen den Patienten überwiegend nur noch offene chirurgische Eingriffe zur Verfügung.

Dieses erste Verzeichnis, der im Zeitraum von 1933 bis 1945 in Schöneberg ansässigen Ärzte, steht in enger Verbindung zu dem Erinnerungsprojekt „Wir waren Nachbarn. Biografien jüdischer Zeitzeugen" im Rathaus Schöneberg. Die in dieser Dauerausstellung nachlesbaren, mit persönlichen Bildern und Dokumenten unterlegten Erinnerungen und Erzählungen der ehemaligen jüdischen Nachbarn sind ein Versuch, die gewaltsame Transformation des Bezirkes durch die Vernichtung und Vertreibung jüdischen Lebens nicht einfach nur hinzunehmen.

Literatur:

Blankenburg, Gudrun: Das Bayerische Viertel in Berlin-Schöneberg. Leben in einem Geschichtsbuch. 3. akt. Aufl., o.O. 2010.

Hahn, Judith / Schwoch Rebecca: Anpassung und Ausschaltung. Die Berliner Kassenärztliche Vereinigung im Nationalsozialismus. Berlin 2009.

Kröner, Hans-Peter, Die Emigration deutschsprachiger Mediziner im Nationalsozialismus. In: Berichte zur Wissenschaftsgeschichte 12, Sonderheft, Dez. 1989.

Leibfried, Stephan / Tennstedt, Florian: Arbeitsbericht zu verschütteten Alternativen in der Gesundheitspolitik, Nr. 2. Bremen 1979.

Reichsmedizinalkalender (RMK) von 1937.

Rueß, Susanne: Stuttgarter jüdische Ärzte während des Nationalsozialismus. Würzburg 2009.

Schwoch, Rebecca (Hg.): Berliner jüdische Kassenärzte und ihr Schicksal im Nationalsozialismus. Ein Gedenkbuch. Berlin, Teetz 2009.

Stih, Renata / Schnock, Frieder: Orte des Erinnerns im Bayerischen Viertel. Berlin 2002.

Die Volks-, Berufs- und Betriebszählung in Berlin im Jahre 1933. Die jüdische Bevölkerung Berlins. In: Mitteilungen des Statistischen Amts der Stadt Berlin, Nr. 18 (Juli 1935), 7.1–7.4; zugleich erschienen in: Berliner Wirtschaftsberichte 12, Berlin 1935.

Willems, Susanne: Der entsiedelte Jude. Albert Speers Wohnungsmarktpolitik für den Berliner Hauptstadtbau. Berlin 2000.

http://www.luise-berlin.de/stadtentwicklung/texte/4_13_bvoelent.htm
http://www.luise-berlin.de/bms/bmstxt00/0009doka.htm, http://adressbuch.zlb.de

Alle Abbildungen Privatbesitz

Gedanken der Nachfahren

Ohne die teilweise sehr intensive Mitarbeit der Familien der verfolgten jüdischen Ärzte wäre dieses Projekt nicht zustande gekommen. Kinder und Enkelkinder haben mit viel Mühe nach alten Dokumenten und Fotografien gesucht. Neffen von Ärzten haben in alten Koffern Briefe in einer Sprache gefunden, die sie längst nicht mehr sprechen. Wo sie konnten, haben sie genauestens erklärt, was oder wer darauf zu sehen ist, um so die vor 70–80 Jahren zerstörten Lebensgeschichten zu einem Bild zu zusammenzufügen. Die gemeinsamen Rückblicke in den Interviews förderten schmerzhafte Erinnerungen, aber auch viele freudvolle Anekdoten zutage. Gemeinsam war allen Gesprächen, dass sie in lebhafte Diskussionen über das „wie war das möglich" mündeten. Es scheint ein Zug des menschlichen Wesens zu sein, sich der schon vorne zitierten „Unintelligilability" (Unverstehbarkeit) widersetzen zu wollen, um sich immer wieder neu auf die Suche nach Erklärungen zu begeben.

Aus meinem Interesse an den ehemaligen jüdischen Ärzten in Schöneberg wurde ein gemeinsames Sortieren von Versatzstücken. Und bei diesem Zusammenfügen wurde immer klarer, wie sehr die zerstörten Lebensentwürfe von Harry Bettauer, Abraham Buschke, Joseph Lachmann, Siegfried Peltesohn oder Bruno Wolff in ihren Familien weiter wirken. Ohne ihre Stimmen zu hören, würde das Bild schief bleiben. Ich wollte wissen, was sie denn ihrerseits heute mit Schöneberg oder allgemeiner gefasst mit Berlin verbindet? Welche Bedeutung hat es für die jeweiligen Familienangehörigen (Kinder, Enkel, Neffen und Großenkel) heutzutage noch, dass ihr Vorfahr ein d e u t s c h e r Arzt war? Eine bewusst gewählte Formulierung, die auf Widerspruch stieß (s. Shlomo Palti).

Was würden sie fühlen, wenn sich ihre Kinder oder Enkelkinder – wie inzwischen 15–18.000 junge Israelis – dafür entscheiden würden, in Berlin zu leben, zu arbeiten oder zu studieren? Ihre 2012 gegebenen und zumeist aus dem Englischen übersetzten Antworten sind in diesem Kapitel nach Familien zusammengestellt. Sie sprechen für sich selbst.

Florence Buschke, New York, USA: Enkelin von Abraham Buschke

1. Was verbinden Sie mit Berlin (Schöneberg)?

Es fällt mir schwer, die Fragen, die Sie gestellt haben, zu beantworten. Es liegt in der Art und Weise, wie wir groß geworden sind, dass die Schrecken des Dritten Reichs zu uns auf eine schwer beschreibbare Weise durchgedrungen sind.

Meine Eltern verbargen die Trauer um ihre eigenen Eltern, die beide in Konzentrationslagern umgekommen sind, vor uns. Ich nehme an, dass sie das getan haben, um uns zu beschützen, während sie sich ein neues Leben in den USA aufbauen mussten. Sie hatten keine andere Wahl, als nach vorne zu sehen. Ich selbst, geboren 1944, bin eine Art Beweis dafür. Welche Not sie auch zu erleiden hatten, nichts ist schwerer, als mit dem Wissen um das Ende der eigenen Eltern leben zu müssen und damit, dass man selbst, trotz aller Anstrengungen, nichts tun konnte, um sie vor ihrem Schicksal in den Händen der Nazis zu bewahren.

Obwohl ich heutzutage keinen persönlichen Bezug zu Berlin habe, kann ich doch erzählen, dass es mir zu meinem 65. Geburtstag sehr wichtig wurde, nach Berlin zu reisen und meinen „Wurzeln" nachzugehen. Ich hatte geplant, die hohen jüdischen Feiertage (Rosch ha-Schana und Jom Kippur) in Berlin zu verbringen, konnte aber nicht vor Chanukka dort sein. Natürlich ging ich zu Gottesdiensten in die Synagoge. Es war ein wenig befremdlich, dass man die Synagoge schon von Weitem als solche erkennen konnte, wegen der bewaffneten Wachen vor der Tür. Sie machten mich sehr nervös, als Jüdin, deren Eltern gezwungen wurden, Berlin zu verlassen und deren Großeltern starben, weil sie als Juden identifiziert wurden, als sie gerade so alt waren wie ich selbst. Natürlich war mir bewusst, dass dies eine neue Form der Sicherheit darstellt, aber ich konnte mir so gut vorstellen, wie einschüchternd Hitlers Trupps in der Stadt gewesen sein mussten, als meine Eltern sie 1939 verließen.

2. Hat es heute für Sie eine Bedeutung, dass Ihr Vater, Großvater / Ihre Mutter, Großmutter ein deutscher Arzt / eine deutsche Ärztin war? Und wenn ja welche?

Während meines Aufenthaltes in Berlin im Dezember und auch bei meinem zweiten im Mai, entschloss ich mich die Charité zu besuchen. Dr. Haas hieß mich als Enkeltochter des berühmten Abraham Buschke mit solchem Enthusiasmus und Respekt willkommen, dass mir die Bedeutung meines Großvaters für die medizinischen Kreise und die Wertschätzung, mit der er bis heute bedacht wird, bewusst wurde. Ich muss sagen, dass ich mich über alles freue, was seinen Namen und sein Ansehen bewahrt, in der Forschung und durch Menschen, die, wie ich selbst, nicht einmal geboren waren, als Hitler an die Macht kam.

Zuvor war ich in den 1960er Jahren in Berlin gewesen. Damals reiste ich mit meiner Mutter. Ich kann mich noch lebhaft daran erinnern, wie aufregend es für mich war zu sehen, wo meine Eltern herkamen, aber auch, wie schwierig es für meine Mutter war, dort zu sein. Sie ist meinetwegen nach Berlin gereist und hat dafür all ihre Ängste überwunden. Niemals zuvor habe ich meine Mutter, die eine sehr starke Frau ist, so ängstlich gesehen, wie im Angesicht der (unbegründeten) Sorge, sie könnte dort ein zweites Mal nicht herauskommen.

Während meiner Kindheit in den USA und speziell in New York war mir natürlich sehr bewusst, ein Nachkomme deutscher Juden zu sein. Ob deutsches Essen, Kultur, Musik, Literatur und Kunst, all das war sehr präsent. Das Bewusstsein, jüdisch zu sein und aus diesem Grund die deutsche Staatsbürgerschaft verloren zu haben, musste in Einklang gebracht werden mit dem Bewusstsein, dass es noch immer Berliner Traditionen gab, die es weiterzugeben gilt. Jedes Jahr fuhr meine Mutter am Silvesterabend zur 86. Straße in New York, um in der deutschen Bäckerei Pfannkuchen oder „Berliner" zu kaufen. Ich pflege diese Tradition Jahr um Jahr und meine Nichte erwartet das auch, da ihr Geburtstag am Neujahrstag ist und ihre Großeltern es jedes Jahr genauso zelebriert haben. Es ist eine kleine Erinnerung an die guten Jahre, die sie in Berlin hatten.

Ich habe keine Kinder, aber mit Freude kann ich sagen, dass das Vermächtnis von Abraham Buschke, und das seiner drei Söhne Franz, Albrecht und Wilhelm, lebt. Franz und Wilhelm waren erfolgreiche Ärzte hier in den USA und standen an der Spitze ihrer Fachbereiche Radiologie und Augenheilkunde. Ihre Fähigkeiten wurden anerkannt, nachdem sie sich den hiesigen Prüfungen unterzogen hatten. Mein Vater Albrecht musste viel Kreativität und großen Einfallsreichtum beweisen, da seine juristischen Examina in den USA nicht anerkannt wurden. Er machte schließlich sein Hobby zum Beruf und wurde Buchhändler.

3. Welche Gefühle haben Sie bei der Vorstellung, Ihre Kinder, Enkelkinder würden in Berlin arbeiten, studieren, leben wollen?

Es ist bewundernswert und auch tröstlich, dass sich die Berliner von heute so sehr anstrengen, die Taten ihrer Eltern und Großeltern genau anzuschauen und wiedergutzumachen. Und ich glaube, dass es viele gab, die nicht beteiligt waren. Wenn die jüngere Generation zu Besuch nach Berlin käme, zum Arbeiten, Studieren oder um Antworten zu finden, ihre Wurzeln zu erkunden, so wie ich das getan habe, das könnte ich akzeptieren. Wenn sie aber tatsächlich dort würden leben wollen, hätte ich Schwierigkeiten damit, auch wenn sich die Atmosphäre dort heute offensichtlich verändert hat.

Marianne Tulman, New York, USA: Enkelin von Abraham Buschke

1. Von der Tatsache abgesehen, dass ich in Berlin geboren wurde und seither zwei Mal dort zu Besuch war, um meinen Wurzeln nachzugehen, fühle ich mich Berlin nicht verbunden. Das mag damit zu tun haben, dass ich erst drei Jahre alt war, als meine Eltern Berlin verließen.

2. Dass mein Großvater Arzt in Berlin war, berührte mich selbst nur durch die Geschichten, die meine Eltern mir während meiner Kindheit erzählt haben. Ich kannte meinen Großvater nicht, von dem Porträt abgesehen, das im Wohnzimmer meiner Eltern hing und von dem er täglich auf mich heruntersah. Das tat er fast 19 Jahre lang und es war tatsächlich die einzige Verbindung zu meinem Großvater. Hätten meine Eltern nicht ihre Positionen als Richter und Anwalt verloren und hätten sie nicht den Weitblick gehabt Deutschland zu verlassen, wäre mein Leben ein anderes geworden und wahrscheinlich von meinen Großeltern beeinflusst worden. Doch aufgrund der Umstände kenne ich das Privileg nicht, mit Großeltern groß zu werden.

3. Ich bin mir nicht sicher, ob ich es gerne sähe, wenn meine Kinder oder Enkel entscheiden würden, sich in Deutschland niederzulassen. Ich finde es in Ordnung, wenn sie das Land besuchen, da ich selbst gesehen habe, dass die heutige Generation versucht, die Gräueltaten ihrer Eltern und Großeltern zu sühnen. Aber mir wäre es nicht recht, wenn sie dort lebten. Schließlich musste meine gesamte Familie das Land verlassen und meine Großeltern wurden in den viel zu frühen Tod gezwungen.

Eva Renate (Buschke) Rifkin, New York, USA: Enkelin von Abraham Buschke

1. Ich habe sehr positive Gefühle Berlin gegenüber, denn die Stadt ist, trotz allem, die Stadt aus der meine Familie, mütterlicher- und väterlicherseits, kommt. Mein Großvater väterlicherseits, Abraham Buschke, war und ist ein einflussreicher Dermatologe. Einige Verwandte meiner Mutter, die ja auch aus Berlin kamen, waren ebenfalls berühmt. Paul Cassirer als Galerist und Verleger und Ernst Cassirer als einer der einflussreichsten Philosophen des 20. Jahrhunderts. Nicht zu vergessen, der Neurologe Richard Cassirer. Alle haben Berlin wegen der Nazis verlassen müssen. Bedauerlicherweise haben Abraham Buschke und seine Frau Berlin nicht rechtzeitig verlassen, sie wurden nach Theresienstadt deportiert. Dort starb mein Großvater; meine Großmutter überlebte und siedelte nach dem Krieg in die USA über. Ich habe den Entschluss meiner Eltern, aus Deutschland zu fliehen, nie auf die leichte Schulter genommen. Ich erinnere meine eigenen Kinder oft daran, dass sie nicht da wären, ohne den Mut und die Tapferkeit ihrer Vorfahren. Was sie aushalten mussten, war für mich unvorstellbar. Obgleich sie amerikanische Staatsbürger wurden, war ihr Selbstverständnis und Hintergrund als Berliner immer evident.

2. Es ist von besonderer Wichtigkeit zu erwähnen, dass während der Nazizeit der Großteil der nicht-jüdischen Ärzteschaft (Ärzte, Direktoren von Krankenhäusern) ihre jüdischen Kollegen in den meisten Fällen nicht geschützt oder unterstützt haben. Es ist kaum zu glauben, dass Ärzte, die vor der NS-Zeit gemeinsam arbeiteten, wenig oder gar nichts getan haben, um dagegen zu protestieren, was mit ihren jüdischen Kollegen geschah.

3. Ich würde ein Kind oder Enkelkind, das heute in Berlin leben, arbeiten oder studieren wollen würde, sehr unterstützen. Ich denke, dass das Deutschland von heute nicht für die schreckliche Nazi-Zeit verantwortlich ist, und weil ich beeindruckt bin, dass sich Deutschland nun zu einer toleranten Demokratie entwickelt hat und die deutsche Bevölkerung über den Holocaust aufklärt. Besonders deutlich wird dies in Berlin. Die Ausstellung, die Sie vorbereiten, mit der Sie das Interesse daran stärken, was jenen Ärzten geschehen ist und in der Folge auch ihren Familien, ist ein Beispiel, das mich beeindruckt.

Miriam Berman, USA: Enkelin von Abraham Buschke

1. Ich habe keine persönliche Beziehung zu Berlin, abgesehen von weitergegeben Erinnerungen. Die Familie meiner Mutter, die Cassirers, und mein Großvater mütterlicherseits, Dr. Löwenberg, ebenfalls ein Arzt, waren prominente Persönlichkeiten in der Zeit vor dem Nationalsozialismus und lebten ein gutes Leben, bevor Hitler an die Macht kam. Meine Mutter, Marie (Löwenberg) Buschke heiratete meinen Vater, Wilhelm Buschke in der Schweiz, wohin sie beide geflüchtet waren. Meine Schwester, Eva (Rifkin) Buschke ist dort geboren. Bisweilen denke ich darüber nach, wie stark und drastisch sich so viele Leben, das meiner Familie eingeschlossen, in der Nazi-Zeit veränderten und von dieser Zeit geprägt wurden. Wie anders unser Leben verlaufen wäre, hätte es den Holocaust nie gegeben! Wo würden wir leben, wie wäre unser Leben heute?

2. Ich habe gemischte Gefühle. Einerseits bin ich extrem stolz, dass mein Großvater, Abraham Buschke, Dermatologe, mein Vater Wilhelm Buschke, Augenarzt, mein Onkel, Radiologe, und mein Großvater mütterlicherseits, Max Löwenberg, Ärzte mit Leib und Seele waren, die in ihren jeweiligen Bereichen hoch angesehen waren. Auf der anderen Seite macht es mich traurig, dass alle Karrieren der Buschkes, und viel wichtiger, ihre Leben, durch Hitler und die Nationalsozialisten derart stark beeinflusst wurden. Mein Großvater, Abraham Buschke, starb 1943 in Theresienstadt, mein Vater, Wilhelm Buschke, konnte ab 1933 in Deutschland nicht mehr als Arzt praktizieren und musste in die Schweiz emigrieren. Die Situation in Berlin während des Nationalsozialismus hatte auf meine gesamte Familie einen zutiefst erschütternden Effekt. Obwohl ich zu der Zeit noch nicht auf der Welt war, spüre ich den Schmerz, den meine Familie durchgemacht haben muss, heute noch. Die Profession jüdischer Ärzte und letztlich deren persönliches Leben wurden jäh unterbrochen und stark belastet. Familien wurden voneinander getrennt; sie mussten große Verluste und Umbrüche erleiden. Ich habe den größten Respekt vor meinen Familienmitgliedern, die mutig und erfinderisch genug waren, das zu tun, was zu tun war, um zu überleben; sie suchten sich für sie sichere, neue Orte zum Leben, um dort ein neues Leben, an einem unbekannten Ort zu beginnen und ihre Karrieren weiterzuverfolgen. Leider gelang das nicht allen, mein Großvater, Abraham Buschke, überlebte nicht.

3. Ich könnte mich trauriger Gedanken nicht erwehren, wenn ich darüber nachdächte, wie das Leben meiner Familie, väterlicher- und mütterlicherseits, einschneidend verändert wurde, dort, wo sie, vor dem Holocaust, glücklich waren. Die Jahre vor 1933 waren sehr wichtige Zeiten für sie. Ich hätte die Hoffnung, dass die Mitglieder unserer Familie, die heute nach Berlin zurückkehren würden, um dort leben, studieren, oder arbeiten zu wollen, ein wenig von dem, was meine Vorfahren dort zurücklassen mussten, einfangen könnten. Ein Leben in Berlin wäre heute sicherlich ein ganz anderes als damals, aber vielleicht wäre die wohltuende Atmosphäre, die die Stadt während der guten Zeiten anzubieten hatte, ein weiteres Mal spürbar …

Joan Hartman, New Jersey, USA: Tochter von Harry Bettauer

1. Ich habe keine wirkliche Beziehung zu Berlin. Ich bin im Sommer 2008 als Touristin dort gewesen und habe auch die Orte besucht, wo mein Vater lebte und seine Praxis hatte. Als Professorin für Europäische Literatur gehe ich in meiner Lehre auch auf deutsche Autoren ein (z.B. Goethe, Lessing, Mann) und musste mir dafür Hintergrundinformationen über Berlin und Deutschland aneignen.

2. Ich bin stolz auf meinen Vater, sowohl als Arzt als auch als Person. Er hat eine sehr erfolgreiche Praxis in Washington Heights, New York City, aufgebaut, arbeitete an mehreren großen Krankenhäusern und versorgte in seiner Praxis viele Patienten, auch aus dem nahegelegenen New Jersey.

3. Meine beiden Kinder sind schon erwachsen und keiner von ihnen hat jemals Interesse an Berlin gezeigt, außer die Stadt als Tourist zu besuchen.

Ronald Bettauer, Virgina, USA: Neffe von Harry Bettauer

1. Ich habe Berlin schon viele Male besucht, das erste Mal 1964 als Student. Später war ich häufiger dort, um die Ansprüche auf Schadenersatz, die als Folge der nationalsozialistischen Verfolgung und der Zwangsarbeit entstanden sind, zu verhandeln. Ich habe Berlin aber auch als Tourist besucht und mir das Denkmal für die ermordeten Juden Europas angeschaut. Es ist eine große Stadt mit vielen lebendigen Orten, und ich fühle mich ganz wohl dabei, dort hinzureisen.

2. Auf mein Leben hatte die Tatsache, dass mein Onkel Arzt gewesen ist, keinen großen Einfluss. Dass meine Eltern, beide in Berlin geboren, fliehen mussten, hatte natürlich einen großen Einfluss auf mich, negativen und positiven gleichermaßen.

3. Da ich keine Kinder habe, ist das für mich eine hypothetische Frage. Aber im Prinzip wäre es ihre eigene Entscheidung.

Frederick (früher Fritz) Wolff, Arzt und Prof. em. für Pharmakologie, Maryland, USA: Sohn von Bruno Wolff, ehemals Motzstraße 22

1. Ich bin in Berlin geboren und habe die ersten siebzehn Jahre meines Lebens dort verbracht. Das war die einzige Zeit, die ich mit meinen Eltern erleben durfte. Heute schaue ich aber gerne auf diese Zeit zurück. Ich erinnere mich gerne an meine guten Lehrer und Freunde, besonders an meinen Klassenlehrer Herrn Ludwig, bei dem ich Deutsch und Englisch lernte. Er war mit einer Russin verheiratet und schon deshalb etwas nach links gerückt. Einige Male hat er uns, meinen besten Freund Kliemann und mich und vielleicht drei, vier andere Schüler zu sich nach Hause eingeladen. Wir haben Tee und Sherry getrunken. Vor allem haben wir politisch diskutiert, auch darüber, wie lange wohl das Tausendjährige Reich dauern würde. Ich habe Berlin sehr lieb gehabt. Ich hatte gute Freunde am Hohenzollern-Gymnasium. Ludwig Kliemann, sein Vater war Architekt, war belesen und hatte eine große Bibliothek, seine Mutter war die Schwester des Dadaisten Huelsenbeck, der schon 1933 nach New York emigrierte und alle seine Bücher dort gelassen hatte. Bei ihnen in der Schildhornstraße war ich fast mehr als zu Hause. Alle waren gegen Hitler und antimilitaristisch. Diese Gespräche haben mich sehr froh gemacht, sie haben mir sehr geholfen. Andere Freunde und Klassenkameraden von mir, auch Juden, mussten mit mir die Schule verlassen. Wir haben nie darüber geredet, dass wir jüdisch sind; ich wusste es von mir selbst ja auch gar nicht.

2. Ich bin sehr stolz auf meinen Vater. Er war mein Vorbild, er hat mich sehr angespornt. Mein Vater war ein guter Arzt, er hatte schöne, wunderbar geschmeidige Hände, darum wollte er nie Auto fahren. Später habe ich ihn oft einfach nur traurig in seinem Sessel sitzen sehen. Dann bin ich zu ihm hingegangen und habe versucht ihn zu trösten, ihn geküsst und ihm gesagt, dass ich ihn lieb habe. Er musste seine Klinik aufgeben, dann erst den hinteren Teil unserer Wohnung und zum Schluss die ganze. Als wir die Wohnung räumen mussten, im letzten Jahr 1938/39, lebten wir in Schlachtensee. Er saß dann in seinem Liegestuhl und war einfach nur sehr traurig. Er fühlte sich nicht als Jude und wollte keiner sein.

3. Ich würde mir einige Gedanken darüber machen, man kann ja nie wissen, ob der Nazismus wiederkommt; ich fürchte er steckt im Volk drin. Ich würde sie warnen, ich würde ihnen abraten. Herxheimer[1] hat mich in Berlin empfangen. Ich war auch in Ostberlin in die Charité eingeladen. Die waren ganz erstaunt und dankbar, dass ich meinen Vortrag auf Deutsch hielt und dazu noch so schön berlinerte. Ich war oft in Berlin. Ich habe mich immer völlig normal gefühlt. Ich war wieder wie zu Hause. Ich bin im KaDeWe einkaufen gegangen. Niemand hat mich gefragt, was war, woher ich kam, warum ich Berlin verlassen hatte.

Shlomo Palti, Israel: Neffe von Siegfried Peltesohn

1. Meine Hauptverbindung mit Berlin ist die Familie Jacob. Dietrich [Jacob] und ich haben zusammen das Gymnasium zum Grauen Kloster besucht. Die Kuratorin dieser Ausstellung ist mir eine liebe Freundin.

2. Es ist für mich von Bedeutung. Mein Großvater war Arzt, mein Onkel Siegfried war Arzt, mein Sohn und mein Schwiegersohn sind Ärzte.

Du fragst nach meinen Vorfahren als DEUTSCHE Ärzte. Meiner Ansicht nach ist diese Frage falsch gestellt. Ich kann sie so gar nicht beantworten. Die Frage nach meinen Gefühlen über die deutsche Identität meiner Vorfahren müsstest Du separat fragen. Hier einige Gedanken dazu: Die traurige Wahrheit ist, dass Juden deutscher Staatsangehörigkeit vor und nach der Weimarer Republik nie als vollwertige Deutsche anerkannt wurden. Sogar während des Ersten Weltkrieges versuchten Reichstagsabgeordnete zu beweisen, dass die Mehrzahl der deutschen Juden nicht diente, sondern nur Kriegsgewinne machte. Meine Familie wollte diese Tatsache immer vergessen. Das haben meine Eltern mit ihrem und meiner Schwester Leben bezahlt.[2]

3. Meine Antwort (mit gemischten Gefühlen): Im Elternhaus waren wir vor 1933 Deutsche mosaischer Religion. Meine Eltern und meine Schwester erlebten qualvolle Jahre während des Zweiten Weltkrieges. Ich habe darüber Kenntnisse und kann das nicht vergessen. Aber mit Blick auf die Zukunft würde ich die Entscheidung der Enkel in Liebe akzeptieren.

N.B. Was eine Verbesserung meiner früheren Antwort auf Deine Fragen anbetrifft, so möchte ich dort noch meinem heutigen Namen hinzufügen: früher Friedrich Wolfgang Peltesohn.

Ralph Grishman, USA: Enkel von Siegfried Peltesohn

Ich lese gerade Victor Klemperers Tagbücher („Ich will Zeugnis ablegen bis zum letzten"). Sie vermitteln mir ein besseres Bild, wie der Alltag meiner Großeltern gewesen sein könnte. Ich werde wohl danach erneut einige ihrer Briefe zur Hand nehmen.

Aber ich bin es nicht gewohnt, meine „persönliche Beziehung" (zu einer Stadt) oder den „persönlichen Einfluss" der Geschichte auf mich zu beschreiben, deshalb werde ich keinen Versuch unternehmen, auf Ihre Fragen Antworten zu finden. Ich bevorzuge es die Fakten für sich selbst sprechen zu lassen. Bitte entschuldigen Sie.

---

1 *Der Arzt Herbert Herxheimer kehrte 1957 aus der englischen Emigration an die Freie Universität Berlin zurück.*

2 *Sie wurden in Auschwitz ermordet.*

Katie Grishman, USA: Urenkelin von Siegfried Peltesohn

1. Ich habe den Vorteil der Revision der Nürnberger Gesetze[3] für mich in Anspruch genommen und bin nun eine neu-eingebürgerte deutsche Staatsangehörige, somit bin ich jetzt berechtigt, in der Euro-Zone zu arbeiten. Ich lerne Deutsch und plane eine Reise nach Berlin und in die Gegend, in der meine Familie früher gelebt hat.

2. Ja, ich bin sehr stolz auf meine Familie. Weil mein Urgroßvater Siegfried und sein Vater Ärzte waren, wurde auch meine Oma, Edith Peltesohn-Grishman, ermutigt, selbst eine zu werden. Zu dieser Zeit wäre das für eine Frau in den USA unmöglich gewesen. Dass Siegfried und meine Großeltern Ärzte in Deutschland waren, ist einer der wenigen Gründe, der es ihnen ermöglichte zu flüchten und zu überleben. Meine Großmutter war eine der sehr wenigen weiblichen Ärztinnen in den USA, als sie hier 1939 einwanderten.

3. Ich hätte keine Probleme damit. Die deutsche Wirtschaft ist sehr stark und die Bildungseinrichtungen sind es auch. Ich sehe keinen Grund, warum meine Kinder nicht alle sich ihnen bietenden Vorteile und Möglichkeiten nutzen sollten, um zu arbeiten und zu lernen. In Zeiten, als die beruflichen Möglichkeiten in meinem Bereich in Deutschland weitaus besser waren als in den USA, habe ich mich selbst auch dort beworben.

Ursula Glaser, Großbritannien: Tochter von Paul Fleischmann

1. Ich lebte in Berlin bis zu meinem 11. Lebensjahr und habe Kindheitserinnerungen an die Stadt. Ich habe sie einige Male besucht, zuletzt mit meinem Sohn (der den Berlin-Marathon mitlief), um ihm zu zeigen, wo ich geboren wurde.

2. Ihre zweite Frage ist schwer zu beantworten. Ich bin 87 Jahre alt und das Jahr 1936, in dem ich emigrierte, liegt sehr lange zurück. Mein Vater musste im Alter von 56 Jahren alle seine medizinischen Prüfungen wiederholen und durfte bis zu seinem (britischen, Anm. R. J.) letzten Staatsexamen kein Geld verdienen.

3. Soweit es um Kinder oder Enkel geht und die Frage, ob sie in Berlin leben wollen, das überlasse ich ihnen.

Keith Fleming, Großbritannien: Sohn von Paul Fleischmann

Die Kinder, Enkel und Urenkel von Prof. Paul Fleischmann sind sehr bewegt vom Wunsch der heutigen Ärzteschaft Berlins, sich ihrer früheren Mitglieder zu erinnern, die der Nazi-Unterdrückung zum Opfer fielen. Keiner von Ihnen war damals geboren. Für Ihr Bemühen, sicherzustellen, dass die Ereignisse nicht ganz unter den Teppich der Geschichte gefegt werden, verdienen Sie alle große Anerkennung.

David De Vries, Israel: Enkel von Joseph Lachmann

1. Meine Großeltern waren wehmütig, wenn es um Berlin und besonders um ihre Gegend (Schöneberg, Anm. R. J.) ging. Sie bewunderten Berlins Schönheit und räumliche Intensität und hörten nie auf, die Aura und Großartigkeit der Stadt zu achten und das, was sie ihren Bewohnern gab. Sie konnten nicht von Berlin erzählen, ohne ihre emotionale Beziehung zur deutschen Sprache ins Spiel zu bringen. Dennoch konnten diese Gefühle leicht überwunden werden, weggeschoben, als ob deren Tiefe leicht überbrückt werden könne, um dann in der

3 Frühere deutsche Staatsangehörige, denen zwischen dem 30. Januar 1933 und dem 8. Mai 1945 die deutsche Staatsangehörigkeit aus politischen, rassischen oder religiösen Gründen entzogen worden ist, können sich seit 1949 (Grundgesetz Art. 16) wieder auf ihre deutsche Staatsangehörigkeit berufen. Dies gilt auch für deren Abkömmlinge.

Realität des Nicht-dort-Seins zu verdunsten: im Bewusstsein der Unumkehrbarkeit der Dinge …

2. Es hat (meine Großeltern) Joseph und Valerie [Lachmann] auf unterschiedliche Weise betroffen; für ihn war es ein beruflicher und kultureller Verlust, sie fühlte sich mehr als Opfer. Ich denke, sie haben beide ihr ganzes Leben lang versucht, ihre eigene Geschichte zu verstehen, obwohl ich mich nicht daran erinnere, dass sie sich mit historischen und kulturellen Analysen, wie es zu all dem kommen konnte, beschäftigten.

Die folgenden Generationen waren auch betroffen. Auf die Unerklärbarkeit der Verbrechen reagierten sie mit Ignoranz, Ungläubigkeit, Argwohn gegenüber allem Deutschen; mit verzögerter Aggression, einem seltsamen voyeuristischen Interesse an den Bilddokumenten der Gräueltaten und natürlich mit schwarzem Humor. Ich glaube nicht, dass man die israelischen Nationalgefühle verstehen kann, ohne sie auch als negative Selbstdefinition in Abgrenzung zur Nazi-Verfolgung zu sehen. Das ist natürlich auch wahr für viele, die nichts von dieser Vergangenheit erlebt haben.

Dass die Tatsache, dass mein Vater und Großvater Ärzte waren, mich beeinflusst, stimmt vermutlich. Weniger bedeutet mir, dass Joseph ein deutscher Arzt war oder dass mein Vater in Amsterdam Medizin studierte, obwohl seine Geschichte mich als Historiker sehr interessiert, ebenso wie die Geschichte der Medizin und die der Ärzte. Vor allem vor dem Hintergrund des sich verschlechternden Zustands der medizinischen Versorgung in Israel scheinen die beiden aus einer anderen Zeit zu stammen, in der medizinische und soziale Verantwortung zusammengehörten und sich auf eine Art gegenseitig bedingten. Josephs Beitrag zu ENT[4] in Israel und die weitaus bedeutendere Rolle meines Vaters im Aufbau medizinischer Institutionen und Forschung (vor allem in Hämatologie und Toxikologie) sind für mich sehr bedeutsam.

3. Ich hätte nichts dagegen, wenn meine Tochter dort leben würde, solange der Stadtteil und die Stadt als Ganzes ihre persönlichen, künstlerischen und beruflichen Ambitionen willkommen hieße.

Tamar De Vries-Winter, Cambridge, Großbritannien: Enkelin von Joseph Lachmann

1. Das erste Mal habe ich Berlin einen Monat nach dem Fall der Mauer besucht. Neben den spektakulären Museen im früheren Ostberlin habe ich das Grab meiner Urgroßmutter, Katharina Lazarsfeld, und das meines Großvaters mütterlicherseits, James Kettler, auf dem Jüdischen Friedhof Berlin-Weißensee gefunden. Später, Unter den Linden, in einem der berühmten Cafés, konnte ich mir meine Großeltern dort gut vorstellen. Das zweite Mal war ich mit meiner Mutter, Evelyn (Chava) Lachmann dort. Sie zeigte mir ihre Grundschule und die Orte, an denen sie mit ihrer Familie gelebt hatte, bis sie 1933 emigrieren mussten. Ich habe gespürt, dass meine Mutter immer noch eine starke Verbindung mit dem Berlin ihrer Kindheit hat und ich, als ihr Fortsatz, fühle diese Verbindung ebenfalls.

2. Die Gesellschaft, in der ich groß geworden bin – ich bin in Jerusalem in eine Familie geboren, die sehr idealistisch an dem Ziel arbeitete, einen demokratischen jüdischen Staat aufzubauen –, war konstant mit dem Krieg und den nationalen Konflikten beschäftigt, und immer im Schatten des Holocaust. Ich träume von Toleranz und Frieden zwischen den Menschen. Meine Anstecknadel drückt diese Hoffnung aus, indem ich das Symbol des Friedens, einen Olivenzweig, über ein Eisernes Kreuz, eine Kriegsauszeichnung, lege.

4 *Englische Abkürzung für HNO.*

Abb. 1: Künstlerische Bearbeitung des Portraits von Joseph Lachmann mit über dem Eisernen Kreuz liegendem Olivenzweig in einer Emaillearbeit seiner Enkelin.

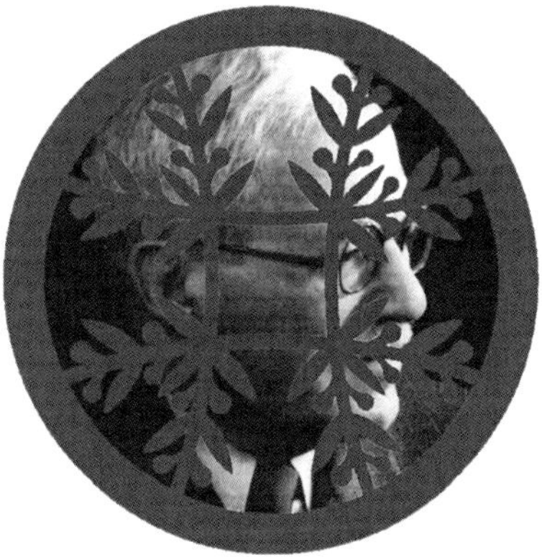

Diese Überlagerung soll wie in dem berühmten Vers von Jesaja eine Vision ausdrücken und die Eisernen Kreuze in Olivenzweige verwandeln. Ich widme diese Arbeit meinem Großvater, Joseph Lachmann, der im Ersten Weltkrieg als deutscher Staatsbürger für seine Ideale gekämpft hat. Die Familienfotos, die in meine Emaillearbeiten eingearbeitet sind und in der ersten Hälfte des 20. Jahrhunderts in Deutschland und Palästina aufgenommen wurden, sind persönliche Erinnerungen an eine Welt, die verschwunden ist.

3. Wir haben bei unserem Besuch in Berlin gespürt, dass die Stadt wirklich bemüht ist, sich mit dem Horror der Nazivergangenheit zu konfrontieren. Ich finde Berlin faszinierend und würde gerne mehr Zeit dort verbringen. Und ich würde bestimmt jeden jungen Verwandten oder Freund, der dort arbeiten oder leben will, ermutigen, genau das zu tun.

Abbildung Privatbesitz

In die Vergangenheit blicken, um eine Gegenwart herzustellen

Ruth Jacob

„Es ist von besonderer Wichtigkeit zu erwähnen, dass während der Nazizeit der Großteil der nicht-jüdischen Ärzteschaft (Ärzte, Direktoren von Krankenhäusern) ihre jüdischen Kollegen in den meisten Fällen nicht geschützt oder unterstützt haben. Es ist kaum zu glauben, dass Ärzte, die vor der NS-Zeit gemeinsam arbeiteten, wenig oder gar nichts getan haben, um dagegen zu protestieren, was mit ihren jüdischen Kollegen geschah." Diese Zeilen sendete Eva Rifkin, die Enkelin von Abraham Buschke, am 10. Juli 2012 in die Stadt, in der auch ihr Vater Wilhelm nicht mehr Arzt sein durfte und die sie dennoch mit anderen Augen sehen kann:

„Wollte mein Kind oder Enkelkind heute in Berlin leben, arbeiten oder studieren, würde ich es sehr darin unterstützen. [...] weil ich beeindruckt bin, dass Deutschland sich nun zu einer toleranten Demokratie entwickelt hat, die ihre Bevölkerung über den Holocaust aufklärt. Besonders deutlich wird dies in Berlin. Die Ausstellung mit der Sie das Interesse daran wecken, was jenen Ärzten geschehen ist und in der Folge auch ihren Familien, ist ein Beispiel, das mich beeindruckt."

Am 9. September 2012 eröffnet die Ausstellung „Jüdische Ärzte in Schöneberg – Topographie einer Vertreibung" im Rathaus Schöneberg.

30 Jahre zuvor schrieb Dr. med. Erich Simenauer „Wir leben noch inmitten des großen kollektiven Schweigens". Simenauer war Chirurg, Rilke-Forscher und einer der wenigen Juden, die aus der Emigration zurückgekehrt sind, zurück zu „unserer verehrungswürdigen deutschen Sprache".

Es waren die eigenen Kollegen, die den chirurgischen Oberarzt, dessen Chef Professor Schück und 41 weitere jüdische Ärzte am 11. März 1933 aus dem Krankenhaus Am Urban „entfernt" haben. Simenauers einziges Glück im berüchtigten SA-Folterkeller in der General-Pape-Straße war die Rückseite seines „Laufzettels" auf dem vermerkt war: „nicht mißhandeln"!

„Nicht mißhandeln" wurde 1984 zum Buch, das mit dem Schweigen brach. Der offiziellen Festschriften eigenen Leerstelle zwischen 1933–45 setzte Christian Pross diese so betitelte, aufrüttelnde Dokumentation über die nationalsozialistische Vertreibung jüdischer sowie politisch missliebiger Ärzte und Schwestern aus dem Krankenhaus Moabit entgegen. Pross, dort damals Assistenzarzt, gehört zu einer neuen Generation von Ärzten, die nach der Rolle der Ärzte im Nationalsozialismus fragten.

Unfassbar scheint, dass der damalige Präsident der Berliner Ärztekammer, Dr. Wilhelm Heim, 1933 Assistent am Urban-Krankenhaus, Simenauer und die anderen jüdischen Ärzte auf dem Ärztetag 1980 nicht offiziell empfangen wollte. Die damals noch lebenden jüdischen Kollegen waren zeitgleich zum alternativen Gesundheitstag 1980 in Berlin, um über die „Medizin und Nationalsozialismus" zu diskutieren. Das gleichnamige, von Gerhard Baader und Ulrich Schultz 1980 herausgegebene Buch, stieß mit seiner Frage im Untertitel, „Tabuisierte Vergangenheit – Ungebrochene Tradition?" bei vielen Medizinern auf erhebliche Empörung.

Die Geschichte des Moabiter und des Urban-Krankenhauses zeigt exemplarisch, wie jüdische Ärzte auch von ihren eigenen Kollegen gedemütigt und sogar mit physischer Gewalt vertrieben wurden. Dass darunter auch viele Koryphäen ihres Faches waren, etwa Georg Klemperer und Kurt Goldstein, mag uns heute den Verlust unserer ärztlichen Elite besonders schmerzhaft bewusst machen.

Die Berliner Ärztekammer hat die Ausstellung „Jüdische Ärzte in Schöneberg – Topographie einer Vertreibung" schon in ihrer Projektphase mit Emphase gefördert. Auch die herzliche Resonanz der Staatssekretärin für Gesundheit macht Mut. Kliniken und Fachgesellschaften, aus denen diese jüdischen Ärzte einst „entfernt" wurden, haben Patenschaften für deren Biografien übernommen. Dieses Engagement der Berliner Ärzteschaft, ihrer verfolgten und ermordeten jüdischen Kollegen zu gedenken, erfüllt mich als Ärztin dieser Stadt mit einer großen Zufriedenheit. Eine perpetuierende Gedenktafel in der Vertretung der Berliner Kassenärzte erinnert namentlich an ihre ehemaligen 2.063 jüdischen Mitglieder. Ich wünschte mir zu guter Letzt, dass die Kassenärztliche Vereinigung Berlin diese bewegende Videoinstallation aus sich selbst heraus finanzieren möge. Dafür spräche auch die Haltung der meisten Berliner Ärzte. Sie ist insgesamt ein Beweis, dass wir 30 Jahre nach Simenauers Aufsatz und dem Gesundheitstag jetzt „inmitten eines großen kollektiven Hinschauens leben". Das hätte Erich Simenauer vermutlich sehr erfreut.

Trotzdem würde er uns wohl kritisch fragen, warum wir uns erst jetzt, da kaum noch Verantwortliche am Leben sind, für unsere ehemaligen jüdischen Kollegen interessieren. Auch die Antwort auf derart schwierige und bisher ungeklärte Fragen würde er wohl anmahnen: „Wer hat damals die Praxen der jüdischen Kollegen übernommen und unter welchen Umständen? Was geschah mit den offenen Honoraren für die Behandlung ihrer gesetzlich oder privat versicherten Patienten?" Vielleicht würde er aber auch fragen: „Wie geht ihr heute mit den Ärzten um, die aus dem Ausland nach Deutschland kommen oder als Kinder von Einwanderern hier aufgewachsen sind? Wie steht es um ihre Chancen, Chefarzt oder Ordinarius zu werden?"

Überdurchschnittlich viele Ärzte mit türkischem Hintergrund zögen die Niederlassung der Klinik vor, da für Oberarzt- und Chefarztstellen dort Ärzte mit deutschem Erscheinungsbild bevorzugt würden, klagte erst kürzlich der türkische Konsul. Am Ende der Weimarer Republik galten über 60 Prozent der Kassenärzte in Berlin als jüdisch, unter den Medizinstudenten waren es 30 Prozent. Parallelen in unserem heutigen Alltag zu entdecken und unser Handeln und Verhalten zu überdenken, sehe ich als Aufgabe von Erinnerungsprojekten und Gedenkveranstaltungen.

Schreiben wir uns diese Fragen in unsere Agenda!

Besonders die Arisierung von Arztpraxen ist noch ein weißer, auf unserer Weste umso dunklerer Fleck. Doch der Wunsch nach Aufklärung wächst. Nach der ersten Berichterstattung über das Ausstellungsprojekt bat mich ein ärztlicher Kollege zu prüfen, von welchem jüdischen Arzt sein Vater die Praxis übernommen hat. Wir werden diesen Namen finden. Am Ende dieses biografisch-topographischen Projektes steht eine Datenbank, über die sich ehemalige jüdische Ärzte aus Schöneberg finden lassen werden. Wünschenswert ist aber eine systematische Untersuchung zur Übernahme oder Abwicklung der Praxen jüdischer Ärzte. Hier stehen die ärztlichen Verbände in der Pflicht. Das unter Manfred Richter-Reichhelm von der Kassenärztlichen Vereinigung Berlin in Auftrag gegebene und von der Kassenärztlichen Bundesvereinigung, der Berliner Ärztekammer und maßgeblich vom Deutschen Ärzteverlag finanzierte Gedenkbuch hat mit den Kurzbiografien von bisher 2.018 Berliner jüdischen Kassenärzten ein kolossales Fundament gelegt. 80.000 Euro hatten Ärzte, überwiegend aus Berlin, privat gespendet. Darauf sollten wir aufbauen.

Für das öffentliche Gesundheitswesen ist eine systematische Recherche auf dem Weg. Susanne Doetz und Christoph Kopke konnten bisher 436 Ärzte ermitteln, die aufgrund nationalsozialistischer Verfolgung meist schon Anfang 1933 aus dem kommunalen Berliner

Gesundheitswesen entlassen wurden. Die jüdischen Ärzte, die aus den zahlreichen Privatkliniken, konfessionellen Häusern und Ambulatorien ihre Arbeitsstätten fristlos verlassen mussten oder als Privatarzt ihre wirtschaftliche Existenz verloren, lassen sich nur schwer erforschen.

Dass wir uns dieser Desiderate annehmen, ist Aufgabe der Forschung und die moralische Pflicht der Deutschen und in diesem Fall der Berliner Ärzte. Die im Juni 2012 verstorbene Ärztin und Psychoanalytikerin Margarete Mitscherlich sah in der gemeinsamen und wiederkehrenden Beschäftigung mit der Vergangenheit einen Raum für „kollektive Trauer", die Voraussetzung sei, um eine Gegenwart herzustellen.

In diesem Sinne könnte es eine freudvolle Aussicht sein, die Fäden, die dieses Projekt zu den Nachfahren der verfolgten jüdischen Ärzte und ehemaligen Nachbarn gesponnen hat, zu vervielfachen.

Sich der Vergangenheit anzunehmen und Brücken in die Zukunft bauen, ist das Credo von „Jüdische Ärzte in Schöneberg – Topographie einer Vertreibung". Die aus den vorliegenden Forschungen erwachsenen Kontakte sind ein zartes, aber sehr lebendiges Gut. Das große Interesse an diesem Projekt – auch der dritten und vierten Generation – hat mich beeindruckt, ihre Unbefangenheit hoffnungsvoll gestimmt. Ich freue mich auf ihre Besuche im Rathaus Schöneberg und in unserer Stadt, die die ihre hätte sein können.

Literatur:

Pross, Christian / Winau, Rolf (Hg.): nicht mißhandeln. Das Krankenhaus Moabit. 1920–1933: Ein Zentrum jüdischer Ärzte in Berlin, 1933–1945: Verfolgung – Widerstand – Zerstörung. Berlin 1984.

Wie können wir den Hauptpersonen danken, den Familien der jüdischen Ärzte? Natürlich können wir Worte finden für ihre enorme Arbeit, die vielen Dokumente, die David De Vries und Ralph Grishman eingescannt haben, für die langen Telefonate mit Frederick Wolff und Eva Rifkin Buschke, für die Rückblicke beim Brunch mit Siegbert Weinberger, Florence und Marianne Buschke. Natürlich lässt sich unsere unendliche Wertschätzung für die nachdenklichen E-Mails von Shlomo Palti, Joan Hartman, den Geschwistern Fleischmann und den anderen Angehörigen, die zu diesem Buch und der Ausstellung beigetragen haben, durchaus zu Papier bringen, genauso wie unser Dank für die wertvollen Familienbilder und Postkarten, die Ronald Bettauer in einem alten Koffer suchte und fand. Doch wie können wir unsere Empfindungen in Worte fassen, dass die Kinder und Enkelkinder der von Deutschen verfolgten Ärzte uns ihre Erinnerungen so persönlich anvertrauten, dass sie bereit waren, mit dem Eintauchen in die schmerzhafte Geschichte der Vertreibung unweigerlich alte Wunden aufzureißen, um immer wieder ohnmächtig bei der Frage zu enden: Wie konnte „das" möglich sein? Vielleicht ist es einfach unser Versuch, mit diesem Projekt ihren Vorvätern hier in Schöneberg wieder mit würdigem Respekt zu begegnen, der unsere Dankbarkeit am besten ausdrückt.

Die große Vision des Ausstellungsprojektes „Jüdische Ärzte in Schöneberg – Topographie einer Vertreibung" war es, nicht nur in die Vergangenheit zu blicken, sondern auch Brücken zu den Nachkommen der verfolgten jüdischen Ärzte auf den verschiedenen Kontinenten zu bauen. Aus diesem Grund sind wir besonders glücklich, dass der amerikanische Botschafter, Philip D. Murphy, die Schirmherrschaft für die Ausstellung im Rathaus Schöneberg und an den hoffentlich folgenden Standorten übernommen hat. Wir danken den Vereinigten Staaten von Amerika, dass sie sich dieses zukunftsgewandten Erinnerungsprojektes so wohlwollend angenommen haben.

Dass Sie diese Zeilen lesen können, ist dennoch ein kleines Wunder. Dafür haben wir ganz besonders den Autoren zu danken, die sich mutig auf den äußerst ambitionierten Zeitplan eingelassen haben. Und nur dank der enormen Flexibilität und Professionalität unserer hoch engagierten Verlegerin Dr. Nora Pester kann dieser Band noch während der Ausstellung erscheinen. Es brauchte schließlich erst eine Aussicht auf Finanzierung durch Spenden, ehe wir zur Mitarbeit an dem von uns so sehr gewünschten Ausstellungsband einladen konnten. Damit wird schon deutlich, dass ohne die vielen Spenden, vor allem seitens der Berliner Ärzte, weder der Begleitband noch die Ausstellung in dieser Form möglich gewesen wären. Das Vertrauen der Spender in dieses Projekt erfüllt uns mit tiefer Dankbarkeit. Am Anfang stand der Spendenaufruf. Die Erstunterzeichner haben uns als Unterstützer der ersten Stunde entscheidend geholfen, für dieses Ausstellungsprojekt in der Öffentlichkeit zu werben. Sie sind, wie auch die ersten Paten für die Biografien, am Ende namentlich aufgeführt. Ärzte, Kliniken und Praxen haben mit Geld- und Sachspenden zum Gelingen beitragen. Ihnen und allen anderen Spendern und Spenderinnen gilt unser herzlicher Dank.

Dass dieser Spendenaufruf so viel Aufmerksamkeit erfahren hat, ist das große Verdienst der Berliner Ärztekammer. Sie hat dankenswerterweise nicht nur die ansprechende Gestaltung des Aufrufes übernommen, sondern ihn vor allem zuerst erhört. Diese Anschubfinanzierung hat uns die nötige Zuversicht und den Mut gegeben, mehr als ein kleines Do-it-yourself Projekt anzuvisieren. Dass sich Dr. Günther Jonitz als Präsident der Ärztekammer Berlin – und als Mensch – vorbehaltlos hinter unseren Wunsch gestellt hat, den vertriebenen jüdischen Ärzten mit dieser Ausstellung zu gedenken, hat unsere Ideen wachsen lassen. Sehr motivierend war auch die äußerst positive Resonanz der Staatssekretärin für Gesundheit. Wir sind

Frau Emine Demirbüken-Wegner sehr verbunden, dass sie sich mit Herz und Seele an die Seite des Projektes gestellt hat.

Besonders am Herzen lag uns, Dr. Hermann Simon für dieses Projekt zu gewinnen. Der Herausgeber der „Jüdischen Miniaturen" und Direktor des Centrum Judaicum vertritt wie kaum ein anderer beides: Das sensible Erinnern an jüdisches Leben in Berlin und den Sinn für ein sehr persönliches, biografisches Gedenken an die Juden, die diese Stadt einst prägten. Wir freuen uns und fühlen uns sehr geehrt, dass Herr Dr. Simon die Eröffnung der Ausstellung übernommen hat.

Und unser guter Stern war Dr. Rebecca Schwoch. Mit ihrem beeindruckenden Wissen zur Frage der Entrechtung und Verfolgung jüdischer Ärzte hat sie dieses Projekt von der ersten Idee bis zur letzten Zeile unterstützt. Jederzeit und für alle Fragen hatte die Hamburger Medizinhistorikerin ein offenes Ohr. Die für den Stadtplan neu erstellte Datenbank beruht auf ihren Daten zu den Berliner jüdischen Kassenärzten. Ihr gilt unser ganz besonderer Dank. Die Forschungen im Vorfeld des Ausstellungsprojektes sind aus einer äußerst fruchtbaren Zusammenarbeit mit dem Institut für Geschichte der Medizin der Charité entstanden. Stellvertretend für alle Mitarbeiter danken wir Professor Volker Hess. Nach New York geht ein sehr herzliches Dankeschön an das Leo Baeck Institute, besonders an Dr. Frank Mecklenburg, an Professor John Mollenkopf von der City University New York (CUNY) und die New York Academy of Medicine, die alle ausgesprochen hilfsbereit die Recherchen unterstützt haben. Für die kartografische Gestaltung kam die Beratung von besonders berufener Stelle. Wir danken Dr. Andreas Matschenz vom Landesarchiv Berlin und Justus Burtin für ihre Anregungen. Das Team von „Wir waren Nachbarn" hat uns mit vollem Einsatz bei der Vorbereitung der Ausstellung unter die Arme gegriffen. Dafür danken wir sehr.

Besonders schön war es in den letzten Monaten zu erleben, dass sich immer mehr helfende Hände zu uns ausstreckten. Frank Steger und die Schreibfee Mascha Jacobs haben mit feiner Hand beim Redigieren der Texte geholfen. Die Übersetzungen vom und ins Englische haben dankenswerterweise Viola Rauch, Michael Agner und Johannes Jacob übernommen. Die Erstellung der Schöneberger Datenbank war überhaupt nur im Team möglich. In ihrer Freizeit haben Max Goldenbaum, Clara Peter, Mischa Kortt und Matthias Jacob viele Tage und Stunden daran mitgearbeitet. Danke!

Die wunderbare Eve-Regine Wehr, leitende Röntgenassistentin des Vivantes Auguste-Viktoria-Klinikums, steuerte ihre langjährige Erfahrung bei, während die experimentierfreudige Lena Ganssmann als Fotografin beste Arbeit leistete. Als Allround-Talent stand uns Martina Goldenbaum mit vielfältigen Handreichungen zur Seite. Eine weitere glückliche Fügung war, dass Claudia Sawallisch immer professionelle Anregungen für die Öffentlichkeitsarbeit parat hatte. Ihr sei besonders für ihren Zuspruch gedankt, für diese Ausstellung ein in jeder Hinsicht mutiges Format zu wagen. Die Inhalte verdienen das. Die niedergelassene Ärztin Elfriede Westermann entschloss sich spontan zur Mitarbeit und knüpfte die Kontakte zu den Kassenärzten, wir danken ihr und auch Dr. Ellen Harnisch von der KV Berlin.

Eine Ausstellung lebt von den Inhalten und der Gestaltung. Dass das junge Team von TheGreenEyl beides kann, haben Frederic Eyl, Mascha Jacobs, Ute Schmiemann und Dominik Schumacher in den letzten Monaten großartig bewiesen. Mit ungeheurer Sensibilität haben sie sich in Lebens- und Emigrationswege eingedacht und kreative Bezüge gefunden, um den Ausstellungsbesuchern die Geschichte und Geschichten jüdischer Ärzte zugänglich zu machen. Wir sind allen Mitarbeitern von TheGreenEyl zutiefst dankbar, dass es ihnen mit bewundernswertem Engagement gelungen ist, das Unvorstellbare so eindrücklich sichtbar zu machen.

Persönliche Ergänzung Ruth Jacob

Als im Beruf stehende Ärztin hätte ich dieses „Von Schöneberg nach New York und wieder zurück"-Unterfangen ohne die einzigartige Unterstützung meiner Familie, meiner Freunde und Weggefährten nie bewältigen können. Ihnen allen möchte ich hier aufs Allerherzlichste danken, ganz besonders „Meinen lieben Eltern", so steht es auf der ersten Seite jeder der Dissertationen, die ich für dieses Buch ausgewertet habe. Meinem Lebensabschnitt entsprechend möchte ich hier aber vor allem schreiben: „Meinen lieben Kindern"! Damit spreche ich sicher auch für die „andere" Ruth. Meine Söhne Johannes und Matthias haben mit einfühlendem Interesse und Geduld an meinen Recherchen über Menschen, die 100 Jahre vor ihnen geboren waren, Anteil genommen. Gerade in den letzten arbeitsreichen Monaten hätte ich mir eine bessere Unterstützung als die ihre nicht vorstellen können. 2008, im Alter von 13 Jahren, nach New York zu ziehen, damit ich dort die Familien dieser Ärzte und die Archive befragen konnte, war für meinen Sohn Matthias sicher spannend, aber brachte auch die neue Erfahrung, seine Freunde und Gewohnheiten für ein Jahr zurückzulassen und sich nun in Brooklyn einzugewöhnen. Der 16-jährige Johannes erfuhr derweil, wie es ist, in einer Gastfamilie in Wisconsin zu leben.

Bedingungslos und mit stets kritischem Geist, hat mein geliebter Mann Hartmut Häussermann mich bis zu seinem viel zu frühen Tod in all meinen Vorhaben unterstützt. Auch dafür werde ich ihm ewig dankbar sein. Eine solche Verwirklichung dieses Projektes, dessen Anfang in New York er durch eigene Forschungsvorhaben erst ermöglichte, hätte ihn unendlich gefreut. Auch ohne meinen lieben Nennonkel, Werner Bab, der als wandelnder „Trotzdem-Ja-zum-Leben-Sager" mein Leben bis vor zwei Jahren begleitet hat, gäbe es vermutlich weder Buch noch Ausstellung. Durch ihn, der erst in den letzten Jahren seines Lebens von Auschwitz und seinem Todesmarsch nach Mauthausen erzählte, habe ich verstanden, wie sich „Befreiung" anfühlt, wenn man, wie Werner mit 20 Jahren, in Häftlingskleidung in Wien steht und nichts und niemanden mehr hat, zu dem man gehen kann. Und doch, einen gütigeren Menschen als ihn habe ich nicht gekannt. Noch etwas habe ich von Werner gelernt: dass die Achtung vor den Menschen beim kompromisslosen Ernstnehmen von Kindern beginnt.

Die aus Frankfurt/Oder stammende Ellen Jancourtz, geborene Lachmann, hat uns seit Jahrzehnten als ihre „extended family" adoptiert. Die Geschichte dieser, meiner New Yorker Familie, die Geschichte ihrer Vertreibung aus Deutschland und ihres Neuanfangs in den USA hat mich geprägt. Dass sich die Jancourtz- und die Jacob-Kinder wie Cousins fühlen, die ohne die Nationalsozialisten vielleicht Nachbarn geworden wären, erfüllt mich mit Freude und Dankbarkeit.

Einen sehr persönlichen Dank möchte ich meinem Vater aussprechen, ganz besonders dafür, dass er, ebenso, wie meine Mutter, mich immer in einem aufgeklärten und antifaschistischen Geist erzogen hat. Welches Privileg für eine Tochter der Tätergeneration!

In dem an seinen Ideen und umgekehrt wachsenden Projekt entstand der Wunsch, jedem der verfolgten jüdischen Ärzte einen Paten zur Seite zu stellen. Binnen kürzester Zeit hatten sechs Paten zugesagt. Für ihre symbolische und materielle Unterstützung möchten wir ihnen ebenso wie den Erstunterzeichnern des Spendenaufrufes mit den Worten des Sohnes von Professor Paul Fleischmann danken: „Für Ihr Bemühen, sicherzustellen, dass die Ereignisse nicht ganz unter den Teppich der Geschichte gefegt werden, verdienen Sie alle große Anerkennung":

Patenschaften für einzelne Biografien

Chefärzte Vivantes Auguste-Viktoria-Klinikum | Charité – Universitätsmedizin Berlin | Berliner Gesellschaft für Psychiatrie und Neurologie (BGPN) | Berliner Urologische Gesellschaft (BUG) | Berufsverband der Kinder- und Jugendärzte in Berlin | Prof. Dr. Ernst Kraas, Chirurg, Chefarzt i. R. | Siegbert Weinberger, New York | Berufsverband der HNO-Ärzte e.V.

Erstunterstützer

Dr. Günther Jonitz für den Vorstand der Ärztekammer Berlin | **Prof. Dr. Detlev Ganten**, ehem. Charité-Vorstand, MDC-Gründungsdirektor, ehem. Vorstandsvorsitzender der Charité – Universitätsmedizin Berlin. | **Prof. Dr. Volker Hess**, Direktor Institut für Geschichte der Medizin, Charité | **Prof. Dr. Dieter Janz**, Emeritus für Neurologie, Freie Universität Berlin | **Dr. Norbert Kampe**, Leiter der Gedenk- und Bildungsstätte „Haus der Wannsee-Konferenz" | **Prof. Dr. Jutta Limbach**, Präsidentin des Bundesverfassungsgerichtes i. R. | **Prof. Dr. Gesine Schwan**, Präsidentin HUMBOLDT-VIADRINA School of Governance | **Dr. Rebecca Schwoch**, Institut für Geschichte der Medizin, Universitätsklinikum Hamburg-Eppendorf | **Dr. Hermann Simon**, Direktor Stiftung Neue Synagoge Berlin – Centrum Judaicum | **Prof. Dr. Fritz von Weizsäcker**, Chefarzt Innere Medizin I, Schlosspark-Klinik, Berlin

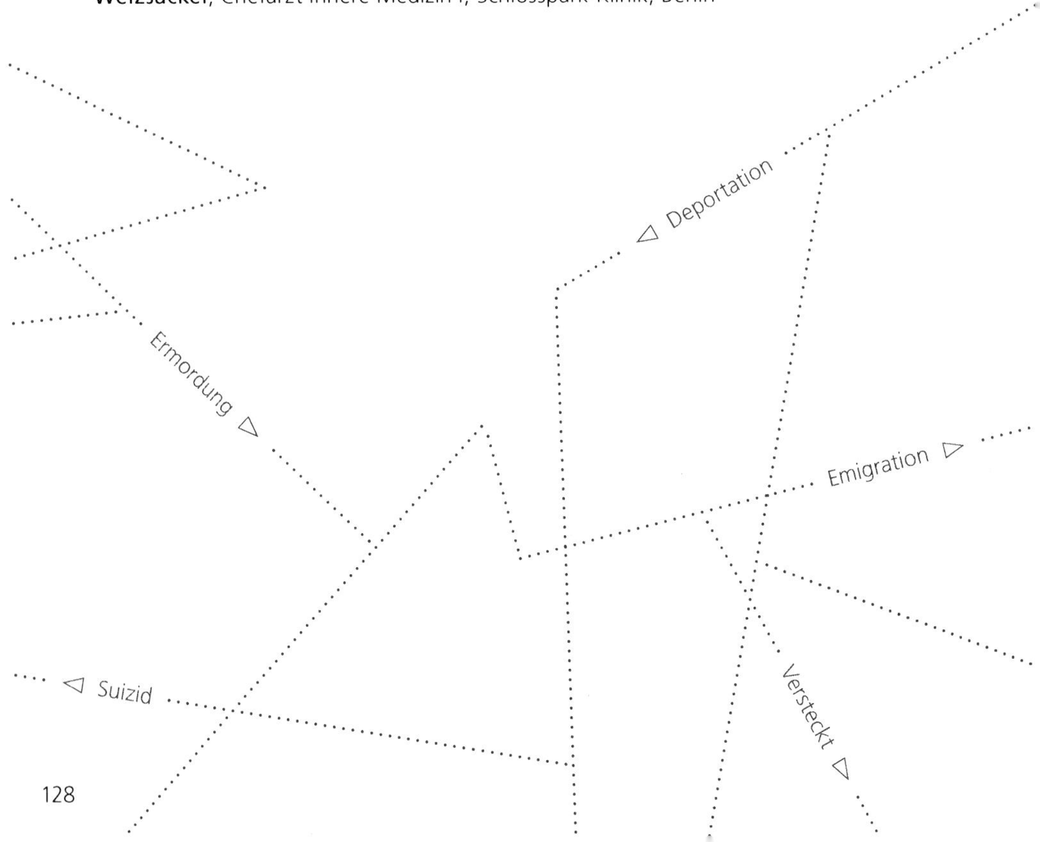